<<< 中医核心知识点一本通系列 >>>

温病学
核心知识点全攻略

主编　钟嘉熙

中国健康传媒集团
中国医药科技出版社

内 容 提 要

　　本书以现行五年制中医药类统编教材《温病学》为蓝本，通过各类图表形式的运用，将所学教材内容进行归纳整理，使其条理清晰、简明扼要、知识点突出，并附有习题及答案，方便掌握。本书适合中医院校学生和中医爱好者、自考及自学者学习参考。

图书在版编目（CIP）数据

　　温病学核心知识点全攻略／钟嘉熙主编．—北京：中国医药科技出版社，2019.11

　　（中医核心知识点一本通系列）

　　ISBN 978 - 7 - 5214 - 1242 - 0

　　Ⅰ.①温…　Ⅱ.①钟…　Ⅲ.①温病学说　Ⅳ.①R254.2

　　中国版本图书馆 CIP 数据核字（2019）第 133505 号

美术编辑　陈君杞
版式设计　南博文化

出版　**中国健康传媒集团** | 中国医药科技出版社
地址　北京市海淀区文慧园北路甲 22 号
邮编　100082
电话　发行：010 - 62227427　邮购：010 - 62236938
网址　www.cmstp.com
规格　880 × 1230mm $^{1}/_{32}$
印张　12 ½
字数　335 千字
版次　2019 年 11 月第 1 版
印次　2019 年 11 月第 1 次印刷
印刷　三河市航远印刷有限公司
经销　全国各地新华书店
书号　ISBN 978 - 7 - 5214 - 1242 - 0
定价　**38.00 元**

获取新书信息、投稿、为图书纠错，请扫码联系我们。

丛书编委会

总 主 编 翟双庆

副总主编 范志霞　王文澜　赵鲲鹏

编　　委（按姓氏笔画排序）

王　玫　　王天芳　　王文澜　　王旭昀

王庆甫　　王新月　　朱　玲　　许筱颖

李　雁　　李赛美　　杨　桢　　杨毅玲

邹纯朴　　罗颂平　　赵　颖　　钟嘉熙

高　琳　　郭　义　　黄　斌　　曹灵勇

温成平　　薛晓琳

编委会

出版说明

　　近年来，国家高度重视中医药事业的发展，中医药在人们健康生活中充当了越来越重要的角色，更多的人愿意选择中医中药，从而使更多的人愿意从事中医药行业的工作。为了帮助读者系统、快速了解中医药学科体系，帮助中医药院校学生、自学应考者，以及中医爱好者和初学者学习重点和去伪存真，我社特别策划出版了本套丛书。

　　本书的编写单位主要锁定在相关国家级精品课程的公认的重点中医药院校，主编多为国家级或省级精品课程的学科带头人，参编人员为多年从事教学、有丰富教学经验的资深教授，在本学科有一定的影响力，对各种考试考点非常熟悉的教学一线人员。从而，保证了本丛书内容的权威性和专业性。

　　本套丛书的编写形式以图和表为主，原则为：能用图表说明的一律采用图表形式；可以分条论述的不要成段地罗列论述，使核心知识点一目了然。为方便中医药相关人员准备中医执业医师资格考试、研究生入学考试、中医药院校在校生结业考试、卫生专业资格考试、规培资格考试、继续教育考试，本书中特设置【考点重点点拨】栏目，根据教材本身的特点放于不同位置，书后附有【巩固与练习】，方便读者随学随练，并达到自测的目的。

　　最后，祝愿使用这套书的中医药考生和爱好者，能有收获！

出版者
2019 年 5 月

前言

　　温病学是中医高等教育中的主干课程，是学习中医的必修课，为了提高中医院校学生及参加临床执业医师考试人员对温病学重点知识点掌握和应试的水平，帮助大家系统掌握复习温病学的重点内容，我们以现行五年制中医药类统编教材《温病学》为蓝本，利用图表形式使课程重点、考点内容凸显，精简教材内容，使学生执简驭繁，对教材重点和考点内容一目了然，特编写了本书供大家复习参考。

　　作者从事温病学教学与临床数十年，具有丰富的温病学教学及临床经验，是本课程的资深教授、博士生导师，是温病学国家级精品课程学术带头人，国家级重点学科学术带头人，国家级优秀教学团队学术带头人，在本专业具有一定的影响力，曾多次应邀组织编写温病学复习题库，对各种考试考点非常熟悉。

　　书中每章设"考点重点点拨"，提示重点内容、掌握部分，也多为重点考试部分，方便学生复习参考。本书编写原则是能用图表说明的尽量不用文字叙述，将文字叙述减少到最少，并且根据内容，多用比较的方法列表表达，容易掌握。每章后列有一些练习题并附有参考答案供大家练习。

　　本书的编写不仅是教材内容精简后的精华，更通过考点的重点提示，帮助学生在掌握知识的同时对温病学进行针对性复习。本书可作为本科生、研究生及执业医师考试复习参考。

钟嘉熙

2019 年 1 月

目录

总 论

各　论

附 篇

总　　论

绪　论

【考点重点点拨】

1. 掌握明清时代吴又可、叶天士、薛生白、吴鞠通、王孟英等医家对温病学的主要学术贡献。

2. 熟悉温病学发展简史，尤其是近现代研究与发展的概况。

3. 了解温病学的概念和任务。

一、温病学概念

内涵：温病学是研究温病发生发展规律及其诊断和防治的一门临床学科。

外延：其辨证体系又是临床各科的基础之一，可指导其他各科热性病证的治疗。

二、温病学的发展过程

名称	时期	特点
萌芽阶段	战国至晋唐	尚隶属于伤寒的范畴
成长阶段	宋至金元	注意到温病与伤寒的区别，创立新说，温病逐渐从伤寒体系中分化出来
形成阶段	明清	在病因、病机、诊法、辨证论治诸方面形成了较为完善的温病学理论体系
近现代	从鸦片战争至今	有了新的发展，温病学的系统性、规范性和科学性逐步提高

三、萌芽阶段学术观点

著作	学术观点
《内经》	1. 首次提出温病病名："初之气，地气迁，气乃大温，草乃早荣，民乃厉，温病乃作"。(《素问·六元正纪大论》) 2. 病因的有关论述："冬伤于寒，春必病温"。《素问·阴阳应象大论》"藏于精者，春不病温。"(《素问·金匮真言论》) 是后世伏气温病学说的渊薮 3. 认识到温病发病与季节的关系："凡病伤寒而成温者，先夏至日者为病温，后夏至日者为病暑。"(《素问·热论》) 后世四时温病的命名，与这一理论有密切关系 4. 认识到温病有传染性和流行性："五疫之至，皆相染易，无问大小，病状相似"。(《素问·刺法论》) 对后世温疫学说具有很大影响 5. 有关温病临床表现的记载："尺夫热甚，脉盛躁者，病温也。"(《灵枢·论疾诊尺》)"有病温者，汗出辄复热，而脉躁疾，不为汗衰，狂言不能食。"(《素问·评热病论》) 这些都指出了温病一些表现特点 6. 有关温病治疗的记载："其未满三日者，可汗而已；其满三日者，可泄而已。"(《素问·热论》)"泻其热而出其汗，实其阴以补其不足。"(《灵枢·热病》)"风淫于内，治以辛凉，佐以苦"；"热淫于内，治于咸寒，佐以甘苦"；"湿淫于内，治以苦热，……以苦燥之，以淡泄之"；"热者寒之"；"燥者润之"等。(《素问·至真要大论》) 为后世温病学家遵循的治疗原则 7. 对温病预后的记载："病温虚甚死"。(《素问·玉版论要》) 认为温病预后与正气相关 8. 对温病预防的记载："正气存内"和"避其毒气"(《素问·刺法论》) 两个方面是温病预防的关键
《伤寒论》	初步描述了一些温病初期热象偏盛的临床特点，如"太阳病，发热而渴，不恶寒者，为温病"作为两者的区别。创立六经辨证纲领，述清热、攻下、养阴等治法及其相应方药

四、成长阶段学术观点

朝代	医家	学术观点	意义
宋	韩祗和 庞安时 朱肱	变通《伤寒论》治法，反对墨守经方	初步变革

续表

朝代	医家		学术观点	意义
金	刘河间	立新论	六经传受，皆是热证	重大转折
		创新法	寒凉为主，表里双解	
		制新方	表里双解	
元	王安道	概念	温病不得混称伤寒	脱却伤寒
		病机	里热自内外达	
		治则	清泄里热	

五、形成阶段（明清时期）主要成就

医家	代表著作	学术成就
吴又可	《温疫论》	开专论温病先河
		立杂气致病学说
		创疏利透达之法
叶天士	《温热论》	创立卫气营血学说
		阐明温病病因病机
		发展温病诊断方法
薛生白	《湿热病篇》	立湿热病专论
		丰富温病理论及证治
吴鞠通	《温病条辨》	倡导三焦辨证
		规范四时温病证治
王孟英	《温热经纬》	以经典为经，以后世名著为纬，系统总结温病学体系

六、近现代研究与发展

医家	代表著作	学术成就
何廉臣	《重订广温热论》	对伏气温病见解独特，各家精论兼备，古今验方验案评述精当
张锡纯	《医学衷中参西录》	载有许多自拟的治温病的方剂及其医案，尤其对白虎汤和生石膏在温病治疗中的创造性运用

续表

医家	代表著作	学术成就
吴锡璜	《中西温热串解》	以西医理论阐明中医温病有关病机和证治
丁甘仁	《喉痧证治概要》	对烂喉痧的治疗独具心得

七、明清时期主要论述温疫名家与著作

医家	著作	温疫学主要学术成就
吴又可	《温疫论》	最早系统论述温疫，提出疠气致病观点，主要论述湿热疫证治。创名方达原饮治疗湿热疫
戴天章	《广瘟疫论》	继承吴又可观点，并扩大为其他温病之证治
杨栗山	《伤寒瘟疫条辨》	对升降散的应用颇有特点，对后世治疗温疫影响很大
余师愚	《疫疹一得》	主要论述暑燥疫，创治疗暑燥疫名方清瘟败毒饮，是对吴又可论述湿热疫的一个很好的补充
刘松峰	《松峰说疫》	发挥前人疫病学说，分为瘟疫、寒疫、杂疫，认为瘟疫即为温疫，温热性质突出。很有建树

巩固与练习

一、填空题

1. 温病学发展史上把叶天士，吴鞠通，_____，_____称为清代温病学四大名家。

2. 首先提出"温病不得混称伤寒"的医家是_____。

3. 提出疠气学说的医家是_____，倡导三焦辨证的书是_____。

二、选择题

（一）A_1 型题

4. 医学史上第一部传染病学专著是（　　）

　　A. 《温热论》　　　　B. 《肘后备急方》　　　C. 《温热经纬》

　　D. 《温病条辨》　　　E. 《温疫论》

5. 《外感温热篇》作者是(　　　)

    A. 叶天士　　　　　　B. 吴鞠通　　　　　C. 薛生白

    D. 王孟英　　　　　　E. 陈平伯

6. 温病的病名最早见于(　　　)

    A. 《难经》　　　　　B. 《黄帝内经》　　　C. 《伤寒论》

    D. 《备急千金要方》　E. 《诸病源候论》

7. 《温热经纬》的作者是(　　　)

    A. 叶天士　　　　　　B. 吴鞠通　　　　　C. 薛生白

    D. 王孟英　　　　　　E. 吴又可

8. 提出疠气学说的医家是(　　　)

    A. 叶天士　　　　　　B. 戴天章　　　　　C. 喻嘉言

    D. 吴又可　　　　　　E. 郭雍

9. 吴鞠通的代表著作是(　　　)

    A. 《时病论》　　　　B. 《温热经纬》　　　C. 《温病条辨》

    D. 《疫疹一得》　　　E. 《温热逢源》

10. 最早认识到温病是伏邪温病的书是(　　　)

    A. 《温疫论》　　　　B. 《难经》　　　　　C. 《黄帝内经》

    D. 《温热论》　　　　E. 《三时伏气外感篇》

11. 《湿热病篇》的作者是(　　　)

    A. 叶天士　　　　　　B. 吴又可　　　　　C. 薛生白

    D. 吴鞠通　　　　　　E. 王孟英

12. 在温病学发展过程中, 其"温病学的萌芽阶段"是指(　　　)

    A. 战国至晋唐　　　　B. 唐至金元　　　　C. 战国至金元

    D. 宋至金元　　　　　E. 明至清

13. 在温病学的发展过程中, 其"温病学成长阶段"是指(　　　)

    A. 战国到晋唐　　　　B. 宋到金元　　　　C. 元到明代

    D. 明代到清代　　　　E. 新中国成立后

14. 温病学在因证脉治方面形成较为完整体系理论是在(　　　)

    A. 唐代　　　　　　　B. 宋代　　　　　　C. 明代

    D. 清代　　　　　　　E. 新中国成立以后

（二）B₁型题

  A. 薛生白　　　　　B. 王孟英　　　　　C. 吴鞠通

  D. 叶天士　　　　　E. 戴天章

15. 《温热经纬》的作者是（　　）

16. 《三时伏气外感篇》的作者是（　　）

  A. 战国至晋唐　　　B. 宋至金元　　　　C. 明至清

  D. 元至明　　　　　E. 唐至宋

17. 温病学的形成阶段是指（　　）

18. 温病学的萌芽阶段是指（　　）

  A. 王叔和　　　　　B. 刘河间　　　　　C. 叶天士

  D. 王安道　　　　　E. 朱肱

19. 提出"六气皆从火化"的医家是（　　）

20. 首先提出"温病不得混称伤寒"的医家是（　　）

  A.《伤寒温疫条辨》　　　　　B.《疫疹一得》

  C.《临证指南医案》　　　　　D.《湿热病篇》

  E.《广温热论》

21. 余师愚的著作为（　　）

22. 戴天章的著作为（　　）

（三）D型题

23. 创立卫气营血及三焦辨证、标志温病理论体系形成的医家是（　　）

  A. 吴又可　　　　　B. 薛生白　　　　　C. 叶天士

  D. 吴鞠通　　　　　E. 王孟英

24. 刘河间对温病学的贡献主要表现在（　　）

  A. 认为六气皆从火热而化

  B. 认为温病不能混称伤寒

  C. 主张治疗热病辛温解表药应配合寒凉清热药

  D. 热病的治疗应以寒凉药为主

  E. 温病表证的治疗有里热清而表证自解者

（四）X 型题

25. 刘河间对"热病"的贡献有(　　)
    A. 提出"六气皆从火化"
    B. 认为"六经传受，由浅至深，皆是热证，非有阴寒证"
    C. 认为热病初期，不可单用辛温解表
    D. 认为热病不得混称伤寒
    E. 创制了防风通圣散

26. 温病学中温疫学派的主要代表医家有(　　)
    A. 薛生白　　　　　B. 吴又可　　　　　　　C. 戴天章
    D. 余师愚　　　　　E. 杨栗山

27. 《温热经纬》收集了下面哪些医家的温病条文(　　)
    A. 叶天士　　　　　B. 陈平伯　　　　　　　C. 余师愚
    D. 丁甘仁　　　　　E. 薛生白

三、改错题

28. 誉称王安道"始能脱却伤寒，辨证温病"的医家是叶天士。

29. 叶天士的《温热论》指明新感温病病因是温邪，感邪途径从皮毛而入，首犯部位为足太阳膀胱经，其传变有逆传和顺传两种形式。

四、简答题

30. 温病学发展过程中，在晋唐以前称为什么阶段？有何特点？

31. 请列举民国时期对温病学发展作出较大贡献的三名医家的姓名及其著作？

32. 吴鞠通在温病学方面的主要学术成就是什么？

33. 什么是温病学？

34. 刘河间在温病学发展史上的主要贡献是什么？

35. 何谓"伏寒化温"？

五、问答题

36. 温病学发展过程中，在宋金元时期有关温病的主要学术成就是什么？举出该时期两名主要医家对温病的贡献。

参考答案

一、填空题

1. 薛生白 王孟英
2. 王安道
3. 吴又可 《温病条辨》

二、选择题

（一）A 型题

4. E 5. A 6. B 7. D 8. D 9. C 10. C 11. C 12. A 13. B
14. D

（二）B₁ 型题

15. B 16. D 17. C 18. A 19. B 20. D 21. B 22. E

（三）D 型题

23. CD 24. AD

（四）X 型题

25. ABCE 26. BCDE 27. ABCE

三、改错题

28. 改为：誉称王安道"始能脱却伤寒，辨证温病"的医家是吴鞠通。

答案分析：王安道对温病的认识开始从伤寒学说体系中分离出来，成为温病学自成系的开端，故吴鞠通称王安道"始能脱却伤寒，辨证温病"。

29. 改为：叶天士的《温热论》指明新感温病病因是温邪，感邪途径从口鼻而入，首犯部位为手太阴肺经，其传变有逆传和顺传两种形式。

答案分析：温邪多从口鼻而入，叶天士说："温邪上受，首先犯肺"，提出了邪从口鼻而入的感邪途径及其首先侵犯的病变部位为手太阴肺经。

四、简答题

30. 略 31. 略 32. 略 33. 略 34. 略 35. 略

五、问答题

36. ①这一时期为温病学的成长时期。在理论上，划清了伤寒与温病的界限，为温病学术体系的形成奠定了理论基础。②在治疗上，有了根本性的突破，主张灵活运用经方，强调治疗温热证应以寒凉药为主。其中：刘河间提出"六气皆从火化""六经传受，由浅至深皆是热证，非有阴寒证"的理论，认为热病初期，不可单用辛温解表，并创制了双解散等方剂。王安道认为"温病不得混称伤寒"，提出温病发热是沸热自内达外，治疗应以清里热为主。

第一章 温病的概念

【考点重点点拨】

1. 了解温病的范围和分类。
2. 熟悉温病的概念。
3. 掌握温病的特点。

一、温病的定义

温病——由温邪引起的以发热为主症，具有热象偏重、易化燥伤阴等特点的一类急性外感热病。

二、温病的特点

1. 有特异的致病因素——温邪。
2. 有一定的传染性、流行性、季节性、地域性。
3. 病理演变有一定的规律性。
4. 临床表现具有特殊性。

特点	释疑	代表性原文
致病因素的特异性	1. 温邪 2. 温热性质，易耗阴津 3. 大多有特定的侵犯部位 4. 致病急、传变快 　如：风温（肺炎）——外感风热病邪 　　　肺痨（肺结核）——阴虚内热	"温邪上受，首先犯肺。"（《温热论》）
传染性	1. 大多数温病具有传染性 2. 有的温病不一定有传染性 3. 传染病≠温病	"五疫之至，皆相染易，无问大小，病状相似。"（《素问·刺法论》） "邪之所着，有天受，有传染。"（《温疫论》）

续表

特点	释疑	代表性原文
流行性	1. 大部分温病可在人群中造成流行 2. 流行程度与病邪传染性、社会因素、自然因素有关。如：流感、登革热等	"天行之病，大则流毒天下，次则一方，次则一乡，次则偏着一家。"（《伤寒总病论》）
季节性	大多数温病发病有季节性，称为"四时温病" 如：流行性脑脊髓膜炎——冬春季 　　流行性乙型脑炎——夏暑季节 　　肠伤寒、登革热——夏秋季	"先夏至日者为病温，后夏至日者为病暑。"（《素问·热论》）
地域性	由于气候环境不同，人体体质、生活习惯、卫生条件等差异，温病的发生也有一定的地区特点 如：登革热——东南沿海一带 　　流行性出血热——长江中下游、西北 　　波状热——牧区	"吾吴湿邪害人最广"。（《温热论》）
病理演变的规律性	1. 前阶段为功能失调，后阶段为实质性损害 2. 温邪由表入里，由浅入深，病情由轻加重，或者邪正相争，正气渐复，病邪渐退而愈	"大凡看法，卫之后方言气，营之后方言血。"（《温热论》）
临床表现的特殊性	1. 起病急骤，传变较快 2. 发热为主症 3. 易出现险恶证候（如动血、动风、闭窍等） 4. 易耗伤阴津	"盖伤寒之邪留恋在表，然后化热入里，温邪则热变最速。"（《温热论》）

三、温病的范围和分类

本书论述的温病范围包括：风温、春温、暑温、暑湿、湿温、伏暑、秋燥、大头瘟、烂喉痧、暑燥疫、湿热疫等。这些病种的命名主要是根据发病的季节、四时主气或病候特点而确立的。

温病范围 {
　流行性较小的四时温病（根据四时季节主气命名）：
　　风温、春温、暑温、暑湿、湿温、伏暑、秋燥、冬温等

　流行性较大 {
　　全身症状明显（瘟疫） { 温热疫
湿热疫
　　局部症状明显（温毒） { 烂喉痧
大头瘟
}

四、温病的分类

（一）温病的中医学分类

按病证性质分类	温热类温病	风温、春温、暑温、秋燥、大头瘟、烂喉痧等
	湿热类温病	湿温、暑湿、伏暑等
按发病初起的见证分类	新感温病	风温、秋燥、冬温、暑温、暑湿、湿温等
	伏气温病	春温、伏暑等

（二）结合现代医学疾病角度对温病的分类

分类	具体西医病名
具有温病特点的急性传染病	病毒性疾病有流行性感冒、麻疹、风疹、流行性腮腺炎、流行性乙型脑炎、流行性出血热、登革热等； 常见的细菌性疾病有伤寒、副伤寒、沙门氏菌属感染、霍乱、猩红热、流行性脑脊髓膜炎等
具有温病特点的感染性疾病	大叶性肺炎、急性支气管炎、化脓性扁桃腺炎、败血症等
具有温病特点的其他发热性疾病	中暑、热射病、小儿夏季热、急性白血病、自身免疫病发热期等

五、温病与伤寒

温病学的形成是中医理论继承发展的典范

- 温病与广义伤寒——从属关系。
- 温病与狭义伤寒——并列关系。
- 伤寒学说为温病学说的创立奠定了基础。
- 温病学说是伤寒学说的继承和发展。
- 两者之间关系密切，学术上一脉相承，不可分割。

伤寒与风温鉴别表

	伤寒	风温
病因	风寒病邪	风热病邪
受邪途径	自皮毛而入，先犯足太阳膀胱经	自口鼻而入，先犯手太阴肺经

续表

	伤寒	风温
病机	寒束肌表，卫阳受郁，化热入里；病程有六经传变次第，终易伤阳	风热阳邪，易化燥伤阴，传变迅速，有卫气营血演变过程
初起症状	恶寒发热，头疼身痛，无汗，苔薄白，脉浮紧	发热微恶寒，口微渴，咳嗽，苔薄白，舌边尖红赤，脉浮数
初起治则	辛温解表	辛凉解表

六、温病与温疫

1. 温疫概念：温病中具有强烈传染性并能引起流行的一类疾病。

2. 瘟疫与温疫的区别：瘟即疫，瘟疫有寒热两类，而温病只介绍具有温热性质的瘟疫，故称之为温疫。

七、温病与温毒

温毒属温病的一种，是局部热毒明显的一类，各种温邪均可蕴结成毒。

巩固与练习

一、填空题

1. 温病是由_____引起的，以发热为主症，具有_____的一类急性外感热病。

二、选择题

（一）A型题

2. 说明温病的诸特点中，以下哪种提法是欠妥的？（　　）

　　A. 病因是感受外邪所致　　　　B. 有传染性，流行性

　　C. 有季节性，地域性　　　　　D. 病程发展具有阶段性

　　E. 临床表现有共同性

3. 下列病种中，哪种属伏气温病（　　）

　　A. 风温　　　　　　B. 春温　　　　　　C. 暑温

    D. 湿温   E. 秋燥

4. 以下哪种不属于温热性质的温病( )

    A. 风温   B. 春温   C. 暑温

    D. 伏暑   E. 秋燥

5. 风温，暑温，湿温，秋燥的命名，主要根据的是( )

    A. 四时主气   B. 初起证候类型

    C. 临床病证的特点   D. 传变的快慢

    E. 证候的性质

（二）B 型题

    A.《内经》   B.《难经》   C.《伤寒论》

    D.《伤寒总病论》   E.《类证活人书》

6. "天行之病，大则流毒天下，次则一方，次则一乡……" 语出( )

7. "春月伤寒谓之温病，冬伤于寒轻者，夏至以前发为温病" 语出( )

    A. 风温   B. 春温   C. 秋燥

    D. 烂喉痧   E. 温疫

8. 根据发病季节而命名的温病有( )

9. 根据四时主气命名的温病有( )

10. 根据流行情况而命名的温病有( )

    A. 叶天士   B. 吴鞠通   C. 周扬俊

    D. 陆九芝   E. 王孟英

11. "温为温病，热为热病，与温疫辨者无它，盖即辨其传染不传染耳。" 语出( )

12. "一人受之谓之温，一方受之谓之疫" 语出( )

（三）D 型题

13. 根据发病季节而命名的温病有( )

    A. 风温   B. 春温   C. 暑温

    D. 湿温   E. 冬温

14. 根据特殊的临床证候命名的温病有( )

A. 风温　　　　　　B. 温疫　　　　　　C. 温疟

D. 大头瘟　　　　　E. 烂喉痧

（四）X 型题

15. 根据吴鞠通《温病条辨》所论，下列哪些疾病属于温病（　　　）

A. 温热　　　　　　B. 温疫　　　　　　C. 温疟

D. 冬温　　　　　　E. 湿温

16. 新感温病的特点是（　　　）

A. 感邪即发

B. 传变迅速

C. 初起出现表热证，无里热证

D. 初起即见里热见症，且其证候表现与当令主气的致病特点
不一致

E. 初起即见里热见症，但其临床表现与当令主气的致病特点
一致

17. 伏气温病的特点是（　　　）

A. 感而后发

B. 传变迅速

C. 初起即见里热见症，但其临床表现与当令主气的致病特点
不相一致

D. 初起以表热证为主，无明显的里热证候

E. 初起有表证，但同时有里热证

18. 下列温病中，属温热类的温病有（　　　）

A. 风温　　　　　　B. 春温　　　　　　C. 暑温

D. 湿温　　　　　　E. 秋燥

三、改错题

19. 温病是由温邪引起的以发热为主症的具有热象偏重、易化燥伤
阴的一种急性外感热病。

20. 温病是由外邪引起的一类急性外感热病。

21. 伤寒有广义、狭义之分，温病属狭义伤寒范围。

22. 狭义伤寒与温病俱属外感热病，两者是隶属关系。

四、简答题

23. 何谓广义伤寒?

24. 试述温病的概念。

25. 温病的主要特点是什么?

26. 温病与温疫有何区别?

27. 简述伤寒与温病的关系?

五、问答题

28. 试述温病的病变过程有何规律性?

29. 风温病与伤寒(狭义伤寒)有何不同?

30. 暑温、湿温,初起即有里热证表现,为何又不属伏气温病?

参考答案

一、填空题

1. ①温邪　②热象偏重　③易化燥伤阴

二、选择题

(一) A 型题

2. A　3. B　4. D　5. A

(二) B 型题

6. D　7. E　8. B　9. A　10. E　11. D　12. E

(三) D 型题

13. BE　14. DE

(四) X 型题

15. ABCDE　16. ACE　17. ACE　18. ABCE

三、改错题

19. 改为:温病是由温邪引起的以发热为主症的具有热象偏重、易化燥伤阴的一类急性外感热病。答案分析:温邪侵犯人体引起的温病是外感疾病的一大类,非单一病种。

20. 改为:温病是由温邪引起的一类急性外感热病。答案分析:温病的病因为温邪,它包括风热病邪、暑热病邪、湿热病邪等。而外邪指包括外感风寒病邪等的一切病邪。

21. 改为：温病属广义伤寒范围。答案分析：广义伤寒是一切外感热病的总称，包括了温病与伤寒。

22. 改为：狭义伤寒与温病俱属外感热病，两者是并列关系。答案分析：温病与狭义伤寒是并列关系，与广义伤寒是隶属关系。

四、简答题

23. 略　24. 略　25. 略　26. 略　27. 略

五、问答题

28. 温病是由温邪引起的一类急性外感热病，其病变的过程亦是温邪作用下导致机体卫气营血及三焦所属脏腑功能失调及实质损害的结果。根据温邪侵入的浅深层次不同，及人体卫气受伤轻重，强弱的差异，其病变过程大体上可分为五个阶段。即①邪在卫分阶段②邪在气分阶段③邪在营分阶段④邪在血分阶段⑤恢复期（或后期）阶段。在新感温病来说，一般循表入里，由浅进深，循卫气营血逐渐演变。若是伏气温病，则起病邪从内发，可向外透发，亦可内陷。但始终不离卫气营血及其相关联脏腑间进行演变。卫、气、营、血，是温病病程演变过程中共同规律。

29. 风温病与狭义伤寒均属外感热病。但因感邪性质不同，其证治亦有明显差异。

风温病感受是风热病邪，邪从口鼻而入，先受于手太阴肺经，初起常见发热恶寒、口微渴、咳嗽、无汗或少汗、头痛、舌尖边红苔薄白、脉浮数。传变较速，有卫气营血演变过程，病变过程中易化燥伤阴，初起治宜辛凉解表。

狭义伤寒，感受的是风寒病邪，邪从皮毛而入，先受于足太阳膀胱经。初起常见恶寒发热，头痛身痛，无汗，苔薄白，脉浮紧。传变稍慢，一般寒邪化热，才传入于里，病程中有六经传变次第，病变中易伤阳气。初起治宜辛温解表。

30. 略

第二章 温病的病因与发病

【考点重点点拨】

1. 了解温病病因的共性特点和温病的发病因素。
2. 熟悉温病发病类型。
3. 掌握各种温邪的性质和致病特点。

一、温病的外因

温病属于外感热病，其发生具有明显的季节性。古代医家根据四季不同的气候变化，联系四时温病的临床特点，认为温病的致病因素主要是四时"六淫"为患，即所谓"外感不外六淫，民病当分四气"。六淫中的风热病邪、暑热病邪、湿热病邪、燥热病邪以及伏寒化温的温热病邪等都统称为温邪。此外，如疠气、温毒病邪等也具有温热性质的特点，故仍属温邪范围。

1. 温邪的共性

（1）温热性质显著，致病后出现发热及相关的热象。

（2）从外侵袭人体，由口鼻或皮毛而入，致病迅速。

（3）致病与时令季节密切相关，故又称"时令温邪"或"时邪"。

（4）在一定条件下不同的病邪可以相互影响及转化，如热灼成燥，热蒸湿动，寒郁化热等。

（5）不同的温邪入侵部位有别，如风热病邪首先侵犯手太阴肺经，暑热病邪侵犯足阳明胃经，湿热病邪多困足太阴脾经等。

2. 各种温邪的致病特点

温邪名称	致病特点
风热病邪	多从口鼻而入，首先犯肺
	易化燥伤阴
	变化迅速
暑热病邪	伤人急速，先犯阳明气分
	暑性酷烈，易耗气伤津
	易直中心包，闭窍动风
	易于兼挟湿邪，郁阻气分
湿热病邪	病变以中焦脾胃为主
	易困阻清阳，阻滞气机
	传变较慢，病势缠绵
燥热病邪	病变以肺为主
	易致津液干燥
	易从火化
温热病邪	邪气内伏，热自里发
	里热内迫特性显著
	易耗伤阴液
温毒病邪	攻窜流走
	蕴结壅滞（局部出现红肿疼痛，甚则破溃糜烂）
疠气	致病力强
	传染性强
	多从口鼻而入侵袭人体
	有特异的病变定位

3. 温邪的兼挟

温邪的兼挟	表现
兼寒	除原主证外，尚可见恶寒较重，周身疼痛，无汗等寒邪外阻表现
挟湿	除原有表现外，尚可见到脘痞，肢倦，呕恶，纳呆，便溏等
挟瘀	除原主证外，尚可见到瘀斑暗紫，刺痛固定，舌紫暗瘀斑
挟食滞	除原主证外，尚可见到恶闻食臭，吞酸嗳腐，肠鸣腹胀，矢气频转等

二、温病的发病

温病发病学主要研究温病发生的机理和规律，包括发病因素，感邪途径及发病类型等内容。

1. 温病发病学的主要研究内容

研究内容		解释
发病因素	体质因素	人体正气的强弱及邪正力量的对比
	自然因素	季节气候变化、环境因素、地域因素
	社会因素	经济条件、营养调配、体育锻炼、卫生习惯、卫生设施、防疫制度等
感邪途径	从皮毛而入	"虚邪之中人也，始于皮肤。皮肤缓则腠理开，开则邪从毛发入。"（《灵枢·百病始生》）
	从口鼻而入	病邪可通过口鼻的呼吸而侵入人体
发病类型	新感温病	感受当令病邪即时而发
	伏邪温病	感邪后未即时发病，邪气伏藏，逾时而发

2. 新感温病和伏邪温病鉴别表

鉴别点	新感温病	伏邪温病
发病	感邪即发，病发于表	感邪后过时而发，病发于里
证候特点	初期见发热微恶风寒，无汗或少汗，头痛、咳嗽，口微渴，脉浮数，苔薄白等肺卫表热证	初期见高热，烦渴，口渴，尿赤，舌红苔黄，或昏谵、舌绛无苔等气、营分里热证
病机传变	由表入里，由轻到重，逐步发展	由里外达，或进一步内陷深入
病势	病情较轻，病程较短，治疗得法易愈	病情较重，病程较长，伏邪透尽始愈
治则	初起以解表透邪为主	初起以清泄里热为主

巩固与练习

一、填空题

1. 伏邪温病是指感邪后＿＿＿＿＿＿，＿＿＿＿＿＿，＿＿＿＿＿＿的温病。

2. 风热病邪的致病特点是＿＿＿＿＿＿，易化燥伤阴，＿＿＿＿＿＿。

3. 燥热病邪的致病特点是_____，_____，_____。

4. 温病的主要致病因素是_____。

5. 温邪能导致人体_____和_____所属脏腑的_____及_____。破坏人体相对平衡状态而发病。

6. 暑热病邪的致病特点是_____，_____，_____。

7. 温邪感染途径主要有_____，_____。

8. 与温病发病有关的因素是_____、_____、_____，以及_____。

9. 温病发病类型可分为_____和_____两大类型。

10. 燥热病邪引起_____，多发于_____季。

11. 暑热病邪引起_____，多发生于_____季。

12. 温邪是指外邪中具有_____的一类病邪。

13. 湿热病邪引起_____，多发生于_____季节。

二、选择题

（一）A 型题

14. 秋燥的致病因素是（　　）

    A. 温热病邪　　　　　B. 燥热病邪　　　　　C. 燥凉病邪

    D. 风热病邪　　　　　E. 温毒病邪

15. 春温的致病因素是（　　）

    A. 温邪　　　　　　　B. 温毒病邪　　　　　C. 疠气

    D. 湿热病邪　　　　　E. 温热病邪

16. 下列温病中哪一种是伏气温病（　　）

    A. 冬温　　　　　　　B. 暑温　　　　　　　C. 湿温

    D. 伏暑　　　　　　　E. 暑湿

17. "伏寒化温"的学说源于（　　）

    A. 叶天士《温热论》　　　　　B. 《内经》

    C. 薛生白《湿热病篇》　　　　D. 吴鞠通《温病条辨》

    E. 张仲景《伤寒论》

18. 感受温热病邪引起的温病是（　　）

    A. 风温　　　　　　　B. 春温　　　　　　　C. 暑温

  D. 伏暑　　　　　　E. 秋燥

19. "夏暑发自阳明" 语出(　　)

  A. 吴又可　　　　　B. 薛生白　　　　　C. 叶天士

  D. 吴鞠通　　　　　E. 陈平伯

（二）B 型题

  A. 先犯阳明气分　　　　　　B. 易困阻清阳，阻滞气机

  C. 易致津液干燥　　　　　　D. 易攻窜流走

  E. 传染性强

20. 湿热病邪致病特点可见(　　)

21. 燥热病邪致病特点可见(　　)

（三）D 型题

22. 分析伏气与新感温病的不同类型，其主要意义在于(　　)

  A. 区分病位的浅深轻重　　B. 明确感受何种病邪

  C. 指导辨证用药　　　　　D. 观察病邪所在部位

  E. 预防温病的发生

23. 湿热病邪的致病特点有(　　)

  A. 易伤肺胃之阴　　　　　B. 传变较慢，病势缠绵

  C. 初起即可见阳明证　　　D. 病变过程以脾胃为中心

  E. 易有邪犯手足厥阴之变

24. 下列温病中哪几种是伏邪温病？(　　)

  A. 风温　　　　　　B. 春温　　　　　　C. 湿温

  D. 秋燥　　　　　　E. 伏暑

（四）X 型题

25. 伏邪温病的治疗原则是(　　)

  A. 直清里热　　　B. 和解少阳　　　　C. 养阴托邪

  D. 领邪外达　　　E. 清热祛湿

26. 新感温病初起的表现有(　　)

  A. 发热　　　　　B. 恶寒　　　　　　C. 头痛

  D. 口渴　　　　　E. 苔黄

27. 伏气温病初起的表现有（　　　）

    A. 灼热　　　　　　　B. 烦躁　　　　　　　C. 溲赤

    D. 苔黄　　　　　　　E. 口渴

28. 下列诸温病中，哪些属于新感温病（　　　）

    A. 风温　　　　　　　B. 春温　　　　　　　C. 秋燥

    D. 伏暑　　　　　　　E. 湿温

29. 暑热病邪的致病特点是（　　　）

    A. 先犯上焦肺卫　　　　　　B. 先入阳明气分

    C. 易于耗气伤津　　　　　　D. 病变以中焦脾胃为主

    E. 易于兼挟湿邪

30. 燥热病邪的致病特点是（　　　）

    A. 病变以肺为主　　B. 易逆传心包　　　C. 易致津液干燥

    D. 易从火化　　　　E. 后期常损伤肝肾之阴

31. 湿热病邪的致病特点是（　　　）

    A. 病位以肺为主　　　　　　B. 病位以脾胃为主

    C. 易于困遏清阳，阻滞气机　D. 病势缠绵，传变较慢

    E. 易于逆传心包

32. 风热病邪的致病特点是（　　　）

    A. 先犯上焦肺卫　　B. 先入阳明气分　　C. 易于化燥伤阴

    D. 变化迅速　　　　E. 病势缠绵，病情较重

三、改错题

33. 伏邪温病是指感受当令之邪即时而发的温病。

34. 暑性升散疏泄，不仅易于劫灼津液，而且易于损伤元气，所以暑温病过程中易于兼挟湿邪。

四、简答题

35. 何谓新感温病？

36. 何谓伏邪温病？

37. 何谓天受？

38. 试述温热病邪的致病特点。

39. 试述疠气的致病特点。

40. 试述新感温病的特点。

41. 温邪的感邪途径有哪几种？

42. 试述伏邪温病的特点。

43. 简述新感温病与伏邪温病的区别。

44. 温毒病邪的致病特点是什么？

五、问答题

45. 风热病邪与燥热病邪致病有何异同？

46. 吴又可提出的疠气病因具有哪些致病特点？

47. 起病即见里热证候的都是伏邪温病吗？试举例说明之。

参考答案

一、填空题

1. ①未即发病　②邪气伏藏　③逾时而发

2. ①多从口鼻而入，首先犯肺　②变化迅速

3. 病位以肺为主　易致津液干燥　易从火化

4. 温邪

5. 卫气营血　三焦　功能失常　实质损害

6. 伤人急速，先犯阳明气分　易于耗气伤津　易直中心包，闭窍动风　易于兼夹湿邪，阻遏气分

7. ①从皮毛而入　②从口鼻而入

8. 温邪入侵　体质因素　自然因素　社会因素

9. 新感温病　伏邪温病

10. 秋燥　秋

11. 暑温　夏

12. 温热性质

13. 湿温　长夏

二、选择题

（一）A 型题

14. B　15. E　16. D　17. B　18. B　19. C

（二）B 型题

20. B　21. C

（三）D 型题

22. AC　23. BD　24. BE

（四）X 型题

25. ACD　26. ABC　27. ABCDE　28. ACE　29. BCE　30. ACD

31. BCD　32. ACD

三、改错题

33. 改为：感受外邪伏藏于体内过时而发，病发于里。

34. 改为：暑性炎热酷烈，易产生暑伤津气。

四、简答题

35. 略　36. 略　37. 略　38. 略　39. 略　40. 略　41. 略　42. 略

43. 略　44. 略

五、问答题

45. 相同点：①以肺胃为中心；②初起都有肺卫见症。

不同点：①发病季节不同；风热病邪多发生于冬、春季节；燥热病邪多发生于秋季。②初起症状，燥伤肺卫证必伴有津液消耗见症；③风热病邪每易出现"逆传心包"的病理变化，燥热病邪病势轻浅，以肺为病变中心。

46. 略

47. 病即见里热证候的不一定都是伏气温病，也有属新感温病的。如暑温，湿温等。现以暑温为例说明如下：暑温发于夏季，初起即见阳明气分甚至暑入心包等里热证而无卫分表证，何以属新感？因暑即为火，其性酷烈，传变极速，致病多入阳明气分而无卫分经过。初起即见暑入心包，因暑为火邪，心为火脏，通于夏气，同气相求，致病可直犯心包的特点一致。正是由于这种里热证候的出现，与夏令的主气所形成的暑热病邪的致病特点完全相符，自然是感受当令之邪即时发病的新感温病了。

第三章　温病的辨证

【考点重点点拨】

1. 了解温病辨证的内容。

2. 熟悉卫气营血辨证和三焦辨证的临床意义和临床运用。

3. 掌握"卫气营血"和"三焦"各阶段的病理特点和主要证候。

以卫气营血和三焦辨证理论为指导，对临床表现产生的证后进行分析，判断其病变的部位、层次、性质，证候类型，邪正消长，以及病程阶段、发展趋热，传变规律。

一、卫气营血辨证

（一）卫气营血生理概念

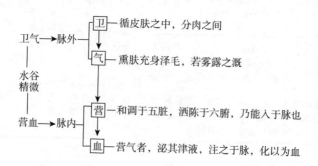

（二）卫气营血病理概念

以卫气营血辨证学说阐明温病病变的浅深层次，病变过程的先后阶段，确定证候类型及病变性质，指导温病的治疗。

1. 卫分证

卫分证是指温邪初犯人体肌表，引起卫气功能失调而出现的证候类型。

2. 气分证

气分证是指温邪入里，未传入营（血）分，影响人体气的生理功能所出现的一类病变。包括肺、胃、脾、肠、胆、膜原、胸膈等，因此，气分证的临床表现随病变部位、证候类型的不同而有差异。

3. 营分证

营分证是指温邪深入营分，劫灼营阴，扰神窜络而出现的证候类型。

4. 血分证

血分证是指温邪深入血分，引起耗血动血，瘀热互结所出现的证候类型。

（三）卫气营血辨证表

证型	病理	证候	辨证要点	备注
卫	邪郁卫表肺气失宣	发热，微恶风寒，头痛，无汗或少汗，咳嗽，口微渴，舌苔薄白，舌边尖红，脉浮数	发热，微恶风寒，口微渴	
气	里热蒸迫热炽津伤	壮热，不恶寒，反恶热，汗多，渴喜饮冷，尿赤，舌质红，苔黄，脉数有力	壮热，不恶寒，口渴，苔黄	气分证的病变范围广泛，可涉及多个脏腑，常常以热盛阳明为代表证
营	营热阴伤扰神窜络	身热夜甚，口干，反不甚渴饮，心烦不寐，时有谵语，斑疹隐隐，舌质红绛，脉细数	身热夜甚，心烦，谵语，舌红绛	如神志证较重者为内陷心包
血	动血耗血瘀热内阻	身热，躁扰不安，神昏谵狂，吐血、衄血、便血、尿血，斑疹密布，舌质深绛	身灼热，斑疹，急性多部位、多窍道出血，舌质深绛	

（四）卫气营血证候的相互传变

传变类型	解释	举例
自表入里	是温病传变的一般规律，多是温邪循卫气营血层次渐进深入	新感温病
由里达表	自血而营，由营转气，从气达表	伏气温病

续表

传变类型	解释	举例
逆向内陷	出现在由里达表过程中，如邪热已自营分透转出气分，又可再自气分内陷营分，因邪正消长，这种反复可多次出现	
越期或重叠变化	不循卫气营血表里次序传变	卫气同病 气营（血）两燔 卫气营血俱病

（五）影响温病病证传变的因素

影响因素	对传变的影响
感邪性质	风热病邪——易发生逆传 湿热病邪——传变较慢，多呈渐进性深入
感邪程度	感邪重者，传变较迅速 感邪轻者，病情较轻，传变缓慢
患者体质因素	不同类型体质，即使感染同一种温邪，传变方式也可能不尽相同，如阴虚火旺体质，易使温邪内炽而成燎原之热，证候演变迅速
治疗情况	治疗及时、正确，可使温邪顿挫而不传变 失治或误治可促进温邪内陷深入，向病情恶化的方向传变

综上可见，卫气营血证候的传变，并非遵循固定的程式演变，关键是要抓住卫气营血各个阶段的证候特点，明确各证候间病变部位的浅深区别，把握其病机变化的出入传变，从而确定相应的治法。

（六）卫气营血辨证的临床意义

1. 归纳温病的证候类型

2. 阐明温病病情轻重，病位浅深，正邪消长等关系。

卫气营血传变阐明温病病情轻重，病位浅深，正邪消长等关系，如：	
阶段	卫——气——营——血
病邪	表————→里
病位	浅————→深
病情	轻————→重
正气	盛————→衰

3. 揭示温病的一般传变方式

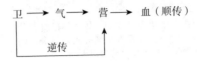

4. 为治法提供依据

二、三焦辨证

三焦辨证为清代温病学家吴鞠通所倡导。三焦辨证就是指温邪入侵后导致人体三焦及其所属脏腑的病理变化和证候表现来归纳证型，划分病期，指示病所，指导治疗。

（一）三焦辨证理论的产生

医著	医著	所论观点
	《内经》	三焦源于内经，主要是将人体上、中、下三部划分，并论述其功能
汉·张仲景	《金匮要略》	有三焦辨治热病的记载："热在上焦者因咳为肺痿；热在中焦者，则为坚；热在下焦者，则血尿，亦令淋秘不通"
金·刘完素	《素问·病机气宜保命集》	论述三焦病机变化，还将三焦病变作为外感热病的分期。故叶天士有"仲景伤寒先分六经，河间温热须究三焦"之说
清·喻嘉言	《尚论篇》	提出温疫三焦分治的原则："上焦如雾，升而逐之；中焦如沤，疏而逐之；下焦如渎，决而逐之"
清·叶天士	《温热论》	多次提到三焦论温病的观点："温邪触自口鼻，上焦先受"，"上焦不解，漫延中下"，"上焦药用辛凉，中焦药用苦寒，下焦药用咸寒"
清·吴鞠通	《温病条辨》	在前人所论基础上总结、完善了三焦辨证
总结		三焦辨证理论，起源于《内经》，发展于温病学派，完善于吴鞠通

（二）三焦的生理概念

（1）划分人体部位：三焦是人体上、中、下三个部位如：膈以上，胸中的部位为上焦（心肺）；脾胃、大肠居中焦；肝、肾、小肠、膀胱等在下焦。

（2）功能：上焦如雾，中焦如沤，下焦如渎。

（三）三焦证候与病理

证型		病机	临床表现	辨证要点	治则
上焦	温邪犯肺	卫气受郁肺气失宣	发热，微恶风寒，咳嗽，头痛，口微渴，舌边尖红赤，舌苔薄白欠润，脉浮数	发热，微恶风寒，咳嗽	宣肺泄卫
		邪热壅肺肺气闭郁	身热，汗出，咳喘气促，口渴，苔黄，脉数	身热，咳喘，苔黄	清气宣肺
		湿热阻肺肺失清肃	恶寒发热，身热不扬，胸闷，咳嗽，咽痛，苔白腻，脉濡缓	恶寒身热不扬，胸闷，咳嗽，苔白腻	清热化湿、宣肺
		肺不主气化源欲竭	喘促，鼻煽，汗出如涌，脉搏散乱，咳唾粉红血水，面色反黑，烦躁欲绝	汗涌，鼻煽，脉散	吴鞠通清络育阴法
	湿蒙心包	湿热酿痰蒙蔽包络	身热，神志昏蒙，时清时昧，舌苔垢腻	神志时清时昧，舌苔垢腻	豁痰开窍
	邪陷心包	邪热内陷机窍阻闭	身灼热，神昏，肢厥，舌謇，舌绛	神昏，肢厥，舌绛	清心开窍
中焦	阳明热炽	胃经热盛热炽津伤	壮热，大汗，心烦，面赤，口渴引饮，舌质红，苔黄燥，脉洪大而数	壮热，汗多，渴饮，脉洪大	清气泄热
	阳明邪结	肠道热结传导失司	日晡潮热，大便秘结或热结旁流，腹部硬满疼痛，舌苔黄或灰或黑而燥，脉沉实有力	潮热，便秘，苔焦燥，脉沉实有力	通腑泄热
		湿热积滞搏结肠腑	身热，烦躁，呕恶，脘腹胀满疼痛，大便溏垢不爽，或如败酱或如藕泥，苔黄腻或黄浊，脉滑数	身热，腹痛，大便溏垢不爽，苔黄腻或黄浊	导滞通下、清热化湿
	湿热中阻	湿热困阻升降失司	身热不扬，胸脘痞满，泛恶欲呕，舌苔白腻等；或高热持续，不为汗衰，烦躁，脘腹痞满，恶心欲吐，舌红苔黄腻或黄浊	身热，脘痞，呕恶，苔腻	燥湿泄热
下焦	肾精耗损	邪热久羁耗损肾阴	低热不退，神惫萎顿，消瘦无力，口燥咽干，耳聋，手足心热甚于手足背，舌绛不鲜，干枯而萎，脉虚	手足心热甚于手足背，口燥咽干，舌绛不鲜，干枯而萎，脉虚	滋肾育阴
	虚风内动	肾精虚损肝失涵养	神倦肢厥，耳聋，五心烦热，心中憺憺大动，手指蠕动或瘛疭，脉虚	手指蠕动或瘛疭，舌干绛而萎，脉虚	滋阴潜阳、滋水涵木

（四）三焦证候的相互传变及临床意义

证候归纳	病位	病位		病情	指导治疗
上焦病	肺、心包	顺传	肺表 逆传 心包	轻	治上焦如羽（非轻不举）
中焦病	胃肠脾				治中焦如衡（非平不安）
下焦病	肝肾			重	治下焦如权（非重不沉）

三、卫气营血与三焦辨证的关系

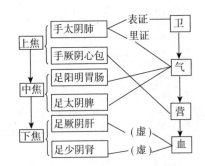

![巩固与练习]

一、填空题

1. 卫分证的辨证要点 _____。

2. 气分证的辨证要点 _____。

3. 营分证的辨证要点 _____。

4. 血分证的辨证要点 _____。

5. 气分证的病理特点是 _____。

6. 营分证的病理特点是 _____。

7. 血分证的病理特点是 _____。

二、选择题

（一）A₁型题

8. 发热，咳嗽，胸闷，心烦，口渴，肌肤外发红疹，舌赤，苔薄

黄，脉数，其病变阶段是(   )

    A. 气分　　　　　　　B. 卫分　　　　　　　C. 气营

    D. 营分　　　　　　　E. 血分

9. 温病证见身体灼热，昏愦不语，舌蹇，肢厥。其病变阶段是(   )

    A. 卫分兼气分　　　　B. 气分兼营分　　　　C. 营分

    D. 血分　　　　　　　E. 气分兼血分

10. 下列发热类型哪项不属于气分(   )

    A. 寒热往来　　　　　B. 壮热　　　　　　　C. 身热夜甚

    D. 日晡潮热　　　　　E. 身热不扬

11. 发热恶寒，汗出，口渴，心烦，头痛如劈，舌红苔黄，脉滑数。其辨证为(   )

    A. 卫分证　　　　　　B. 卫气同病　　　　　C. 气分证

    D. 卫营同病　　　　　E. 气营两燔

12. 身热夜甚，昏愦不语，大便下血，舌深绛，其辨证为(   )

    A. 湿热酿痰蒙蔽心包　　　　B. 热入气分，邪闭心包

    C. 湿阻下焦，上蒙清窍　　　　D. 热入营分，邪闭心包

    E. 邪入血分，邪闭心包

13. 手足心热甚于手足背，口干咽燥，神疲，脉虚，为(   )

    A. 中焦足太阴（脾）病变　　　　B. 下焦足少阴（肾）病变

    C. 下焦足厥阴（肝）病变　　　　D. 上焦手厥阴（心包）病变

    E. 上焦手太阴（肺）病变

14. "三焦"的概念首见于(   )

    A.《温病条辨》　　　　　　B.《外感温热篇》

    C.《临证指南医案》　　　　D.《黄帝内经》

    E.《伤寒杂病论》

15. 潮热便秘，苔黄黑而燥，脉沉有力，为(   )

    A. 手阳明病变　　　　B. 足太阴病变　　　　C. 手太阴病变

    D. 手厥阴病变　　　　E. 足阳明病变

16. 温病逆传是指(   )

    A. 由肺传入肝肾   B. 由肺传入血分

    C. 由血分传出营分   D. 由血分传出气分

    E. 由肺卫传入心包

17. 壮热，汗多，渴饮，脉洪大，苔黄燥，为（　　）

    A. 手太阴（肺）病变   B. 足阳明（胃）病变

    C. 手阳明（大肠）病变   D. 足厥阴（肝）病变

    E. 足太阴（脾）病变

18. 发热，微恶风寒，咳嗽，口微渴，舌边尖红，苔薄白，脉浮数，为（　　）

    A. 邪热壅肺   B. 湿热阻肺   C. 邪袭肺卫

    D. 湿热中阻   E. 湿蒙心包

19. 身灼热，神昏，肢厥，舌謇，舌绛，为（　　）

    A. 湿蒙心包   B. 邪陷心包   C. 邪入营分

    D. 邪入血分   E. 热盛动风

20. 神倦肢厥，手指蠕动，舌干绛而萎，脉虚弱，为（　　）

    A. 肾精耗损   B. 虚风内动   C. 热盛动风

    D. 邪陷心包   E. 湿蒙心包

（二）B 型题

    A. 邪郁卫表，肺气失宣   B. 胃经热盛，热炽津伤

    C. 热邪久留，肾阴耗损   D. 热邪壅肺，肺气闭郁

    E. 湿热困脾，气机郁阻

21. 壮热，汗多，渴饮，苔黄燥，脉洪大，其病机是（　　）

22. 手足心热甚于手足背，口干咽燥脉虚神疲，其病机是（　　）

    A. 手指蠕动或瘛疭，舌干绛而萎，脉虚

    B. 夜热早凉，热退无汗，能食消瘦，舌红苔少

    C. 手足心热甚于手足背，口燥咽干，舌绛不鲜，干枯而萎，脉虚

    D. 神昏肢厥，舌绛

    E. 神志时清时寐，舌苔垢腻

23. 肾阴耗损证的辨证要点是（　　）

24. 虚风内动证的辨证要点是(　　　)
25. 邪陷心包证的辨证要点是(　　　)

　　A. 气分证　　　　　B. 血分证　　　　C. 阴伤证

　　D. 卫分证　　　　　E. 营分证

26. 湿热酿痰，蒙蔽心窍可归属于(　　　)
27. 热陷心包，心窍阻闭可归属于(　　　)
28. 吐血便血，斑疹密布可归属于(　　　)

（三）D 型题

29. 上焦病候包括(　　　)

　　A. 足阳明病变　　　B. 手阳明病变　　C. 手太阴病变

　　D. 足太阴病变　　　E. 手厥阴病变

30. 中焦病候包括(　　　)

　　A. 足阳明病变　　　B. 手厥阴病变　　C. 足太阴病变

　　D. 手太阴病变　　　E. 足厥阴病变

31. 下焦病候包括(　　　)

　　A. 足少阴病变　　　B. 足阳明病变　　C. 足厥阴病变

　　D. 手厥阴病变　　　E. 手太阴病变

32. 上焦病证所涉及的脏腑是(　　　)

　　A. 脾　　　　　　　B. 肺　　　　　　C. 肝

　　D. 胃　　　　　　　E. 心

33. 中焦病证所涉及的脏腑是(　　　)

　　A. 心　　　　　　　B. 肺　　　　　　C. 脾

　　D. 肾　　　　　　　E. 胃

34. 下焦病证所涉及的脏腑是(　　　)

　　A. 胃　　　　　　　B. 心　　　　　　C. 肝

　　D. 肾　　　　　　　E. 脾

35. 上焦邪热壅肺证的辨证要点有(　　　)

　　A. 身热　　　　　　B. 苔白腻　　　　C. 肢厥

　　D. 汗多　　　　　　E. 咳喘

36. 下焦足少阴肾病证的辨证要点有(　　　)

A. 手足心热甚于手足背　　B. 昏谵

C. 口渴欲饮　　　　　　　D. 苔黄燥

E. 口干咽噪

37. 中焦足阳明胃病证的辨证要点有(　　)

A. 脘痞　　　　　B. 壮热　　　　　C. 口渴不欲饮

D. 汗多　　　　　E. 脉濡

38. 下焦足厥阴病证的辨证要点有(　　)

A. 神昏　　　　　B. 瘛疭　　　　　C. 舌干绛而萎

D. 身热不扬　　　E. 胸脘痞闷

(四) X 型题

39. 气分证的辨证要点是(　　)

A. 壮热　　　　　B. 不恶寒　　　　C. 口渴

D. 汗多　　　　　E. 苔黄

40. 营分证的辨证要点是(　　)

A. 身热夜甚　　　B. 心烦谵语　　　C. 斑疹显露

D. 口干欲饮　　　E. 舌红绛

41. 卫分证的辨证要点是(　　)

A. 发热　　　　　B. 微恶风寒　　　C. 口微渴

D. 咳嗽　　　　　E. 脉浮数

42. 血分证的辨证要点是(　　)

A. 身灼热　　　　B. 斑疹　　　　　C. 神昏

D. 多部位急性出血　E. 舌质深绛

43. 湿热中阻的辨证要点是(　　)

A. 身热夜甚　　　B. 身热不扬　　　C. 脘痞呕恶

D. 苔腻　　　　　E. 腹痛

44. 湿热积滞、搏结肠腑的辨证要点是(　　)

A. 身热　　　　　B. 腹痛　　　　　C. 大便溏垢

D. 便秘　　　　　E. 苔腻

45. 湿热阻肺的辨证要点是(　　)

A. 恶寒　　　　　B. 身热不扬　　　C. 胸闷咳嗽

D. 苔白腻　　　　E. 咳喘

46. 温病病证传变与否，与以下哪些因素有关(　　)

A. 感邪性质　　　B. 感邪程度　　　　C. 体质因素

D. 社会因素　　　E. 治疗情况

47. 三焦辨证的临床意义在于(　　)

A. 归纳证候类型　　　　　B. 确定病变部位及其浅深层次

C. 论述三焦功能　　　　　D. 确定病变类型及证候性质

E. 为确定治疗原则提供依据

48. 逆传的特点是(　　)

A. 发病急骤，来势凶猛　　　B. 温邪以脏传腑

C. 病情危重　　　　　　　　D. 预后较差

E. 证候复杂

三、改错题

49. 营分证的辨证要点是身热夜甚，昏愦不语，舌深绛。

50. 卫分证的辨证要点是发热，恶寒，头痛，少汗。

51. 温病身灼热，昏愦不语，痰壅气粗，舌蹇，肢厥。辨证为热入营分。

四、简答题

52. 简述温病辨证的临床意义是什么？

53. 简述卫气营血辨证的临床意义？

54. 何谓"卫营同病"？举例说明之。

55. 何谓卫气同病？

56. 何谓舌蹇？

57. 何谓湿蒙心包？

五、问答题

58. 上焦热入心包的病变属于营分范围，其与热入营分有何不同？

59. 试述上焦手太阴肺的主要病理变化，证候。

60. 温病下焦肝肾病变和邪在血分，其病机与证候有何不同？

参考答案

一、填空题

1. 发热，微恶风寒，口微渴

2. 壮热，不恶寒，口渴，苔黄

3. 身热夜甚，心烦谵语，舌红绛

4. 身灼热，斑疹，出血见症，舌深绛

5. 邪热剧争，里热蒸迫，热炽津伤

6. 营热阴伤，扰神窜络

7. 动血耗血，瘀热内阻

二、选择题

（一）A 型题

8. C　9. C　10. C　11. B　12. E　13. B　14. D　15. A　16. E

17. B　18. C　19. B　20. B

（二）B 型题

21. B　22. C　23. C　24. A　25. D　26. A　27. E　28. B

（三）D 型题

29. CE　30. AC　31. AC　32. BE　33. CE　34. CD　35. AE　36. AE

37. BD　38. BC

（四）X 型题

39. ABCE　40. ABE　41. ABC　42. ABDE　43. BCD　44. ABCE

45. ABCD　46. ABCE　47. ABDE　48. ACD

三、改错题

49. 改为：身热夜甚，心烦谵语，舌红绛。

答案分析：昏愦不语指意识完全丧失，昏迷不语，多为痰热闭阻心包所致；舌深绛为血分证的辨证要点。

50. 改为：发热，微恶风寒，口微渴。

答案分析：卫分证是由邪郁卫分、肺气失宣所致，故其辨证要点为发热、微恶风寒、口微渴。

51. 改为：热闭心包。

答案分析：热闭心包较热入营分在病情上更为严重，是由痰热闭阻心包所致。

四、简答题

52. 略 53. 略 54. 略 55. 略 56. 略 57. 略

五、问答题

58. 热入心包的病变，虽应归属营分范围，但其病理变化及临床表现与热入营分者有所不同。在病理上，热入心包是邪热炼痰，热痰闭阻心窍；热入营分是热损营阴而心神被扰。在症状表现上，热入心包以灼热肢厥，神昏谵语或昏愦不语，舌蹇为主要见症，神志症状最为严重；热入营分以身热夜甚，心烦不寐，或时有谵语，反不甚渴饮为主要见症，热损营阴症状显著而神志症状较轻。

59. 略

60. 下焦肝肾的病变为热伤肝肾之阴，邪少虚多之候，属虚证。其中足少阴肾的病变，其病机为热邪久留，肾阴耗损，证见身热颧红，手足心热甚于手足背，口燥咽干，脉虚神倦等。足厥阴肝的病变，其病机为水不涵木，虚风内动，证见手指蠕动，甚或瘛疭，神倦肢厥，心中憺憺大动，舌干绛而萎，脉虚弱等。邪在血分，属实证。病机为热盛动血，热瘀交结。证见身热，吐血，衄血，便血，尿血，斑疹密布，神昏谵狂，躁扰不安，舌深绛。

第四章　温病常用诊法

【考点重点点拨】

1. 了解辨白㾦、验齿的临床意义。
2. 熟悉发热、神志异常、痉、厥脱等的辨析。
3. 掌握温病常见的舌象、斑疹的辨析。

第一节　辨常见症状

一、发热

温病的发热是由于感受温邪，邪正相争的一种全身性反应，是温病必具的主症。温病发热的一般规律为，初起邪在肺卫，邪气未盛，正气未衰，多属实证发热；温病中期，邪在气营血分，邪正交争，虚实错杂，邪实为多；温病后期，邪热久羁，阴液耗损，正虚邪少，多属虚证发热。

热型	症状特点	病机	主要见于
发热恶寒	发热的同时伴有恶寒，但一般发热重而恶寒轻	邪袭肺卫，热郁卫表之证	温病初期
寒热往来	恶寒和发热交替出现	提示邪在半表半里。湿热痰浊郁阻少阳，枢机不利；或邪留三焦，气化失司；或湿热秽浊郁闭膜原，往来起伏如疟	湿热类温病
壮　　热	通体皆热，热势炽盛，但恶热而不恶寒	温邪由表传里，邪正剧争，里热蒸腾而致	热入阳明

续表

热型	症状特点	病机	主要见于
日晡潮热	热势于下午益甚	热结肠腑，阳明腑实或午后湿热交蒸较甚所致	阳阴腑实或湿温病
身热不扬	身热稽留而热象不显，初扪皮肤不觉发热，久扪始感体温升高	邪在卫气，湿中蕴热，热为湿遏征象	湿温初起
身热夜甚	发热入夜尤甚，灼热无汗	热入营分，邪热炽盛，营阴受损，实中有虚；亦见热入血分，热瘀交结	热入营、血分
身热肢厥	胸腹灼热，手足厥冷	热郁于里，阳气不能外达四肢，是邪热深伏，阳盛于内，拒阴于外	营血分或气分腑实内结
夜热早凉	夜间发热，天明热退身凉，并见无汗	邪热未净，留伏阴分	温病后期
低　热	热势低微，持续不退，且见手足心热甚于手足背	邪少虚多，肝肾阴虚，内生虚热	温病后期

二、汗出异常

汗液为水谷精微所化生，具有润泽肌肤，调和营卫，驱散邪气，调节体温的作用。在温病过程中，感受温邪，导致津液耗损而汗源不足或气机郁闭，腠理开闭失司，均可出现多种汗出异常。临床上汗出的有无、多少、汗出的时间、汗出的部位以及汗出时伴随的全身状况等，对于辨别证候，判断邪热轻重和津液的盛衰，预测转归都有一定意义。正如章虚谷说："测汗出，测之以审津液之存亡，气机之通塞也。"

类型	症状特点	病机	兼证
无　汗	发热、恶寒、无汗同时并见	多见温病初起，邪在卫分，为邪郁肌表，闭塞腠理所致	头身疼痛
	发热不恶寒，无汗	热灼营阴，营阴耗损，汗源匮乏	灼热烦躁、口干不甚渴饮、舌绛、无苔或少苔、脉细数

续表

类型	症状特点	病机	兼证
时有汗出	热势高时出汗，汗出则热减，继而复热	为湿温病或伏暑病，感受湿热或暑湿之邪，热蒸湿动，湿遏热伏，气机不畅所致	胸脘痞满，泛恶欲呕，舌苔腻
大　汗	全身大量汗出	气分热炽，迫津外泄	壮热、烦渴、脉洪大、苔黄燥
		津气外泄，亡阴脱变	骤然大汗，淋漓不止，汗出黏稠，唇干齿槁，舌红无津，神识恍惚，脉散大
		气脱亡阳	冷汗淋漓，肢冷肢厥，面色青惨，舌淡无华，神气衰微，脉伏或微细欲绝等
战　汗	温病发展过程中突见肢冷爪青、脉沉伏、全身战栗，继而大汗淋漓	多为热邪留连气分日久，邪正相持，正气奋起鼓邪外出的表现	战汗后若脉静身凉为邪随汗出，病情向愈 战汗后身热不退，烦躁不安，脉疾神疲，甚至神昏，为邪盛正衰，病情危重 战而无汗多因正气亏虚，不能托邪外达，预后较差

三、口渴

口渴是温病常见症状之一，由热邪炽盛，津液耗损或湿滞气机，气不化液，津液不布引起。临床通过对口渴程度，喜饮或不喜饮，渴喜冷饮还是喜热饮以及其他症状的辨别，来判断热势的盛衰，津伤的程度以及津液不能上承的原因。

类型	病机	症状特点	治法
口渴欲饮	邪在卫分，津伤不甚	口微渴，饮水少量，伴见发热微恶风寒、舌尖红苔薄白、脉浮数	泄卫透热
	热入气分，胃津大伤	口大渴而喜冷饮，伴见壮热、大汗、舌质红苔黄燥、脉洪大	清胃泄热
	肠热下利，津液受伤	伴见发热、大便频急等	清热止痢
	肺胃阴液受伤	口干而渴，伴见低热、咽干、舌红少苔，脉细数	生津养液

续表

类型	病机	症状特点	治法
口渴不欲饮	湿温初起，湿邪偏盛，为湿郁不化，脾气不升，津液不布	伴见身热不扬、胸脘痞闷、舌苔白腻	芳香化湿清热
	兼挟痰饮	饮水不多或饮下不舒，伴见胸闷、呕恶、苔腻	化痰祛湿
	热入营分，营阴蒸腾，上潮于口	伴见身热夜甚、心烦时有谵语，舌红绛、脉细数	清营泄热
	瘀热搏结，津液不足和有形瘀滞并存，阻滞气机，津不能上承	口渴漱水不欲咽，伴见胸胁或少腹硬满刺痛，舌紫晦或有瘀斑、脉沉涩	清热祛瘀
口苦而渴	胆火内炽，津液受伤	伴见寒热如疟、心烦、苔黄腻、脉弦数	清泄肝胆

四、神志异常

心藏神主血，营气通于心，故邪热扰心或深入于营血，多出现神志异常。常见的神志异常表现包括烦躁不安、神昏谵语、昏愦不语、神志昏蒙、神志如狂、神情呆顿等。

类型	表现	病机	兼证	治法
烦躁不安	心中烦热，坐卧不安，但神志尚清	气分热盛，热扰心神	气分热盛证（略）	清气泄热
		营血分热盛，热扰心神	营血分热盛证（略）	清营凉血
		温病后期，肾阴已亏，心火炽盛，热扰心神	口燥咽干，舌红苔黄或薄黑而干，脉细数	滋阴降火
神昏谵语	神昏是指神志昏迷，不能识人，呼之不应；谵语是指语无伦次	邪热挟痰内闭心包	身热肢厥，舌謇不语，舌鲜绛	豁痰开窍
		营热扰乱心神	昏谵较轻，心中烦躁，伴见灼热、斑疹隐隐、舌红绛	清心凉营
		血热扰动心神	昏谵狂乱，伴见身体灼热、斑疹密布、全身多部位出血、舌深绛	清热凉血

续表

类型	表现	病机	兼证	治法
神昏谵语	神昏是指神志昏迷，不能识人，呼之不应；谵语是指语无伦次	热结肠腑，胃中浊热，上熏神明	时有神昏谵语，伴见潮热、便秘、舌红苔燥、脉沉实	通腑泄热
		小儿脑髓未充，感受风热病邪，肺经郁热，热迫心包	发热、咳喘、舌红苔白或黄	清肺泄热，止咳平喘
昏愦不语	意识完全丧失，沉迷不语，属于神志异常中最严重者	痰热阻闭心包	身热肢厥，舌謇不语，舌鲜绛	清心豁痰开窍
		热闭心包而兼阳气外脱	肢体厥冷，面色灰惨，舌质淡白，脉微细欲绝	温阳固脱合清心开窍
神志昏蒙	神志不清，时清时昧，似清似昧，呼之能应，或时有谵语	湿热郁蒸于气分，病位重在中焦脾胃，湿热酿痰，蒙蔽清窍	身热，胸脘痞满，舌黄腻，脉濡滑而数	清热化湿，豁痰开蔽
神志如狂	昏谵躁扰，狂乱不安	下焦蓄血，瘀热扰心	身热，少腹硬满疼痛，大便色黑，舌紫暗	清热祛瘀
神情呆钝	神情淡漠，反应迟钝	湿热之邪，上蒙清窍	身热不扬，脘痞胸闷，呕恶不饥，舌苔腻，脉濡缓	清热化湿，醒窍开闭
		余热与痰瘀互结，阻遏心窍，灵机不利	言语不利或默默不语，甚至痴呆或手足拘挛、肢体强直	清涤余热，祛湿通瘀

　　总之，神志的异常表现，其程度有轻重之别，其病位有浅深之分，当根据热型、舌象和其他症状加以鉴别治疗。

五、痉

　　痉是指肢体拘挛强直或手足抽搐之证，又称"动风"。温病中出现痉，与足厥阴肝经密切相关。因肝为风木之脏，主筋脉，温病中邪热炽盛，风火相煽，或阴精耗损，筋脉失养，均可导致发痉。故临床上痉可分为虚证实证两种。

　　痉常并见昏谵，合称痉厥。两者相互影响，形成恶性循环，病情严重，需积极救治。

分类	病机	症状特点	具体证型	兼证	治法
实证	邪热炽盛，热极生风，筋脉受灼而致肝风内动	手足抽搐、颈项强直、牙关紧闭、角弓反张、两目上视等，来势急剧、抽搐频繁有力	阳明热盛	壮热、口渴、大汗、苔黄	清胃泄热，凉肝息风
			热结腑实	便秘腹满	通腑泄热，凉肝息风
			金囚木旺	壮热、咳喘、汗出、苔黄	清肺泄热，凉肝息风
			心营或血分热盛，引动肝风	灼热、昏谵、舌绛	清营凉血，凉肝息风
虚证	热邪深入肝肾，耗损阴精，水不涵木，筋脉失养，虚风内动	抽搐无力、手指蠕动或口角震颤	水不涵木	低热、五心烦热、口舌干燥、舌绛枯萎、脉细弦数	滋阴潜阳，滋水涵木

六、厥脱

厥脱是温病过程中的危重症之一。厥一般指昏厥和肢厥。前者指突然昏倒、不省人事；后者指四肢逆冷或不温，重者逆冷到膝、肘，轻者到踝、腕。脱证为阴阳耗损至极行将离决的表现。由于脱证常伴有神志异常和四肢厥冷，故合称"厥脱"。在神志异常中对昏厥已做讨论，这里重点讨论肢厥和脱证。

		症状	病机	治法
厥	热厥	胸腹灼热而四肢逆冷或不温，并见神志异常或伴大汗、渴饮、尿黄、便秘、或斑疹、出血症，舌红或绛，苔黄燥或少苔，脉沉实或沉伏而数	热毒炽盛，气机郁滞，阴阳气不相顺接，阳气不能外达四肢所致	清热解毒理气通阳
	寒厥	无发热，通体清冷，面色苍白，大汗淋漓，气短息微，神情萎靡，甚不识人，舌淡脉沉细欲绝	温病后期阳气大伤，无以温煦全身，虚寒内生所致	温阳散寒
脱	亡阴	烦躁不安、面色潮红、口咽干燥、尿量短少、舌干红或枯萎无苔、脉细数促疾	热毒炽盛，阴津耗竭，不能内守，正气耗散太过，不能固摄于外所致	益气敛阴
	亡阳	面色苍白、四肢逆冷、汗出不止、气促息微、脉微细欲绝	热毒炽盛，阴精耗竭，阴竭则阳无所附，阳气暴脱所致	益气固阳

第二节 辨 斑 疹

斑疹是温病过程中常见的体征。辨识其形态、色泽、疏密、分布等，可以帮助判断病邪的轻重、病位的浅深、病邪的性质、气血津液的盛衰以及证候顺逆。

一、辨斑疹

斑疹均为发于肌表的红色皮疹，其形态不同。在温病发展过程中斑和疹可以并见，故历代医家常以斑赅疹，或统称斑疹。

（一）斑与疹的鉴别

	斑	疹	
形态	点大或成片，有触目之形，无碍手之质，压之不退色	小而琐碎，形如粟米，突出于皮面，抚之碍手，疹退后常有皮屑脱落	
病机	热毒炽盛，郁于阳明，胃热炽盛，内迫血分，灼伤血络，血从肌肉外溢而致	风热伏郁于肺，内窜营分，达于肌肤血络而成	温病过程中出现斑疹，均提示热邪深入营血
	"斑从肌肉而出属胃"（章虚谷）	"疹从血络而出属肺"（章虚谷）	
治法	清胃泄热，凉血化斑	宣肺达邪，清营透疹	

（二）斑疹的临床意义

在温病过程中出现斑疹，表明邪热深入营血，但又有外达之机。如叶天士说："斑疹皆是邪气外露之象"，故通过观察其形态、色泽、分布及兼症，可判断病邪的浅深轻重，正气的盛衰。

1. 形态

余师愚说："苟能细心审量，神明于松浮、紧束之间，决生死于临证之顷。"

形态特点	意义
形态松浮洋溢，如洒于皮表	多为邪热外达的顺证
紧束有根，如履透针，如矢贯的	为热毒锢结的逆证，预后多不良

2. 色泽

斑疹红活荣润为顺，是气血流畅、邪热外达的征象。斑疹的颜色加重，说明病情加重，正如雷少逸说："红轻、紫重、黑危"。

色泽特点	意义
红如胭脂	血热炽盛
色紫赤如鸡冠花	热毒深重
红而晦暗枯槁	邪气深入，气血郁滞，正气衰退的危象
色黑	火毒极盛，病势严重
黑而光亮	气血尚充，治疗有望
黑而隐隐，四旁赤色	火郁于内，气血尚活，亦可救治
黑而晦暗	热毒锢结，正气衰败，预后不良

3. 分布

叶天士指出：斑疹"宜见不宜见多"。疹的外发部位，一般从胸腹部沿躯干到达四肢，再到手足掌心或骶尾部，并依次消退的为顺证；反之则为逆证。

分布特点	意义
发出量少，稀疏均匀	热毒较轻，邪热有外达之机，预后较好
发出的数量过多，甚至稠密融合成片	邪热过盛，病情深重，预后不良

4. 兼症

斑疹透出后，若身热渐退，脉静身凉，神志转清，呼吸平稳，为外解里和的顺证。若斑疹已出，身热不退，烦躁不安，或斑疹甫出即隐，神昏谵语，是正气内溃的逆证。若斑疹已出，二便不通或腹泻不止，或呼吸急促，鼻煽痰鸣，或痉厥，或体温骤降，大汗淋漓，四肢厥冷等，均为逆证或险重证。

5. 辨斑疹的顺逆

	顺证	逆证
辨斑疹的形态	形态松浮洋溢，如洒于皮表	紧束有根，如履透针，如矢贯的
辨斑疹的色泽	色淡红鲜艳光泽	黑而晦暗
辨斑疹的分布特点	量少、稀疏均匀	稠密融合成片
透 发 后	身热渐退 脉静身凉 神志转清 呼吸平稳	身热不退，烦躁不安，或斑疹甫出即隐，神昏谵语；或斑疹出后二便不通或腹泻不止；或呼吸急促，鼻煽痰鸣；或痉厥；或体温骤降，大汗淋漓，四肢厥冷等

二、辨白痦

白痦是湿热病症的重要体征，观察白痦有助于辨别病症的性质及津气盛衰情况。

	顺证	逆证
形 态	形如粟米，内含浆液，白色晶莹，表面隆起。一般不融合成片，周围无红晕，摸之碍手，消退时皮屑脱落，无色素沉着和斑痕形成	内无浆液，平塌凹陷，形如糠皮，谓之枯痦
病 机	湿热病邪留恋气分，胶结难解，湿热郁蒸肌肤而成。每随发热汗出而透发，但湿性黏腻，热蒸湿动，非一次所能透尽	枯痦为正不胜邪，津气具竭而成
临床意义	凡出现晶痦，分布均匀，颗粒清晰，透出后热势渐减，神清气爽者，为津气俱足，正能胜邪的佳象	若白痦色如枯骨，空壳无浆，或透发后身热不退，甚则神昏谵语者为津气俱竭的危象
治 法	清热祛湿，宣畅气机	枯痦当养阴益气为主，佐以清泄湿热
禁 忌	忌用辛温疏散，或纯用苦寒清里，故吴鞠通说："纯辛走表，纯苦清热，皆在所忌。"	

第三节　辨　舌

舌为心之苗，脾之外候，人体有很多经络与之相通，所以感邪的轻重、邪气的性质、病变的浅深、津液的盈亏、病情的顺逆、卫气营血和三焦所属脏腑的功能失常、实质性损害，均可从舌象的变化中表现出来。

辨舌分为辨舌苔、舌质两部分内容。舌苔主要反映卫分和气分的病变，舌质主要反映营分和血分的病变，临床上应注意将二者相互结合。

一、舌苔

临床上通过观察舌苔的色泽、厚薄、润燥等变化，辨别病邪在卫在气，病性属湿属热，以及津伤的程度。

（一）白苔

白苔有薄厚、燥腻之分，主要反映卫气分的病变。薄者主表，并多属卫分，病变较为轻浅，多见于温病初期；厚者主里，病多属气分，病变较重，但也见湿温初起湿重于热证。润者津伤不甚，燥者为津液已伤。

总之，舌苔白薄主邪在表在卫；舌苔白厚，主邪在里在气。润为津未伤，干则液已亏。腻主湿，浊厚则挟秽浊。白苔所主，一般病情较轻，预后较好。但白苔中的白砂苔、白霉苔却是危重证的表现。白砂苔示里有热结，证非轻浅；白霉苔则为正气衰败，预后较差。

特点	意义	多见于
舌苔薄白欠润，舌边尖略红	温热病邪初袭，客于肺卫	风温初起
舌苔薄白而干，舌边尖红	温邪未解，肺津已伤	素体阴亏而外感风热；病邪初犯肺卫
舌苔薄白而腻	湿热病邪初犯，郁遏卫气分；余湿未尽，邪在肺卫	湿温初起，卫气同病；风热挟湿或湿温后期
舌苔白厚而腻	湿阻气分，浊邪上泛	湿温病中，邪在气分
舌苔白厚而干燥	脾湿未化，胃津已伤，津液不能上承；或胃燥肺气受伤不能布化津液	
舌苔白腻而质红绛	湿遏热伏的征象	一般属于气分病变，邪热入营又兼气分湿邪未化也可见

续表

特点	意义	多见于
舌质紫绛苔白厚如积粉	湿热秽浊极甚，郁闭膜原，证多凶险	温疫病
舌苔白厚如碱状（白碱苔）	胃中宿有积滞，挟秽浊郁伏	湿热疫
舌苔白厚质地干硬如砂皮（水晶苔）	邪热迅速化燥入胃，苔未及转黄而津液被劫	
满舌生有松浮的白衣，或如霉状，或生糜点（白霉苔）	秽浊之气上泛，胃气衰败，预后较差	温病后期

（二）黄苔

黄苔多由白苔转化而来，为邪热深入气分的标志之一。有薄厚、燥腻之分，薄者病变较为轻浅，为温邪初入气分；后者则较深重，一般见于温病中期、极期的气分邪热炽盛之证。润泽者为津伤不甚，干燥者为津液已伤。

总之，黄苔多由白苔发展而来。黄苔主里，属实，属热，主气分之热。苔色愈深或愈厚，则里热愈盛；察苔质燥腻，可明津伤、湿滞程度。

特点	意义
舌苔黄白相兼	邪热初传气分，卫分证未罢；邪热入于少阳亦可见到
舌苔黄不燥	邪热初入气分，热邪未盛，津伤不重
舌苔薄黄干燥	气分热盛，津液已伤
舌苔老黄，焦燥起刺，或中有裂纹，常伴舌质深红	热结肠腑，阳明腑实
舌苔黄腻或黄浊	湿热证湿渐化热，蕴蒸气分，多见于湿温病湿热流连气分的邪热偏盛或湿热俱盛证

（三）灰、黑苔

灰、黑苔一般提示病情趋向严重，分润燥两类，所主病证不同。灰燥苔多从黄苔演化而来，主热盛阴伤；灰而润者，多从白腻或黄腻转化而来，主痰湿或阳虚。灰苔较黑苔色浅，黑苔多在黄苔、灰苔的基础上发展而来。温病过程中的灰、黑苔，多主热证、实证。

特点	意义
舌苔灰、黑厚而焦燥甚至质地苍老	阳明腑实，应下失下，邪热内结，阴液耗损，病在气分。黑苔焦燥，舌质绛而不鲜，舌体枯萎，温邪深入下焦，耗竭真阴
舌苔干黑，舌质淡白无华	气血虚亏，气随血脱。常见于湿温病湿热化燥传入营血，灼伤肠络，大量便血之证
舌苔灰、黑粘腻	温病兼痰湿内阻。为胸膈素有伏痰，复感温邪，多伴发热、胸闷、渴喜热饮等
舌苔灰黑滑润	湿温病湿邪从阴化寒变为寒湿证，肾阳衰微。多伴舌淡肢冷、脉细无力等

总之，灰、黑苔所反映的病理变化，有寒热虚实及痰湿之异，可根据舌苔、舌质和伴见症状加以区别。灰、黑苔亦主痰湿和阳虚有寒，临床当结合脉证综合分析。

二、舌质

临床上通过观察舌质色泽、荣枯等变化，以辨别温病营血分的病变，以及病势的浅深轻重、邪正的消长。温病的舌质变化，主要有红舌、绛舌、紫舌等类型。

（一）红舌

指比正常人舌色稍红的舌质，多为邪热炽盛渐入营分的标志。温邪在卫气分，舌红局限在边舌尖部位，罩有薄白苔；邪在气分舌红，多罩黄苔。皆与邪入营分全舌质纯红无苔不同。另有舌色较正常人红色而淡的舌质变化，也归在此类，多见于温病后期气血不足之证。

特点	意义
舌红赤而苔黄燥	气分热邪炽盛，津液受伤
舌光红柔嫩，望之似觉潮润，扪之却干燥无津	邪热乍退而肺胃津液未复；或热久津伤，津液无源上布
舌尖红赤起刺	心营之热初起或为心火上炎
舌红中有裂纹如人字形，或舌红中生有红点	心营热毒炽盛
舌淡红无津，色不荣润	心脾气血不足，气阴两虚。见于温病后期，邪气已退，津亏血伤未复

总之，温病过程中见红舌大多为邪热内盛之征象，或为气分热盛，或为心营火毒。若舌红而苔燥则属邪热在气分；若红赤鲜明而无苔垢者则属邪热深入营分。若热邪初退，津伤失布，或失血伤气，舌多红嫩或淡红而不荣。

（二）绛舌

绛为深红色，多由红舌发展而来。叶天士说："其热传营，舌色必绛。"故绛舌多为邪热深入营血分的标志。临证应注意辨别绛舌的色泽浅深、质地的润泽、荣枯，苔垢的有无、厚薄。

总之，温病过程中见绛舌大多为邪热入营之征象，表明病情较为深重。绛舌也分虚实，实者绛舌鲜艳干燥，虚者光亮如镜，或干枯不荣。察绛舌上罩苔垢，可辨兼邪，有黄苔为气分之热未尽，上罩黏腻苔垢者，为兼痰湿秽浊之气。

特点	意义
纯绛鲜泽	热入心包
绛而干燥	邪热入营，营阴受伤
绛而兼黄白苔	邪热初传营分，气分之邪未尽
绛舌上罩黏腻苔垢	热在营血而兼有痰湿秽浊之气
舌绛光亮如镜（镜面舌）	温病后期，邪热渐退而胃阴衰亡
舌绛不鲜，干枯而痿	邪热久留，肾阴欲竭

（三）紫舌

较绛舌更深且暗，或青赤色，多为绛舌的进一步发展而来。热极、阴竭、温邪挟瘀等可致紫舌。

特点	意义
舌紫起刺，状如杨梅（杨梅舌）	血分热毒极盛，常为动血或动风之先兆
舌紫晦而干，色如猪肝（猪肝舌）	肝肾阴竭，预后不良
舌紫而瘀暗，扪之潮湿	温病兼挟瘀血
舌淡紫青滑	阴寒内盛，血络瘀滞

总之，紫舌有寒热之别，色深紫质干枯者属热，为热毒内壅，津枯

血络瘀滞之征象；淡紫青滑者属寒，为寒凝血滞，阳气外脱之象。紫舌多属危重病证。

三、舌态

观察舌的形态变化对温病辨证有重要的参考价值，在温病的一些危重证中常见舌形态的异常变化。

特点	意义
舌体肿胀	色赤为热毒侵犯心脾，络血沸腾，气血壅滞；若兼舌苔黄腻苔垢，则为湿热蕴毒上泛于舌；舌体胀大，色紫晦，为酒毒冲心
舌体强硬	气液不足，络脉失养。若并见舌苔垢腻，多为湿热痰浊郁于心脾，蒙蔽清窍之象
舌卷囊缩	热入手足厥阴之危象，可伴见抽搐、昏谵
舌体短缩	热盛动风，内挟痰浊，阴液失养
舌斜舌颤	热入厥阴肝经，动风发痉
舌体痿软	温病后期肝肾阴竭，不能濡养筋脉

四、温病舌诊注意点

温病的舌象包括了舌苔、舌质、舌态三部分，舌诊除了准确掌握以上三部分的征象外，还要辨别其病理变化以及所主病证。临证尤其注意以下两点。

（一）舌苔舌质互参

温邪侵犯人体，反映在舌苔和舌质上的邪正状况应该是一致的，但有所侧重，通过舌质的征象，一般可表明邪热的盛衰，预测热邪对气血、脏腑的影响和病位的浅深，判断营血、津液的盛衰；而通过舌苔的征象，一般可表明病邪的性质，判断津液的盈亏以及病变的阶段。如舌红而苔黄燥者反映了热邪炽盛于气分，津液已伤，病位尚不深入。但也有二者的变化不一致的情况，如舌质红绛可与白苔并见，其中有舌红绛而苔白滑腻者，为湿浊未化而邪热已入营分，气分之邪未尽之征象。因此，在舌诊时必须把舌苔与舌质的变化结合起来进行综合分析，才能得出正确的判断。

（二）注重舌象的动态变化

在温病的发展过程中，不但要对舌苔、舌质、舌态的即刻征象进行综合判断，而且还要观察其动态的变化，舌苔与舌质往往有较快的变化，要有效把握其邪正的进退和气血、津液的盛衰。如舌苔从薄白苔变黄再转为灰黑，表示病邪从表入里，邪势渐甚；如舌苔、舌质由润转燥，提示津液已伤，或湿邪逐渐化燥；如舌苔从厚浊变薄，或由胶滞板结而转浮罩松散状，多为病邪消退之象；如原有舌苔突然退净而光洁如镜，则预示胃液已经衰败，如伏气温病初起舌红无苔而渐显舌苔，多为内伏邪热由营血分外转气分之象；如舌质由红绛而突然转为淡红，多为阳气暴脱所致。

第四节　验　齿

通过观察牙齿及牙龈的色泽、润燥等，可帮助判断温病发展过程中邪热轻重、津液存亡等情况。

一、齿燥

齿燥多由于津液不能上布，牙齿得不到润泽所致，门齿尤为明显。

形态	意义
牙齿光燥如石	指齿燥不枯，仍有光泽。为胃热津伤，肾阴未竭之象，伴见壮热、烦渴、舌红苔黄燥等。也可因温病初起，肺卫郁遏，表气不通，津不上布，伴见恶寒、无汗、舌苔薄白欠润，脉浮等
牙齿干燥如枯骨	指齿面枯燥而无光泽，为肾阴枯竭，多见于温病后期真阴耗损之证，预后不良
齿燥色黑	指齿面干燥无津，其色焦黑。为邪热深入下焦，肝肾阴伤虚风欲动之象

二、齿缝流血

齿缝流血有虚、实之分。早期多属实，病变在胃；后期多属虚，病变在肾。

形态	意义
齿缝流血，齿龈红赤肿痛	为胃火冲激，其证属实。出血鲜红且量多
齿缝渗血，牙龈暗红无肿痛	为肾阴耗伤而虚火上炎动血，其证属虚。出血暗赤且量少

三、齿垢

齿垢指齿根部面上积有的垢浊。多由热邪蒸腾胃中浊气而成，也有因中焦湿热熏蒸而成。

形态	意义	
齿焦有垢	多为热盛伤津	但气液未至衰亡
齿焦无垢	为肾水枯，胃液竭	病多危重
垢如灰糕	为胃肾两虚，津气耗竭	独湿浊用事

第五节　察咽喉

咽喉为肺胃之门户，咽通胃腑，喉通于肺，手太阴肺经从咽喉与肺结合部横出；足阳明胃经，其支者，循喉咙；足少阴肾脉循喉咙；足厥阴肝经循喉咙之后；足少阳胆脉上行咽部而出于口。可见，咽喉的异常，可反映诸多脏腑的病变，而尤其反映肺、胃、肾的变化。因此望咽喉可与望舌验齿同时进行，是温病望诊的特点之一。

形态	病机	伴见症
咽喉红肿疼痛	风热袭肺，风温初起常见	发热咳嗽
	秋燥病燥热上干清窍	
	湿热蕴毒上壅	发热、胸痞腹胀、舌苔黄腻等
咽喉红肿疼痛溃烂	为肺胃热毒上冲，是烂喉痧必有见证	
	温疫病疫毒上攻	
	若咽喉腐烂而颜色紫黑，为热毒极盛，属危证	

续表

形态	病机	伴见症
咽喉色淡红，不肿微痛	气液两虚，虚热上扰	喉痒干咳等
	若咽喉色红娇嫩，为肾阴亏损，虚火上炎	
	咽后壁有颗粒状突起，色暗红，为阴液耗损，气血瘀滞	
咽喉上覆白膜	白喉，多由肺胃热毒伤阴所致	擦之不去，重剥出血，剥后旋而复生，伴咳嗽声嘶者
	白喉凶证，为疫毒攻心痰浊郁闭咽喉	伪膜经久不退，或有自行脱落，喘息痰鸣，声如犬吠，或直视抽搐，脉绝

巩固与练习

一、填空题

1. 温病发热的一般规律为：初起邪在肺卫，_____，_____多属实证发热；温病中期，邪在气营血分，_____，_____，邪实为多；温病后期，邪热久羁，阴液耗损，正虚邪少，多属虚证发热。

2. 寒热往来指恶寒和发热交替出现，往来起伏如疟。提示邪在_____。主要见于湿热类温病中湿热痰浊_____，枢机不利；或_____，气化失司；或湿热秽浊_____。

3. 壮热指高热，通体皆热，热势炽盛，但恶热而_____。主要见于温邪_____，邪正剧争，_____而致。

4. 日晡潮热指热势于下午益甚。多为_____所致。湿温病亦可出现午后身热，一般为午后_____较甚所致。

5. 身热肢厥指胸腹_____，手足_____。为热郁于里，阳气不能外达四肢，邪热深伏，阳盛郁内，不能外达，此为_____。

6. 夜热早凉指夜间发热，天明_____，热退无汗。提示温病后期邪热未净，_____。

7. 昏愦不语指意识_____，沉迷不语，属于神志异常中最严重者。多为_____所致。

8. 痉是指肢体_____或_____之证，又称"动风"。温病中出现痉，与足____经密切相关。

9. 斑疹治疗禁忌为：初发时不可过用_____以免_____；另斑疹不可多用_____，用必助长热势或致邪热内闭。

10. 斑疹疏密可反映邪毒之轻重，斑疹分布稀疏均匀，为_____，一般预后_____；分布稠密融合成片，为_____，预后_____。

11. 观察斑疹的色泽，红活荣润为顺，系血行尚属流畅及邪热外透的佳象；色艳红如胭脂为_____，紫赤类似鸡冠花为_____的表现；色黑为_____，病势严重。

12. 神志昏蒙，表现为_____，_____，_____，_____等，多出现于_____病中。

13. 神志如狂指_____，狂乱不安。为下焦蓄血，_____。

14. 斑点_____，有触目之形，无_____之质，压之_____。疹小而琐碎，形_____，突出于皮面，抚之碍手，疹退后常有_____。

15. 舌苔主要反映_____和_____的病变，舌质主要反映_____和_____的病变。

16. 白苔薄者主_____，并多属卫分，病变较为_____，多见于温病_____；厚者主_____，病多属气分，病变_____，但也见湿温初起湿重于热证。

17. 舌苔白厚而腻为_____，浊邪上泛。多见于湿温病中，邪在_____，_____偏重。

18. 舌苔白厚而干燥，主_____未化，_____已伤，津液不能上承；或胃燥肺气受伤不能_____。

19. 舌苔白厚质地干硬如砂皮（白砂苔）主邪热迅速_____，苔未及转黄而_____。

20. 舌苔黄腻或黄浊，皆为湿热病_____，蕴蒸气分的征象，多见于湿温病湿热流连气分的邪热偏盛或_____证。

21. 温病舌诊除了准确掌握舌苔、舌质、舌态征象外，尤要注意_____互参，注重舌象的_____。

22. 如舌苔、舌质由润转燥，提示_____，或湿邪_____；如舌苔从厚浊变薄，多为_____之象；如原有舌苔突然退净而光洁如镜，则预示_____。

23. 齿缝流血有虚、实之分。早期多_____，病变在_____；后期多_____，病变在_____。

24. 临证通过观察牙齿及牙龈的_____、_____等，可帮助判断温病发展过程中_____、_____等情况。

25. 咽喉红肿疼痛溃烂，为_____上冲，是_____必有见证。温疫病_____也见此证。若咽喉腐烂而颜色紫黑，为_____，属危证。

26. 咽喉红色娇嫩，为_____，_____。咽后壁有颗粒状突起，色暗红，为_____、_____。

27. 神志异常包括烦躁不安、_____、_____、神志昏蒙、_____、_____等。

28. 口渴是温病常见症状，由热邪炽盛，_____或湿滞气机，_____，津液不布引起。

29. 白㾦是在_____温病发展过程中，皮肤上出现的细小_____。

　　在_____病、_____病、_____病中多见。

30. 胸腹一般分为三个部分，一为_____；二为_____；三为_____。

二、选择题

（一）A 型题

31. 下列哪项不属温病热厥的表现：（　　　）
　　A. 胸腹灼热　　　　B. 四肢逆冷　　　　C. 脉沉细欲绝
　　D. 苔黄燥或少苔　　E. 渴饮尿黄

32. 下列哪项热型不出现于气分阶段：（　　　）
　　A. 日晡潮热　　　　B. 身热不扬　　　　C. 身热夜甚
　　D. 寒热往来　　　　E. 身热肢厥

33. 夜热早凉见于：（　　　）

A. 温病后期邪热未净，留伏阴分

B. 热入营分，邪热炽盛，营阴受损，实中有虚

C. 气分腑实内结，邪热闭郁

D. 湿温初起，邪在卫气，湿中蕴热，热为湿遏征象

E. 温病后期，邪少虚多，肝肾阴虚，内生虚热的表现

34. 血分热毒极盛最可能见到的舌象是：（　　）

A. 舌紫起刺（杨梅舌）　　　B. 紫晦而干（猪肝舌）

C. 绛舌光亮如镜（镜面舌）　D. 绛而干燥

E. 舌苔老黄，焦燥起刺

35. 舌绛不鲜，干枯而痿的舌象可见于：（　　）

A. 火邪劫营，营阴受损　　　B. 邪热久留，肾阴欲竭

C. 热入心包　　　　　　　　D. 胃阴衰亡

E. 邪热入营，营阴受伤

36. 温病后期，热邪深入下焦，耗竭肾阴的舌象是：（　　）

A. 黑苔焦燥起刺，质地干涩苍老

B. 遍舌黑润

C. 舌苔干黑，舌质淡白无华

D. 黑苔干燥甚或焦枯

E. 舌紫起刺，状如杨梅

37. 苔薄白而干，舌边尖红，见于：（　　）

A. 温热病邪初袭人体，客于卫分

B. 表邪未解，肺津已伤

C. 是脾湿来化而胃津已伤的征象

D. 为湿遏热伏之象

E. 气分热盛津液已伤

38. 舌苔薄白欠润，边尖略红，见于：（　　）

A. 温邪未解，肺津已伤

B. 温热病邪初袭，客于肺卫

C. 湿热病邪初犯，郁遏卫气分

D. 脾湿未化，胃津已伤

E. 邪热初入气分，热邪未盛，津伤不重

39. 湿遏热伏的舌象一般为：（　　　）

    A. 舌苔白厚而干燥　　　　　　B. 舌苔白厚而腻

    C. 舌质紫绛苔白厚如积粉　　　D. 舌苔白腻而舌质红绛

    E. 舌苔白厚如碱状（白碱苔）

40. 舌质紫绛苔白厚如积粉见于：（　　　）

    A. 温疫病湿热秽浊郁闭膜原

    B. 温病兼有胃中宿滞，挟秽浊郁伏

    C. 湿遏热伏的征象

    D. 湿阻气分，浊邪上泛

    E. 浊之气上泛，胃气衰败

41. 舌苔干黑，舌质淡白无华，见于：（　　　）

    A. 秽浊之气上泛，胃气衰败　　B. 气血虚亏，气随血脱

    C. 温病兼痰湿内阻　　　　　　D. 湿阻气分，浊邪上泛

    E. 湿温病湿邪从阴化寒变为寒湿证

42. 心营热毒炽盛的舌象为：（　　　）

    A. 舌绛而干燥

    B. 舌纯绛鲜泽

    C. 舌尖红赤起刺

    D. 舌红中有裂纹如人字型，或舌红中生有红点

    E. 舌绛不鲜，干枯而痿

43. 舌淡红无津，色不荣润见于：（　　　）

    A. 心营之热初起　　　　　　B. 邪热乍退而肺胃津液未复

    C. 热久津伤，津液无源上布　D. 心火上炎

    E. 心脾气血不足，气阴两虚

44. 舌尖红赤起刺，见于：（　　　）

    A. 气分热邪炽盛，津液受伤　B. 邪热入营，营阴受伤

    C. 邪热乍退而肺胃津液未复　D. 心营之热初起或心火上炎

    E. 心营热毒炽盛

45. 温病口苦而渴一般是因为：（　　　）

A. 心营热毒炽盛　　　　　B. 脾湿未化，胃津已伤

C. 邪热入营，营阴受伤　　　D. 心营之热初起

E. 邪犯少阳，胆火内炽，津液受伤

46. 哪一项不是亡阴证的表现：(　　)

A. 烦躁不安　　　　B. 脉微细欲绝　　　　C. 口咽干燥

D. 尿量短少　　　　E. 面色潮红

47. 气分热邪炽盛，津液受伤的舌象是：(　　)

A. 舌质绛而不鲜　　　　　B. 舌尖红赤起刺

C. 舌红赤而苔黄燥　　　　D. 舌苔薄黑焦燥

E. 舌光红柔嫩

48. 舌绛而兼黄白苔是因为：(　　)

A. 邪热初传营分，气分之邪未尽

B. 心营之热初起

C. 邪热初传气分，卫分证未罢

D. 气分热盛津液已伤

E. 脾湿未化，胃津已伤

49. 热在营血而兼有痰湿秽浊之舌象为：(　　)

A. 舌绛而兼黄白苔　　　　B. 舌绛上罩粘腻苔垢

C. 舌淡红无津，色不荣润　　D. 舌紫而瘀暗，扪之潮湿

E. 舌淡紫青滑

50. 温病气液不足，络脉失养的舌态是：(　　)

A. 舌卷囊缩　　　B. 舌斜舌颤　　　　C. 舌体痿软

D. 舌体强硬　　　E. 舌体肿胀

51. 温病热入厥阴肝经，动风发痉的舌态是：(　　)

A. 舌体肿胀　　　B. 舌体强硬　　　　C. 舌卷囊缩

D. 舌斜舌　　　　E. 舌体痿软

52. 温病后期肝肾阴竭，不能濡养筋脉的舌态是：(　　)

A. 舌体短缩　　　B. 舌体痿软　　　　C. 舌体强硬

D. 舌卷囊缩　　　E. 舌体肿胀

53. 湿中蕴热，热为湿遏的发热类型可能是：(　　)

　　A. 寒热往来　　　　B. 日晡潮热　　　　C. 身热不扬

　　D. 身热夜甚　　　　E. 发热恶寒

（二）X 型题

54. 温病寒热往来见于：（　　　）

　　A. 湿热痰浊郁阻少阳，枢机不利

　　B. 邪留三焦，气化失司

　　C. 热结肠腑，阳明腑实

　　D. 湿热秽浊郁闭膜原

　　E. 湿中蕴热，热为湿遏

55. 温病出现大汗，可能是由于：（　　　）

　　A. 病初起，邪在卫分，邪郁肌表

　　B. 气脱亡阳

　　C. 津气外泄，亡阴脱变

　　D. 气分热炽，迫津外泄

　　E. 热灼营阴，营阴耗损

56. 胸胁胀痛一般见于：（　　　）

　　A. 下焦蓄血

　　B. 痰湿邪热郁阻少阳，三焦气机郁滞，水湿停留

　　C. 热结阳明，腑气不通

　　D. 痰热郁阻肝胆，气机失畅

　　E. 邪热久留，肾阴欲竭

57. 哪些情况可见腹痛阵作：（　　　）

　　A. 热邪郁于肺脏、胸膈，胸肺气机失畅

　　B. 湿遏困中焦，脾胃升降失常

　　C. 湿热与肠中积滞相结，肠道传导失司

　　D. 燥热与食积相结，腑气郁滞

　　E. 湿邪闭郁胸脘气机

58. 舌光红柔嫩，望之似觉潮润，扪之却干燥无津，见于：（　　　）

　　A. 热久津伤，津液无源上布

　　B. 温病后期，邪气已退，津亏血伤未复

C. 胸膈素有伏痰，复感温邪

D. 温病兼痰湿内阻

E. 邪热乍退而肺胃津液未复

59. 亡阳证有哪些表现：（　　　）

A. 尿量短少　　　　　　　B. 汗出不止

C. 气促息微　　　　　　　D. 舌干红或枯萎无苔

E. 四肢逆冷

60. 神情呆钝的病机是：（　　　）

A. 湿热上蒙清窍

B. 邪郁肌表，闭塞腠理

C. 余热与痰瘀互结，阻遏心窍

D. 阳明热盛或热结腑实，引动肝风

E. 水不涵木，筋脉失养，虚风内动

61. 舌体肿胀见于（　　　）

A. 肝肾阴竭，不能濡养筋脉

B. 热毒侵犯心脾

C. 湿热蕴毒上泛于舌

D. 酒毒冲心

E. 气液不足，络脉失养

62. 温病身热肢厥可见于（　　　）

A. 卫分阶段　　　　　B. 气分阶段　　　　　C. 营分阶段

D. 血分阶段　　　　　E. 温病后期

63. 下列哪些是温病热盛邪实阶段常见的脉象：（　　　）

A. 沉细欲绝　　　　　B. 洪脉　　　　　C. 数脉

D. 滑脉　　　　　E. 浮脉

三、改错题

64. 温病凡恶寒发热并见的病证都属表证。

65. 舌苔灰黑滑润为温病兼痰湿内阻之舌象。

66. 舌苔薄黑焦燥，舌质绛而不鲜，舌体枯萎为气血虚亏，气随血脱征象。

67. 舌尖红赤起刺，为气分热邪炽盛，津液受伤之征象。

68. 舌绛而干燥为热入心包的舌象。

69. 舌绛不鲜，干枯而痿，为温病后期邪热渐退而胃阴衰亡之征象。

70. 舌紫起刺，状如杨梅（杨梅舌），为肝肾阴竭，预后不良之象。

71. 温病兼夹瘀血的舌象为舌淡紫青滑。

72. 温病后期肝肾阴竭，不能濡养筋脉，故舌斜舌颤。

73. 热盛动风，内挟痰浊，阴液失养，故舌卷囊缩。

74. 温病若气液不足，络脉失养，可见舌体肿胀。

75. 牙齿光燥如石为肾阴枯竭之象。

76. 齿缝流血，齿龈红赤肿痛，为肾阴耗伤而虚火上炎动血，其证属虚。

77. 咽喉红肿为气液两虚，虚热上扰而致。

四、简答题

78. 何谓神志昏蒙？

79. 列出温病发热常见类型。

80. 简述温病无汗的两种情况。

81. 简述温病亡阳的表现及病机。

82. 简述温病亡阴的表现及病机。

83. 温病壮热的表现及病机怎样？

84. 简述斑疹形态的临床意义。

85. 斑与疹在形态上有何不同？

86. 温病哪些证型可见到咽喉红肿疼痛？

87. 温病胸部闷胀的病机及伴见症状怎样？

五、问答题

88. 温病口渴不欲饮的病机有哪些？表现如何？

89. 温病神昏谵语的病机有哪些？表现如何？

90. 试述温病实证痉的表现及其病机。

91. 分别论述温病热厥和寒厥的表现及其病机。

92. 斑疹的病机及治疗原则怎样？

93. 试述斑疹色泽的临床意义。

94. 温病诊察胸腹时应注意什么？

95. 温病胸腹征象的临床意义如何？

96. 温病战汗的病机及表现怎样？

97. 温病大汗的病机及表现有哪些？

98. 如何从斑疹的兼证判断病变的转归？

99. 如何从舌象的动态变化判断病机的转归？

100. 温病的诊断为何强调要舌苔舌质互参？

参考答案

一、填空题

1. 邪气未盛，正气未衰　邪正交争，虚实错杂

2. 半表半里　郁阻少阳　邪留三焦　郁闭膜原

3. 不恶寒　由表传里　里热蒸腾

4. 热结肠腑，阳明腑实　湿热交蒸

5. 灼热　厥冷　内真热外假寒

6. 热退身凉　留伏阴分

7. 完全丧失　痰热阻闭心包

8. 拘挛强直　手足抽搐　厥阴肝

9. 寒凉　邪热冰伏　升提和滋补

10. 热毒轻浅　较好　病情深重　不良

11. 血热炽盛　热毒深重　火毒极盛

12. 神志不清　时清时昧　似清似昧　时有谵语　湿温

13. 昏谵躁扰　瘀热扰心

14. 大成片　碍手　不退色　如粟米　皮屑脱落

15. 卫分　气分　营分　血分

16. 表　轻浅　初期　里　较重

17. 湿阻气分　气分　湿浊

18. 脾湿　胃津　布化津液

19. 化燥入胃　津液被劫

20. 湿渐化热　湿热俱盛

21. 舌苔舌质　动态变化

22. 津液已伤　逐渐化燥　病邪消退　胃阴已衰亡

23. 属实　胃　属虚　肾

24. 色泽　润燥　邪热轻重　津液存亡

25. 肺胃热毒　烂喉痧　疫毒上攻　热毒极盛

26. 肾阴亏损　虚火上炎　阴液耗损　气血瘀滞

27. 神昏谵语　昏愦不语　神志如狂　神情呆钝

28. 津液耗损　气不化液

29. 湿热类　白色㾦疹　湿温　暑湿　伏暑

30. 胸膈　脘腹　下腹或小腹

二、选择题

（一）A 型题

31. C　32. C　33. A　34. A　35. B　36. D　37. B　38. B　39. D
40. A　41. B　42. C　43. E　44. D　45. E　46. B　47. C　48. A
49. B　50. D　51. D　52. B　53. C

（二）X 型题

54. ABD　55. BCD　56. BD　57. CD　58. AE　59. BCE　60. AC
61. BCD　62. BCD　63. BCDE

三、改错题

64. 改为：温病恶寒发热并见的病证多属表证。

答案分析：因也有特殊情况，如气分里热亢盛，汗出气泄而腠理疏松，也可出现发热而背微恶寒；温病气血两燔，热毒郁结，亦可出现憎寒壮热，这些都不属于表证。

65. 改为：舌苔灰黑滑润为湿温病湿邪从阴寒化变为寒湿证之舌象。

答案分析：温病兼痰湿内阻的舌象为舌苔灰、黑粘腻。

66. 改为：舌苔薄黑焦燥，舌质绛而不鲜，舌体枯萎为温邪深入下焦，耗竭真阴的征象。

答案分析：气血虚亏，气随血脱的舌象为舌苔干黑，舌质淡白无华，常见于湿温病湿热化燥传入营血，灼伤肠络，大量便血之证。

67. 改为：舌尖红赤起刺为心营之热初起或为心火上炎之征象。

答案分析：气分热邪炽盛，津液受伤之舌象应为舌红赤而苔黄燥。

68. 改为：舌绛而干燥为邪热入营，营阴受伤之舌象。

答案分析：热入心包的典型舌象为舌纯绛鲜泽。

69. 改为：舌绛不鲜，干枯而痿，为邪热久留，肾阴欲竭之象。

答案分析：温病后期，邪热渐退而胃阴衰亡的典型舌象为舌绛光亮如镜（镜面舌）。

70. 改为：舌紫起刺，状如杨梅（杨梅舌），为血分热毒极盛，常为动血或动风之先兆。

答案分析：肝肾阴竭，预后不良之舌象为舌紫晦而干，色如猪肝（猪肝舌）。

71. 改为：温病兼夹瘀血的舌象为舌紫而瘀暗，扪之潮湿。

答案分析：舌淡紫青滑为阴寒内盛，血络瘀滞之象。多伴有怕冷、脉微细等。可见于温病后期，阴损及阳，阳气衰微，在温病中少见。

72. 改为：温病后期肝肾阴竭，不能濡养筋脉故舌体痿软。

答案分析：舌斜舌颤为热入厥阴肝经，动风发痉之舌象，属实证。

73. 改为：热盛动风，内挟痰浊，阴液失养故舌体短缩。

答案分析：舌卷囊缩见于热入手足厥阴之危象，可伴见抽搐、昏谵等危重征象。

74. 改为：温病气液不足，络脉失养，可见舌体强硬，每为动风痉厥之兆。

答案分析：舌体肿胀，较正常舌体明显增大，且色赤者为热毒侵犯心脾，气血壅滞之征象，而非气液不足所致。

75. 改为：牙齿光燥如石，为胃热津伤，肾阴未竭之象。

答案分析：牙齿干燥如枯骨才是肾阴枯竭之象。多见于温病后期真阴耗损之证，预后不良。

76. 改为：齿缝流血，齿龈红赤肿痛，为胃火冲激，其证属实。

答案分析：若肾阴耗伤而虚火上炎动血者，表现为齿缝渗血，牙龈暗红而不肿不痛，其证属虚。

77. 改为：咽喉红肿，多属于风热袭肺，风温初起常见。

答案分析：气液两虚，虚热上扰而致者，多为咽喉色淡红而不肿。

四、简答题

78. 神志昏蒙指神志不清，时清时昧，似清似昧，呼之能应，或时有谵语。多为湿热类病证湿热郁蒸于气分，病位重在中焦脾胃，湿热酿痰，蒙蔽清窍所致。

79. 温病发热的常见类型主要有八种：①发热恶寒；②寒热往来；③壮热；④日晡潮热；⑤发热夜甚；⑥身热不扬；⑦夜热早凉；⑧低热

80. ①温病初起，邪在卫分阶段的无汗，是邪郁肌表，闭塞腠理而致，并见发热恶寒，头身疼痛等症；②邪入营分，劫灼营阴，而无作汗之源，亦可见无汗，并见烦躁，灼热，舌绛，脉细数等症。

81. 温病亡阳的表现：亡阳又称阳竭，指面色苍白、四肢逆冷、汗出不止、气促息微，脉微细欲绝。病机：主要为热毒炽盛，阴精耗竭，阴竭则阳无所附，阳气暴脱所致。

82. 温病亡阴的表现：又称阴竭，指烦躁不安、面色潮红、口咽干燥、尿量短少、舌干红或枯萎无苔、脉细数促疾。病机：多为热毒炽盛，阴津耗竭，不能内守，正气耗散太过，不能固摄于外所致。

83. 壮热的表现：指高热，通体皆热，热势炽盛，但恶热而不恶寒。病机：温邪由表传里，热入阳明，邪正剧争，里热蒸腾而致。

84. 斑疹外发，其形态松浮洋溢，如洒于皮表，多为邪热外达的顺证；若紧束有根，如履透针，如矢贯的，为热毒锢结的逆证，预后多不良。

85. 斑点大成片，有触目之形，无碍手之质，压之不退色。疹小而琐碎，形如粟米，突出于皮面，抚之碍手，疹退后常有皮屑脱落。

86. 下列证型可见到咽喉红肿疼痛：①风热袭肺，风温初起，常伴发热咳嗽；②秋燥病燥热上干清窍者也常出现；③湿热蕴毒上壅之证，常伴有发热，胸痞腹胀，舌苔黄腻等。

87. 温病胸部闷胀多因热邪郁于肺脏、胸膈，胸肺气机失畅所致；伴见壮热、咳喘气促等。也可因痰湿或痰热结于胸膈所致，伴见咳唾痰涎等。

五、问答题

88. 温病口渴不欲饮，见于①湿温病初起，湿邪偏盛时，为湿郁不化，脾气不升，津液不布所致，常伴见身热不扬、胸脘痞闷、舌苔白腻等。②兼挟痰饮，表现为饮水不多、或饮下不舒、伴见胸闷、呕恶、苔腻。③温病热入营分，营阴蒸腾，上潮于口，也表现为口干反不欲饮或不甚渴饮。常伴见身热夜甚、心烦时有谵语、舌红绛、脉细数等。④瘀热搏结，津液不足和有形瘀滞并存，阻滞气机，津不能上承，出现口渴漱水不欲咽，伴见胸胁或少腹硬满刺痛，舌紫晦或有瘀斑、脉沉涩。

89. 温病神昏谵语的病机有：①邪热挟痰内闭心包，则神昏谵语伴见身热肢厥，舌謇不语，舌鲜绛。②营热扰乱心神，则昏谵较轻，神志不完全昏迷，或心中烦躁，伴见灼热、斑疹隐隐、舌红绛。③血热扰动心神，则昏谵狂乱，伴见身体灼热、斑疹密布、全身多部位出血、舌深绛。④热结肠腑，胃中浊热，上熏神明，则时有神昏谵语，伴见潮热、便秘、舌红苔燥、脉沉实等阳明腑实的征象。

90. 实证痉厥的表现：手足抽搐、颈项强直、牙关紧闭、角弓反张、两目上视等，来势急剧、抽搐频繁有力。同时可见肢冷、神昏、脉弦数有力等。病机：多为邪热炽盛，热极生风，筋脉受灼而致肝风内动，可见于温病气分、营血分阶段。若并见壮热、口渴、大汗、苔黄者或便秘腹满，为阳明热盛或热结腑实，引动肝风；若并见壮热、咳喘、汗出、苔黄者，为肺（金）受灼，肝（木）失制而风从内生，肝风内动，又称为"金旺木囚"；若并见灼热、昏谵、舌绛等，为心营热盛，或血分热盛而引动肝风。

91. 热厥的表现：胸腹灼热而四肢逆冷或不温，常伴神志异常或伴大汗，渴饮，尿黄，便秘，或斑疹、出血症，舌红或绛，苔黄燥或少苔，脉沉实或沉伏而数。病机：热毒炽盛，气机郁滞，阴阳气不相顺接，阳气不能外达四肢所致。

寒厥的表现：无发热，通体清冷，面色苍白，大汗淋漓，气短息微，神情萎靡，甚不识人，舌淡脉沉细欲绝。病机：温病后期阳气大伤，无以温煦全身，虚寒内生所致。

92. 斑疹的病机：温病过程中出现斑疹，均提示热邪深入营血。斑多为热毒炽盛，郁于阳明，胃热炽盛，内迫血分，灼伤血络，血从肌肉外溢而致；疹为风热伏郁于肺，内窜营分，达于肌肤血络而成。如章虚谷说："斑从肌肉而出属胃，疹从血络而出属肺。"可见，斑疹在病位上有肺胃之别，在病变上有浅深不同，故陆子贤说："斑为阳明热毒，疹为太阴风热。"

斑疹的治疗原则：斑宜清胃泄热，凉血化斑。疹宜宣肺达邪，清营透疹。若斑疹并见，治以化斑为主，兼以透疹。斑疹的治疗，一忌妄用辛温发表升提药，恐助热动血；二忌壅补，以免恋邪；三忌在斑疹初透之机，过用寒凉，以使邪热遏伏，发生变症。

93. 斑疹以红活荣润为顺，是气血流畅、邪热外达的征象，反之为病情危重的征象。①红如胭脂为血热炽盛；②色紫赤如鸡冠花为热毒深重；③晦暗枯槁则为邪气深入，气血郁滞，正气衰退的危象；④色黑为火毒极盛，病势严重，但黑而光亮，说明气血尚充，治疗有望；⑤黑而隐隐，四旁赤色，此为火郁于内，气血尚活，亦可救治；⑥黑而晦暗，则不仅热毒锢结，而且正气衰败，预后不良。总之，斑疹的颜色加深，说明病情加重，正如雷少逸说："红轻、紫重、黑危"。另外，若见斑疹色淡红，则多为气血不足，无力透发之象，病情也较多危重。

94. 诊胸腹时应注意：询问胸腹是否有胀、痛、满、痞等不适；用手掌触扪胸腹，掌力分轻、中、重，如同诊脉有浮、中、沉，以轻手循抚，自胸上而至脐下，感知皮肤的润燥、寒热，来判断病证的寒热性质，中、重力触扪，并询问、观察患者胸腹软硬度或是否有疼痛感。以察病邪结聚，气血阻滞的程度，辨其病变的虚实，作为温病辨证施治的重要依据。

95. 一般来说，若扪之胸腹灼手，皮肤潮润有汗者，多为热证；若扪之皮肤干燥而不温者，多属于寒证。如胸腹自觉不甚疼痛，或有隐痛，按之较痛者，则为邪结不甚；若自觉胸腹疼痛，按之痛甚者，为邪结较盛。若脘腹疼痛，扪之板硬，按之疼痛，或松手疼痛反甚，则为实证；若脘腹隐隐作痛，按之舒缓虚软，多为虚证。

96. 战汗是在温病发展过程中突见肢冷爪青、脉沉伏，全身战栗，继而全身大汗淋漓的症状。其病机多因热邪留连气分日久，邪正相持，正气奋起鼓邪外出的表现。战汗之后，若脉静身凉，为邪随汗出病情向愈；战汗之后，身热不退，烦躁不安，脉象急疾或神情萎靡，甚至昏迷，为邪盛正衰，病情危重。另外，若全身战栗而无汗出者，多因正气亏虚，不能托邪外达所致，预后欠佳。

97. 大汗是指全身大量汗出。其病机及表现主要有：①气分热炽，迫津外泄，表现为壮热、烦渴、脉洪大、苔黄燥等表现。②津气外泄，亡阴脱变，表现为骤然大汗，淋漓不止，汗出粘稠，唇干齿槁，舌红无津，神识恍惚，脉散大。③气脱亡阳，表现为冷汗淋漓，肢冷肢厥，面色青惨，舌淡无华，神气衰微，脉伏或微细欲绝等症。

98. 斑疹透出后，可从以下兼证判断病变的转归：①身热渐退，脉静身凉，神志转清，呼吸平稳，为外解里和的顺证。②斑疹已出，但身热不退，烦躁不安，或斑疹甫出即隐，神昏谵语，是正气内溃的逆证。③斑疹已出，而二便不通或腹泻不止，或呼吸急促，鼻煽痰鸣，或痉厥，或体温骤降，大汗淋漓，四肢厥冷等，均为逆证或险重证。

99. 在温病过程中，舌苔与舌质往往有较快的变化，通过观察其动态的变化，就能有效把握其邪正的进退和气血、津液的盛衰。如舌苔从薄白苔变黄再转为灰黑，表示病邪从表入里，邪势渐甚；如舌苔、舌质由润转燥，提示津液已伤，或湿邪逐渐化燥；如舌苔从厚浊变薄，或由胶滞板结而转浮罩松散状，多为病邪消退之象；如原有舌苔突然退净而光洁如镜，则预示胃阴已经衰亡。如伏气温病初起舌红无苔而渐显舌苔，多为内伏邪热由营血分外转气分之象；如舌质由红绛而突然转为淡红，多为阳气暴脱所致。

100. 舌象的变化，一般可客观显示邪热的盛衰、邪热对气血、脏腑的影响程度和病位的浅深，显示营血、津液的盛衰；舌苔的征象，一般也可显示病邪的性质、津液的盈亏以及病变的阶段。如舌红而苔黄燥者反映了热邪炽盛于气分，津液已伤，病位尚不深入。但也有二者的变化不一致的情况，如舌质红绛可与白苔并见，其中有舌红绛而苔白滑腻者，为湿浊未化而邪热已入营分，气分之邪未尽之征象。因此，在舌诊时必须把舌苔与舌质的变化结合起来进行综合分析，才能得出正确的判断。

第五章　温病的治疗

【考点重点点拨】

1. 掌握温病主要治法的具体运用。
2. 熟悉温病的治疗原则。
3. 了解温病兼挟证治疗和瘥后调理方法。

第一节　温病治疗原则

一、温病治疗原则

1. 祛除温邪

2. 扶助正气

二、扶正祛邪（扶助正气，祛除温邪）的合理运用

	祛邪	扶正
原　　因	温病的主因是温邪，因此，祛除温邪是治疗温病的关键。尽早祛除病邪，可尽快减少温邪对机体的损害，减少并发症的发生，阻止病变的进一步的发展	温病的发生发展过程始终是邪正交争，盛衰消长的过程。正胜则邪却，正虚则邪陷
温病治疗原则	扶正祛邪（扶助正气，祛除温邪）合理运用	
方　　法	1. "审证求因"，审因论治，即根据不同的病邪，确定针对病因的特异治疗方法，如风热在表，法当疏风泄热；若暑湿在表或燥热在表，则分别采用清暑化湿透表或疏表润燥等法。 2. 根据卫气营血和三焦不同阶段分证论治	权衡感邪的轻重与多少，正气盛衰与强弱，合理使用祛邪与扶正的方法。根据病情，在温病初期和极期，邪势较盛，正气亦不虚，当祛邪为主，兼顾扶正，使邪去而正安。若虚实夹杂应扶正祛邪并施。温病后期，邪势已衰，正气也虚，多以扶正为主，兼以祛邪

三、温病各阶段的治疗

病变阶段	扶正法的应用
卫气分	以祛邪除热为主，不用扶正养阴，或仅作为辅助
营血分	伤阴渐重，应由祛邪为主逐渐转移到养阴扶正，逐邪外出上来
后期	真阴耗竭，则以复阴为主

四、兼顾兼挟证治疗

1. 如挟痰、挟瘀、挟饮食积滞以及气郁等兼以化痰、祛瘀、消积、理气等法。

2. 注意患者的体质因素，因人施治。

温病阳虚者注意	温病阴虚火旺者注意
使用清解气热法时，只能清凉到十之六七，过用寒凉，则易损伤阳气	服药后即使热退身凉，也要防止"炉烟虽熄，灰中有火"。若确有余热，应继用清凉，祛邪务尽

温病的治疗，还要注意辨证与辨病的结合，参考现代临床研究新进展，吸取辨病治疗的新方法，以提高疗效。

第二节　温病的主要治法

治法分类	内容
祛邪为主	包括泄卫透表法、清解气热法、和解表里法、祛湿清热法、清营凉血法、通下逐邪法等
扶正为主	温病后期的主要治法，滋阴生津法等
急救治法	如开窍息风法、固脱法等

一、泄卫透表法

泄卫透表法是祛除在表温邪，解除卫分表证的治法。具有疏泄腠理，逐邪外出，散热降温的作用。适用于温病初起，邪在卫表。根据温病表证性质有风热、暑热、湿热、燥热等不同，本法主要可分为以下几种：

治法	作用机制	适应证	证候	代表方
疏风散热	用辛凉轻透之品，疏散肺卫风热病邪	风温初起，邪在肺卫	发热、微恶寒、口微渴、无汗或少汗、舌边尖红、苔薄白	银翘散
解表清暑	用辛温芳化清凉之品，解肌表之寒束，清化在里之暑湿	夏日暑湿蕴阻于内，寒邪复客于表	发热恶寒，头痛无汗，心烦，口渴，脘痞，舌红苔腻	新加香薷饮
宣表化湿	用芳香透泄、宣肺祛湿之品，疏化肌腠湿邪	湿温初起，邪郁肌表，气机失畅	恶寒，头重如裹，身体困重，汗出胸痞，苔白腻，脉濡缓	藿朴夏苓汤
疏卫润燥	用辛宣凉润之品，解除卫表燥热之邪	秋燥初起，燥热在肺卫	发热，微恶风寒，头痛，口鼻咽喉干燥，咳嗽少痰，舌红苔薄白	桑杏汤

运用泄卫透表法应当注意，温病一般忌用辛温发汗，否则可助热化火，出现发斑、出血、谵妄等，此即吴鞠通说："温病忌汗，汗之不惟不解，反生他患"。其"客寒包火"证不排除辛温之品的应用，但也只需微辛轻解，迨至表邪一解，即当清里为主。

二、清解气热法

清解气热法是以清泄气分热邪，解除气分热毒的一种治法，又称"清气法"。本法具有清热除烦、生津止渴的作用，属于八法中的"清法"。适用于温热病卫分之邪已解，气分里热亢盛，尚未入于营血分者。气分证范围广，清气泄热法的应用较广，主要分为以下几种：

治法	作用机制	适应证	证候	作用部位	方剂作用机制	代表方
轻清宣气	用轻清之品透泄邪热，宣畅气机	温邪初入气分，热郁胸膈，热势不甚或里热渐退而余热扰于胸膈	身热微渴，心中懊憹不舒，舌苔薄黄，脉数	偏于上焦胸膈	通过清凉流动轻灵的药物，既清热又宣透肺胸气机，使邪热外解	栀子豉汤加竹叶、连翘
辛寒清气	用辛寒之品透解邪热，大清气分	阳明气分，邪热炽盛，表里俱热	壮热烦渴，汗出，舌苔黄燥，脉洪数	偏于中上焦（肺胃）	通过辛凉重品和大寒药物，既直折阳明无形大热，又宣透里热于外，使肺胃表里之热皆解	白虎汤
清热泻火	用苦寒之品直清里热，泻火解毒	邪热内蕴，郁而化火	身热口渴，烦躁不安，口苦咽干，小便黄赤，舌红苔黄，脉数	三焦	清热泻火法，重在苦寒清热泻火解毒	黄芩汤或黄连解毒汤

注意事项：

1. 若邪热已与有形实邪相结，如湿邪、燥屎、食滞、痰浊、瘀血，必须祛除实邪才能解除邪热。

2. 热邪未入气分者不宜早用，以免寒凉冰伏邪气。

3. 素体阳气不足，不可过用之，应中病即止，防止寒凉过度而伐伤阳气。

4. 苦寒药有化燥伤津之弊，热盛阴伤或素体阴虚者慎用。

三、和解表里法

和解表里法是以和解、疏泄、宣通气机达到外解里和的治法。本法属于八法中的"和法"，适用于温邪已离表又尚未入里成结，而是郁滞于少阳或膜原、留连三焦的半表半里证。

治法	作用机制	适应证	证候	代表方	不适用
清泄少阳	用辛苦芳化之品清泄少阳热邪，兼以化湿和胃	湿热郁阻少阳	寒热往来、口苦喜呕、胁脘闷痛、烦渴溲赤、舌红苔黄腻、脉弦数	蒿芩清胆汤	气分里热炽盛

续表

治法	作用机制	适应证	证候	代表方	不适用
分消走泄	用辛开苦泄或开泄之品宣展气机，清化三焦气分痰热或湿热	邪留三焦，气化失司，以致痰热、湿浊阻遏	寒热起伏、汗出不解、胸痞腹胀、尿短、苔腻	温胆汤加减，或"杏、朴、苓"之类	热象较著及热盛津伤者
开达膜原	用辛通苦燥之品疏利透达湿浊之邪	湿热秽浊之邪郁闭膜原	寒甚热微、脘痞腹胀、身痛肢重、舌红绛或紫绛、苔白厚浊腻如积粉	雷氏宣透膜原法或达原饮	

注意事项：

和解表里法还应注意由于有表里、上下、脏腑、气血同治，湿与热并除的特点，因而区别于解表、清气、攻下等单纯从某一途径祛邪的方法。

四、祛湿清热法

祛湿清热法是祛除湿热之邪的治法。本法具有宣畅气机、运脾和胃、通利水道等化湿泄浊的作用。适用于湿热性质的温病。

治法	作用机制	适应证	证候	代表方
宣气化湿	用芳化宣通之品疏通表里气机，透化湿邪	湿温病初起，湿中蕴热，湿遏表里气机	身热不扬，午后热甚，或微恶寒，汗出不解，胸闷脘痞，小便短少，舌苔白腻，脉濡缓	三仁汤
燥湿泄热	用辛开苦降之品疏通中焦气机，祛除湿热邪气	中焦湿热遏伏，湿渐化热	身热而汗不解，口渴不多饮，脘痞腹胀，泛恶欲吐，舌苔黄腻，脉濡数	王氏连朴饮
分利湿邪	用淡渗之品利尿渗湿，使湿从小便而出	湿热阻于下焦，膀胱气化失司	小便短少，甚则不通，热蒸头胀，渴不多饮，舌苔白腻	茯苓皮汤

注意事项：

1. 湿邪已经化燥者，不可再用。
2. 湿盛热微者，苦寒药当慎用或不用，应以辛温开郁，苦温燥湿为主。
3. 虽有湿邪而阴液亏损者慎用。
4. 须权衡湿与热的偏轻偏重及邪之所在部位而选用相应的化湿方药。

上述三法，其作用和适用证各有偏重，宣气化湿法偏于"宣上"；燥湿泄热法偏于"畅中"；分利湿邪法偏于"渗下"。但由于三焦为一个统一的整体，并且气机之宣畅，水道之通利，相互影响和促进，所以用药需配合使用，以利于湿邪的上下分消。例如分利湿邪法虽用于湿在下焦，但上焦、中焦有湿时，也可配合其它化湿法使用。此外，祛湿法还可根据病情需要，如热邪较盛，配合清热法；湿热郁蒸三焦，面目一身俱黄，可配合退黄法；湿热与积滞相结，可配合消导化滞法；湿热中阻胃气上逆，则配合和胃降逆法等。

五、通下逐邪法

通下逐邪法是攻导里实，涤除热结的治法。本法具有通腑泄热、荡涤积滞、通瘀破结、排除邪毒，给邪以出路的作用，属于八法中的"下法"。主要适用于热邪与有形实邪如燥屎、湿滞、瘀血等互结于肠腑的证候。由于内结实邪的性质、部位的不同，分为以下几种。

治法	作用机制	适应证	证候	代表方
通腑泄热	用苦寒攻下之品泻下阳明实热燥结	热入阳明内结肠腑	潮热便秘，或热结旁流，时有谵语，腹部胀满或硬痛拒按，舌苔黄燥或焦黑起刺，脉沉实	调胃承气汤、大承气汤
导滞通便	用苦辛合苦寒之品通导肠腑湿热积滞	湿热积滞胶结肠道	身热，脘腹痞满，恶心呕逆，便溏不爽，色黄如酱，舌苔黄垢浊腻	枳实导滞汤
增液通便	用甘寒滋润合苦寒通下之品滋养阴液兼以通下	阳明热结阴液亏虚	身热不退，大便秘结，口干唇裂，舌苔焦燥，脉沉细	增液承气汤
通瘀破结	用攻下合活血化瘀之品通泄下焦瘀热互结之邪	温病燥结瘀血蓄于下焦	发热，少腹硬满急痛，小便自利，大便秘结，或神志如狂，舌紫绛或有瘀斑，脉沉实	桃仁承气汤

通下逐邪法在温病治疗中较为常见，尤其通腑泄热法，如能恰当运用，则奏效甚捷。

兼证	治疗化裁	代表方
腑实而兼肺气不降者	攻下当配合宣肺	宣白承气汤
腑实而兼热蕴小肠者	攻下当配合清小肠之火	导赤承气汤
腑实而兼邪闭心包者	攻下当配合开窍	牛黄承气汤

兼证	治疗化裁	代表方
腑实而阳明邪热亢盛者	攻下当配合清解气热	白虎承气汤
腑实而兼气液两虚者	攻下当配合补益气液	新加黄龙汤

注意事项:
1. 里实未成实结或无郁热积滞者不可妄用。
2. 平素体虚者,或在温病过程中阴液、正气耗伤较甚,虽有热结,也不宜一味单用攻下之法,应配合扶正药同用。
3. 阴亏肠燥便秘者,属无水舟停,忌用苦寒通腑泄热。
4. 下后邪气复聚,若必须再度用下法,应防止过下伤正。

六、清营凉血法

清营凉血法是清解营血之热,消散营血分瘀滞的治法。本法具有清营养阴、凉血解毒、滋养阴液、散血活络的作用,也属于八法中"清法"的范围。适用于温病热入营血分,营热或血热亢盛的证候。温病的营分证和血分证没有本质的区别,但有证情的轻重和病位的浅深之不同,所以将清营与凉血合并论之。可分为以下几种。

治法	作用机制	适应证	证候	代表方
清营泄热	用甘苦寒合轻清凉透之品,清营养阴,清透热邪外达,以祛除营分邪热	热入营分郁热阴伤	身热夜甚,心烦时有谵语,斑疹隐隐,舌质红绛	清营汤
凉血散血	用甘苦寒合活血散瘀之品,清解血热,散瘀宁络以清散血分瘀热之邪	热盛血分迫血妄行热瘀交结	灼热躁扰,甚则昏狂谵妄,斑疹密布,各种出血,舌质紫绛或有瘀斑	犀角地黄汤
气营(血)两清	用清营或凉血法与清解气热法互相配用,双解气营或气血之邪热	气营(血)两燔	气营两燔证:壮热口渴,烦扰不寐,舌绛苔黄 气血两燔证:壮热躁扰,甚或神昏谵妄,两目昏瞀,口秽喷人,周身骨节痛如被杖,斑疹密布,出血,舌质紫绛,苔黄燥或焦黑	化斑汤 清瘟败毒饮

注意事项:
1. 热入营血,易致伤阴、闭窍、动风之变,须分别配合养阴、开窍、息风等法。
2. 运用本法应注意热在气分而未入营、血分者,不可早用。
3. 营分、血分病变有湿邪者,应慎用本法,以防本法所用药物寒凉滋腻之弊。

七、开窍息风法

开窍息风法包括了开窍与息风两种治法。开窍法是开通窍闭，苏醒神志治法，具有清泄心包邪热，芳香清化中焦湿热痰浊，醒神利窍的作用。适用于温病邪入心包或痰浊上蒙机窍所引起的神志异常证候。具体应用分为清心开窍法和豁痰开窍法。息风法是平肝息风，解除挛急的治法，具有凉泄肝经邪热，滋养肝肾阴液，以控制抽搐的作用。适用于温病热甚动风或阴虚生风的证候。具体应用分为凉肝息风法和滋阴息风法。由于在温病过程中神昏、痉厥经常并见，为热犯手足厥阴所致，因此将开窍法、息风法合并讨论。

治法	作用机制	适应证	证候	代表方
清心开窍	用辛香透络，清心化痰之品清泄心包痰热，促使神志苏醒	温病痰热内闭心包	神昏谵语或昏愦不语，身体灼热，舌謇肢厥，舌质红绛或纯绛鲜泽，脉细数	安宫牛黄丸 紫雪丹 至宝丹
豁痰开窍	用芳香辟秽，化痰清热之品宣通窍闭	湿热郁蒸，酿生痰浊，蒙蔽清窍	神识昏蒙，时清时昧，时有谵语，舌苔黄腻或白腻，脉濡滑或数	菖蒲郁金汤 苏合香丸
凉肝息风	用甘苦合酸寒之品凉肝解痉，透热养阴	邪热内炽，肝风内动	灼热躁扰，四肢拘急，甚则角弓反张，口噤神昏，舌红苔黄，脉弦数	羚角钩藤汤
滋阴息风	用咸寒合酸甘之品育阴潜阳，滋水涵木	后期热入下焦，真阴亏损，肝木失涵，虚风内动	低热，手足蠕动，甚则瘛疭，肢厥神疲，舌干绛而痿，脉虚细	三甲复脉汤 大定风珠

注意事项：

1. 使用开窍法必须首先辨别窍闭的性质，清心开窍法属凉开，非热入心包而病在营血分不用。

2. 豁痰开窍属芳香开窍，适用于湿热酿痰，病在气分。

3. 开窍息风法是一种应急措施，须根据证情，与他法配合运用。

4. 痉厥也有实风、虚风之异，实风之治重在凉肝，虚风之治重在滋潜，虚实二证的治法不可混淆。

5. 使用开窍法后神苏即止，不可过用，因辛药易耗气。

6. 元气外脱，心神外越的脱证禁用开窍法。如内闭外脱者可与固脱法同用。

八、滋阴生津法

滋阴生津法是滋阴养液，补充阴津损耗的治法。本法具有润燥生津，滋养真阴，壮水制火的作用，属于八法中的"补法"，适用于温病后期邪热渐退，阴液耗伤之证。在温病发生发展过程中温热邪气自始至终损伤人体的阴液，病到后期尤其突出，阴液的耗损程度与疾病的发展及其预后密切相关，正如古人云："留得一分津液，便有一分生机。"因此，在温病初期就应该时刻顾护阴液，若后期阴液耗伤明显，便要救阴为务。由于阴液耗伤的程度和脏腑病位的差异，具体分为以下几种：

治法	作用机制	适应证	证候	阴液耗损程度	代表方
滋养肺胃	用甘寒清润之品滋养肺胃津液	肺胃阴伤	干咳少痰或无痰，口干咽燥，或干呕不欲食，舌光红少苔或干	较轻	沙参麦冬汤、益胃汤
增液润肠	用甘咸寒生津养液之品润肠通便	温病气分热邪渐解，津枯肠燥而便秘	大便数日不下，口干咽燥，舌红而干	病位较浅	增液汤
滋补真阴	用甘酸咸寒之品填补真阴，壮水制火	温病后期，邪热久羁，真阴耗损，邪少虚多	低热不退，手足心热甚于手足背，颧红，口干咽燥，神疲欲寐，或心中憺憺大动，舌绛少苔或干绛枯萎，齿燥，脉虚细或结代	较重病位较深	加减复脉汤

注意事项：
1. 温病伤阴兼有湿邪未化者，不可纯用本法，要滋阴而不碍湿，化湿而不伤阴。
2. 气热壮甚而阴伤不明显者，不可用本法。

温热类温病自始至终伤津耗液，湿热类温病化燥后也具有伤阴的特点，故滋养阴津的治法使用的机会较多。但阴伤而热邪仍在者，当与他法同用。常配合滋阴解表、滋阴攻下法、滋阴清热法、滋阴息风法、益气敛阴法等。

九、固脱救逆法

固脱救逆法是救治气阴外脱或亡阳厥脱证的治法。本法具有益气敛阴，回阳救逆的作用，属于八法中"补法"的范围，适用于温病中患者正气素虚而邪气太盛，或汗出太过，阴液骤损，阴伤及阳，导致气阴外脱或亡阳厥脱之危急证候。分为以下两种：

治法	作用机制	适应证	证候	代表方
益气敛阴	用甘温、甘酸补气敛阴之品益气生津，敛阴固脱	气阴两伤正气欲脱	身热骤降，汗多气短，体倦神疲，舌光少苔，脉散大无力	生脉散
回阳固脱	用甘温、辛热益气温阳之品固脱救逆	阳气暴脱	四肢逆冷，大汗淋漓，神疲倦卧，面色苍白，舌淡苔润，脉微细欲绝	参附汤参附龙牡汤

注意事项：

1. 运用固脱法应注意用药要快速、及时、准确。生脉散、参附汤现已制成相应的注射剂，供静脉滴注，临床可选用。

2. 一旦阳回脱止，就要注意有无火热复炽，阴气欲竭的现象，并根据具体情况辨证施治。

上述两法各有适应证，益气敛阴法适用于津伤气脱证；回阳固脱法适用于阳脱。但临床往往同时出现阴津与阳气俱脱，此时应将两法配合运用。还可视病情的需要与其他法配合使用，若气阴或阳气欲脱，而神志昏沉，手厥阴心包症状仍显著者，此为内闭外脱之候，则固脱法须与开窍法并用。

十、外治法

外治法是在中医整体观和辨证论治的指导下，通过皮肤、诸窍、腧穴等给药来治疗温病某些证候的一种方法，具有退热消肿，止痛解毒，醒神开窍等作用。与内治法相比，外治法具有起效快捷，使用方便、安全的特点，尤其对于难以内服药物的昏迷患者或小儿发热患者更为适用。外治法与内治法的作用相辅相成。常用的外治法有以下几种：

治法	操作	作用机制	适应证
洗浴法	常用中药荆芥、薄荷或鲜芫荽等煎水进行全身沐浴或局部浸洗	散热、透疹、托毒外出	温病高热、无汗、或疹出不畅，隐而不透
灌肠法	根据辨证论治所确定的方剂，将药物煎成汤液，用作保留灌肠或直肠点滴，以发挥疗效		主治病证比较广泛，尤其适用于较难口服的患者
敷药法	用药物制成膏药、擦剂、熨剂等在病变局部或穴位作外敷	退热和消肿止痛	各种温病发热和局部热毒壅滞等病证

治法	操　作	作用机制	适应证
搐鼻法	把辛窜芳香气味的药物研细，抹入鼻孔少许，通过鼻腔黏膜吸收，或使病人打喷嚏	开窍醒神	温病热入心包或中暑神昏
吹喉法	把具有清热解毒、去腐生新作用的药物研细，吹于喉部少许	解毒消肿，利咽清热	烂喉痧咽喉红肿糜烂

温病的外治法还有很多，如雾化吸入、熏蒸、吹耳、灸疗、冰敷、拭齿等，这些外治法多数与内服药合并运用，可以起到相得益彰的作用。使用外治法也要注意辨证论治，不可机械搬用。一些外治药物对皮肤、黏膜有一定的刺激性，因此必须掌握一定的药量、治疗时间和使用方法，了解禁忌症。如吹鼻和吹喉的药量不宜过多，以免进入气管；高血压、脑血管意外、癫痫病人不宜使用取嚏法。

第二节　温病兼挟证的治疗

在温病发展过程中，不仅温病的主要病因温邪和正气起着重要得作用，而且一些兼挟的病理因素如痰饮、食滞、气郁、瘀血等，对温病的病理演变、病情发展和预后都具有重要的影响。

	类型	表　现	治　疗
兼痰饮	痰湿	兼见胸脘痞闷，拒按，泛恶欲吐，渴喜热饮而不欲多饮，舌苔黏腻	兼燥湿化痰理气，主治方中加半夏、陈皮、茯苓等，也可用温胆汤类
	痰热	痰热壅肺者，症见身热，咳嗽或气喘，胸闷甚则胸痛，痰黄而黏稠，舌苔黄腻	主治方中加瓜蒌、川贝、蛤粉、胆星等
	痰热闭窍	兼见神昏，舌謇肢厥，喉中有痰声，舌红绛苔黄腻	清心开窍剂中加用胆南星、天竺黄、竹沥、菖蒲、郁金及喉枣散等
	痰热阻于肝经	兼见灼热，肢体抽搐，甚至角弓反张，喉间痰鸣，舌质红绛苔黄滑，脉弦滑数	清热息风剂中加用牛黄、天竺黄、竹沥等

续表

	类型	表 现	治 疗
兼食滞	食滞胃脘	兼见胸脘痞闷，嗳腐吞酸，恶闻食臭，舌苔厚垢腻，脉滑实	消食和胃，主治方中加用消化食滞之品，如神曲、山楂、麦芽、莱菔子、陈皮等，也可加保和丸
	食滞肠腑	兼见腹胀而痛，肠鸣矢气，其气臭秽，大便秘或泻，舌苔厚而浊腻，脉沉涩或滑	导滞通腑，常在主治方中加用消化导滞，通导肠腑之品，如枳实、槟榔、大黄、厚朴，也可用枳实导滞丸
兼气郁	肝脾不和	兼见胸胁满闷或胀痛，时有嗳气或叹息，泛恶，不思饮食，脉沉伏或细弦	常在主治方中加用理气解郁、疏肝理脾之品，如香附、郁金、青皮、枳壳、木香、苏梗、佛手、绿萼梅等，也可用四逆散
兼血瘀	热盛动血		常在清营凉血方中加入活血散瘀之品，药如桃仁、红花、赤芍、丹参、当归尾、延胡索、山楂等
	热陷血室瘀热互结	兼见身体灼热，胸胁或脘腹刺痛或拒按，舌质有瘀斑或紫晦，扪之湿润	常在小柴胡汤中加延胡索、当归尾、桃仁等

第三节 温病瘥后药物调理

温病瘥后调理，是指温病邪气已退，但机体尚未恢复正常状态，或者余热未清，津液尚未恢复，此时应采取一些积极有效的调理措施，促使机体早日康复。瘥后调理包括内容很多，如节饮食，慎劳逸，调精神，适寒温以及药物调理等，在此主要谈一下药物调理。

药物调理主要包括补体虚、清余邪两个方面。

类型	证候	治法	代表方
邪热已除而气血亏损未复	面色少华，气弱倦息，声音低怯，语不接续，舌质淡红，脉虚无力者，	补益气血	八珍汤（当归、赤芍、川芎、熟地、人参、茯苓、麦冬等）
气液两虚	精神萎顿，不饥不食，睡眠不酣，舌干红少津者	益气养阴	薛氏参麦汤（西洋参、麦冬、石斛、木瓜、生甘草、生麦芽、鲜莲子）三才汤（天冬、地黄、人参）

续表

类型	证候	治法	代表方
瘥后胃肠津液未复	口干咽燥或唇裂,大便秘结,舌光红少苔者	益胃生津或增液润肠	益胃汤(沙参、麦冬、生地、玉竹、冰糖) 增液汤(生地、玄参、麦冬)
气液两虚而余热未清	虚羸少气,纳呆不食,气逆欲吐,口干、舌红少苔	益气养阴,兼清余热	竹叶石膏汤(竹叶、石膏、麦冬、半夏、人参、炙甘草、粳米)
湿热病后,胃气未醒,余邪未尽	脘闷不畅,知饥不食,舌苔薄白微腻	芳香醒胃,清涤余邪	薛氏五叶芦根汤(藿香叶、薄荷叶、枇杷叶、佩兰叶、鲜荷叶、芦根、冬瓜仁)
脾胃虚弱,运化失职,内湿复生	饮食不消,四肢无力,大便溏薄,舌苔薄白,脉象虚弱,甚或肢体浮肿者	健脾和中,理气化湿	参苓白术散(莲子肉、薏苡仁、砂仁、桔梗、白扁豆、茯苓、人参、甘草、白术、山药、大枣)

巩固与练习

一、填空题

1. 温病固脱救逆法主要分为:①_____,②_____。

2. 通瘀破结法代表方剂为_____。

3. 增液通便法代表方剂为_____。

4. 导滞通便法代表方剂为_____。

5. 通腑泄热法代表方剂为_____。

6. 温病症见发热,汗出不解,口渴不欲多饮,脘痞腹胀,泛恶欲吐,苔黄腻。治宜_____法,代表方如_____。

7. 温病症见身热午后为甚,汗出不解,或微恶寒,胸闷脘痞,小便短少,苔白腻,脉濡缓,治宜_____法,代表方如_____。

8. 温病和解表里法是以和解、疏泄、宣通气机,以达到_____目的的治法。

9. 温病和解法适用于温病邪在_____者。

10. 开达膜原法的作用在于_____,主治_____。

11. 常用清解气热法主要有如下几种:_____,_____,_____。

12. 温病症见身热，口苦而渴，烦躁不安，小便黄赤，舌红苔黄，脉数，治疗方剂宜用_____，或_____。

13. 温病证见发热，微恶风寒，咳嗽少痰，咽喉干燥，鼻干唇燥，头痛，苔薄白，舌红等，治疗代表方剂_____。

14. 温病证见恶寒，头重如裹，身体困重，汗出胸痞，苔白腻，脉濡缓等，治疗方剂宜用：_____。

15. 温病证见恶寒发热，头痛无汗，脘痞，口渴，心烦，舌红苔腻等。治疗方剂宜用：_____。

16. 温病证见发热恶寒，无汗或少汗，口微渴，舌边尖红，苔薄白。治疗方剂如_____。

17. 温病瘥后复证分为①_____复证；②_____复证；③_____复证。

18. 温病瘥后正虚未复的治法有_____，_____，_____。

二、选择题

（一）A 型题

19. 不属于通下逐邪法的是：（　　）

    A. 通瘀破结　　　B. 通腑泄热　　　　C. 导滞通便

    D. 增液通下　　　E. 滋阴润肠

20. 温病适用于"增水行舟"法的证候是：（　　）

    A. 腑实证　　　　　　　B. 腑实阴伤证

    C. 腑实兼气液两虚证　　D. 肺燥肠闭证

    E. 津枯肠燥便秘证

21. 温病出现神识昏蒙，时清时昧，苔腻，其治法是：（　　）

    A. 清心开窍　　　B. 祛风通窍　　　　C. 芳香开窍

    D. 豁痰开窍　　　E. 熄风止痉

22. 下列哪一项是温病熄风法的作用之一：（　　）

    A. 祛风清热　　　B. 祛风除湿　　　　C. 祛风通络

    D. 祛风除痰　　　E. 凉泄肝热，滋养肝肾

23. 温病高热烦躁，舌謇肢厥，神昏谵语，治疗宜用：（　　）

　　A. 紫雪丹　　　　　　B. 犀角地黄汤　　　　C. 玉枢丹

　　D. 苏合香丸　　　　　E. 止痉散

24. 在通下逐邪法的运用上, 提法错误的是: (　　　)

　　A. 本法适用于有形实邪内结的实热证候

　　B. 津枯肠燥便秘者忌用苦寒攻下

　　C. 病邪传里, 但未内结成实者忌用

　　D. 正气虚弱者慎用

　　E. 燥结和瘀血蓄于下焦者忌用

25. 在通腑泄热法的运用上, 提法欠妥的是: (　　　)

　　A. 本法主治燥结肠腑的腑实证

　　B. 热结旁流者忌用

　　C. 里实未结者不可妄用

　　D. 方药用苦寒泻下之品

　　E. 阴虚腑实者不宜单用

26. 温病壮热, 周身骨节痛如被杖, 渴喜冷饮, 口秽喷人, 烦躁不安, 斑疹密布, 衄血, 舌紫绛, 苔焦黑, 治宜: (　　　)

　　A. 活血通络　　　　　B. 凉血散血　　　　　C. 凉血解毒

　　D. 清热解毒　　　　　E. 气血两清

27. 温病证见身热, 脘腹痞满, 恶心呕逆, 便溏不爽, 色黄如酱, 舌苔黄垢浊腻, 治疗宜用: (　　　)

　　A. 导滞通便　　　　　B. 通腑泄热　　　　　C. 增液通便

　　D. 分利湿热　　　　　E. 燥湿泄热

28. 下列哪项不属清营凉血法的主要作用: (　　　)

　　A. 清营养阴　　　　　B. 凉血解毒　　　　　C. 滋养阴液

　　D. 散血活络　　　　　E. 凉肝息风

29. 祛湿清热法没有下列哪项明显作用: (　　　)

　　A. 通利水道　　　　　B. 宣畅气机　　　　　C. 运脾和胃

　　D. 清心开窍　　　　　E. 化湿泄浊

30. 温病邪留三焦, 气化失司, 治宜: (　　　)

　　A. 宣气化湿　　　　　B. 分消走泄　　　　　C. 辛寒清气

D. 开达膜原　　　　E. 通腑泄热

31. 温病治疗中"分消走泄"法属于：（　　　）

A. 泄卫透表法　　B. 通下法　　　　C. 和解表里法

D. 清解气热法　　E. 以上都不是

32. 温病症见身热口渴，口苦咽干，烦躁不安，小便黄赤，舌红苔黄，脉数等，治宜：（　　　）

A. 栀豉汤加味　　B. 沙参麦冬汤　　C. 温胆汤

D. 大定风珠　　　E. 黄芩汤或黄连解毒汤

33. 温病症见身热微渴，心中懊憹不舒，苔薄黄，脉数，治宜：（　　　）

A. 栀子豉汤加味　　B. 黄芩汤加味　　C. 温胆汤加减

D. 沙参麦冬汤　　　E. 加减复脉汤

34. 在温病的治疗中使用清解气热法的作用是：（　　　）

A. 使气分无形邪热里解

B. 使气分无形邪热外泄

C. 使气分无形邪热或从外泄或从里解

D. 使气分无形邪热分消走泄

E. 宣畅气机，化解无形邪热

35. 在清解气热法的运用上，下列提法欠妥的是：（　　　）

A. 热初传气，表犹未净者，可在清气泄热中合以透表之品

B. 清解气热法用于邪已离表又未入里之热证

C. 气热亢盛，津液受伤者，可在清气泄热中合以生津养液之品

D. 热入气分，壅阻于肺者，可在清气泄热中合以宣畅肺气之品

E. 热壅气分，郁而化火者，宜清热泻火

36. 温病证见发热，微恶寒，口微渴，无汗或少汗，苔薄白，舌边尖红，治宜：（　　　）

A. 清肺润燥　　B. 滋阴解表　　　C. 疏表润燥

D. 疏风散热　　E. 清热利咽

37. 新加香薷饮的作用是：（　　　）

    A. 清暑泄热，理气化湿　　　　B. 透表散寒，化湿和中

    C. 透表散寒，化湿清暑　　　　D. 透解表热，清暑化湿

    E. 疏表化湿，清暑泄热

38. 下列哪项不属温病泄卫透表法：（　　　）

    A. 透热转气　　　　　　　　　B. 疏风泄热

    C. 外散表寒，内祛暑湿　　　　D. 宣表化湿

    E. 疏表润燥

39. 温病证见恶寒微热，头重如裹，身体困重，少汗出胸痞，苔白腻，脉濡缓等。治宜：（　　　）

    A. 新加香薷饮　　　　B. 藿朴夏苓汤　　　　C. 王氏连朴饮

    D. 黄芩汤　　　　　　E. 蒿芩清胆汤

40. 温病症见恶寒发热，头痛无汗，口渴，心烦，脘痞等。治宜：（　　　）

    A. 三仁汤　　　　　　B. 藿朴夏苓汤　　　　C. 新加香薷饮

    D. 王氏连朴饮　　　　E. 黄芩汤

41. 温病症见发热，微恶风寒，咳嗽少痰，咽干唇燥，头痛，苔薄白，舌边尖红等。治宜：（　　　）

    A. 桑菊饮　　　　　　B. 麻杏石甘汤　　　　C. 杏苏散

    D. 桑杏汤　　　　　　E. 清燥救肺汤

42. 温病出现灼热躁扰，四肢拘急，口噤神昏，脉弦数，其治法是：（　　　）

    A. 凉肝熄风　　　　　B. 豁痰开窍　　　　　C. 芳香开窍

    D. 祛风通窍　　　　　E. 清心开窍

43. 证见小便短少，甚则不通，热蒸头胀，渴不多饮，舌苔白腻等，治疗可用：（　　　）

    A. 藿朴夏苓汤　　　　B. 茯苓皮汤　　　　　C. 杏仁滑石汤

    D. 王氏连朴饮　　　　E. 三仁汤

44. 温病熄风法的作用是：（　　　）

    A. 凉肝泄热，滋养肝肾　　　　B. 祛风除湿

  C. 祛风通络   D. 祛风除痰

  E. 祛风清热

45. 下列非祛湿清热法主要作用的是：（ ）

  A. 轻清宣气   B. 宣通气机   C. 运脾和胃

  D. 通利水道   E. 化湿泄浊

（二）B 型题

  A. 清营泄热   B. 气血两清   C. 气营两清

  D. 凉血散血   E. 清心泻火

46. 温病证见壮热，口渴，头痛，烦躁不安，肌肤发斑，衄血，舌绛苔黄，宜用：（ ）

47. 灼热，躁狂不安，斑疹密布，各种出血，舌绛少苔，宜用：（ ）

  A. 息风止痉   B. 凉血散血   C. 气营两清

  D. 清热解毒   E. 清营泄热

48. 心中烦扰，身热夜甚，斑疹隐隐，时有谵语，舌绛，治宜：（ ）

49. 身热口渴，烦躁不安，口苦咽干，小便黄赤，舌红苔黄，脉数。治宜：（ ）

  A. 宣气化湿   B. 分消走泄   C. 轻清宣气

  D. 宣表化湿   E. 分利湿热

50. 湿温病初起，湿中蕴热，湿遏表里气机的治法是：（ ）

51. 湿热阻于下焦，膀胱气化失司治法是：（ ）

  A. 和解少阳   B. 分消走泄   C. 开达膜原

  D. 清热解毒   E. 清泄少阳

52. 寒甚热微，脘痞腹胀，身痛肢重，苔腻白如积粉而舌质红绛，治宜：（ ）

53. 证见寒热往来，胁脘闷痛，口苦喜呕，烦渴溲赤，舌红苔黄腻，脉弦数等，治宜：（ ）

  A. 清泄少阳   B. 分消走泄   C. 开达膜原

  D. 清营泄热   E. 宣气化湿

54. 证见身热不扬，午后热甚，或微恶寒，汗出不解，胸闷脘痞，小便短少，舌苔白腻，脉濡缓。治宜：（　　　）

55. 温病证见寒热起伏，胸痞腹胀，溲短，苔腻等，治宜：（　　　）

  A. 滋阴熄风   B. 增液通便   C. 滋养肺胃

  D. 增液润肠   E. 填补真阴

56. 证见大便数日不下，口干咽燥，舌红而干。治宜：（　　　）

57. 证见干咳少痰或无痰，口干咽燥，或干呕不欲食，舌光红少苔或干，治宜：（　　　）

  A. 滋阴熄风   B. 增液通便   C. 滋养肺胃

  D. 增液润肠   E. 填补真阴

58. 证见身热不退，大便秘结，口干唇裂，舌苔焦燥，脉沉细等。治宜：（　　　）

59. 证见低热，手足蠕动，甚则瘛疭，肢厥神疲，舌干绛而萎，脉虚细等。治宜：（　　　）

  A. 通腑泄热   B. 导滞通便   C. 通瘀破结

  D. 攻下滋阴   E. 宣肺攻下

60. 热结阳明，内结肠腑之证，治疗应（　　　）

61. 温病燥结和瘀血蓄于下焦的证候，可用：（　　　）

  A. 润肠通便   B. 通腑泄热   C. 导滞通便

  D. 增液通便   E. 通瘀破结

62. 温病热结液亏证见身热，便秘，口干唇裂，舌苔干燥等。治宜：（　　　）

63. 温病证见潮热，时见谵语，腹胀满硬痛拒按，大便稀水样，苔老黄焦黑起刺，脉沉实。治宜：（　　　）

（三）X 型题

64. 通下逐邪法的主要作用是：（　　　）

  A. 通瘀破结   B. 通腑泄热   C. 清热解毒

  D. 荡涤积滞   E. 润肠通便

65. 祛湿清热法主要分：（　　　）

  A. 分利湿热   B. 宣气化湿   C. 燥湿泄热

D. 清泄少阳　　　　E. 开达膜原

66. 凉血法的作用有：（　　　）

A. 滋养阴液　　　　B. 凉解血热　　　　C. 清火解毒

D. 散血通络　　　　E. 清营泄热

67. 温病和解表里法大致有如下几种：（　　　）

A. 开达膜原　　　　B. 清泄少阳　　　　C. 分消走泄

D. 分利湿热　　　　E. 清热解毒

68. 清解气热法有：（　　　）

A. 清泄少阳　　　　B. 通腑泄热　　　　C. 辛寒清气

D. 清热泻火　　　　E. 轻清宣气

69. 温病泄卫透表法有：（　　　）

A. 疏风泄热　　　　　　　　B. 疏表润燥

C. 透热转气　　　　　　　　D. 外散表寒，内祛暑湿

E. 宣表化湿

70. 温病滋阴生津法可分为：（　　　）

A. 填补真阴　　　　B. 增液通便　　　　C. 滋养肺胃

D. 增液润肠　　　　E. 滋阴熄风

71. 祛湿清热法主要是：（　　　）

A. 燥湿泄热　　　　B. 宣气化湿　　　　C. 轻清宣气

D. 分利湿邪　　　　E. 清泄少阳

三、改错题

72. 通下逐邪法又可分为如下几种：①通腑泄热②导滞通便③增液润肠④通瘀破结。

73. 伏气温病初起治疗主以辛凉疏解。

74. 新感温病初起治以清里热为主要方法。

75. 温病出现神昏时一般都应使用清心开窍治疗。

四、简答题

76. 温病治疗原则主要有哪两大方面？

77. 温病主要兼挟证有哪些？

78. 何为"透热转气"？

79. 祛湿清热法主要可分几种？请列出各自代表方。

80. 温病气阴两伤，正气欲脱的证候．治法和代表方。

81. 温病运用祛湿清热法时应注意什么？

82. 温病运用泄卫透表法时应注意什么？

83. 分消走泄法及开达膜原法能否用于湿已化热或热盛津伤者？为什么？

84. 清泄少阳法可否用于气分里热炽盛者？为什么？

85. 简述凉肝息风法的作用和适用证候。

86. 肺胃阴伤证治宜用哪种滋阴法？请说出理由。

87. 温病外治法主要有哪五种方法？

88. 温病兼痰湿气阻的表现及治疗。

五、问答题

89. 益气敛阴和回阳固脱法的作用有何不同？怎样区别运用？

90. 温病瘥后正虚未复如何分别调治？

91. 清心开窍与豁痰开窍作用有何不同？如何运用？

92. 通腑泄热和导滞通便有何异同？

93. 温病清营凉血法主要有分哪几种，各自的适应症和代表方是什么？

94. 温病临床上如何应用凉血散血法？

95. 温病使用清解气热法时，应注意哪些问题？

96. 何谓劳复证？如何调治？

97. 温病兼食滞如何治疗？

98. 温病瘥后余邪未尽如何调治？

六、病案分析题

99. 患者男，32 岁。8 月 22 日因"发热伴脘痞腹胀 4 天"为主诉就诊。五天前外出途中淋雨，次日发热微恶寒．头身疼痛。就诊时则但热不寒，热高时出汗，汗出则热减，继而复热，口渴不多饮，脘痞烦闷，泛恶欲吐，舌红，舌苔黄腻，脉濡数。

请试对本例作出辨证．辨证分析．拟出治法和选用方剂。

100. 患者女，15 岁，4 月 3 日因"发热 5 天"为主诉来诊。患者 6 天前出现发热，微恶寒，口微渴，无汗。自服"感冒灵"后出汗，恶寒消失，但身热更甚，口渴而欲饮，大汗，舌质红，苔薄黄干燥苔黄燥，脉数。

请试对本例作出辨证、辨证分析、拟出治法和选用方剂。

参考答案

一、填空题

1. 益气敛阴　回阳固脱
2. 桃仁承气汤
3. 增液承气汤
4. 枳实导滞汤
5. 调胃承气汤（或大承气汤）
6. 燥湿泄热　王氏连朴饮（或杏仁滑石汤）
7. 宣气化湿　三仁汤
8. 外解里和
9. 半表半里
10. 疏利透达湿浊之邪　湿热秽浊之邪郁闭膜原证候
11. 轻清宣气　辛寒清气　清热泻火
12. 黄芩汤　黄连解毒汤
13. 桑杏汤
14. 藿朴夏苓汤
15. 新加香薷饮
16. 银翘散
17. 劳　食　感
18. 补益气液　滋养胃肠　补养气血

二、选择题

（一）A 型题

19. E　20. E　21. D　22. E　23. A　24. E　25. B　26. E　27. A
28. E　29. D　30. B　31. C　32. E　33. A　34. C　35. B　36. D

37. C　38. A　39. B　40. C　41. D　42. A　43. B　44. A　45. A

（二）B 型题

46. B　47. D　48. E　49. D　50. A　51. E　52. C　53. E　54. E

55. B　56. D　57. C　58. B　59. A　60. A　61. C　62. D　63. B

（三）X 型题

64. ABD　65. ABC　66. ABCD　67. ABC　68. CDE　69. ABDE

70. ACD　71. ABD

三、改错题

72. 其中③应改为：增液通便。

答案分析：增液润肠不属攻下逐邪法，而属滋阴生津法，用于津枯肠燥便秘证。增液通便用于肠腑热结而阴液亏虚者。

73. 改为：伏气温病初起治疗主以清里热。

答案分析：因伏气温病初起即见明显的里热症状，治疗以清里热为主。

74. 改为：新感温病初起治以辛凉疏解为大法。

答案分析：因为新感温病初起多以表证为主，故治当以辛凉疏解为大法。

75. 改为：温病因痰热内闭心包而出现神昏者应使用清心开窍法。

答案分析：温病出现神昏，若因痰热内闭心包所致者，可用清心开窍法，若因热入营血，或热结肠腑，或痰浊蒙蔽清窍所致者，则应以相对应的治疗。

四、简答题

76. 温病治疗原则主要有：①祛除温邪；②扶助正气等两大方面。

77. 温病主要兼挟证有：①兼痰饮，②兼食滞，③兼气郁，④兼血瘀。

78. 透热转气是热入营分的治疗大法之一，即在清泄营热药中加入轻清之品，使营分之邪透出气分而解，也就是清营泄热的治法。

79. 祛湿清热法主要分为：①宣气化湿，代表方为三仁汤；②燥湿泄热，代表方为王氏连朴饮；③分利湿邪，代表方为茯苓皮汤。

80. 温病气阴两伤，正气欲脱的证候：身热骤降，汗多气短，体倦神疲，舌光少苔，脉散大无力；治法：益气敛阴；代表方：生脉散。

81. 温病运用祛湿清热法时应注意如下几点：

①应权衡湿与热的偏轻偏重，用祛湿．清热之品有所侧重。

②如湿已化燥者，不可再用。

③素体阴亏者慎用。

82. 温病运用泄卫透表法时应注意：

①注意患者的体质和病邪兼挟。

②对温病邪在卫表者，一般忌用辛温发汗法，重在疏表透解。

③使用本法应中病即止，避免过汗伤津。

83. 不能。因为这二法清热之力较弱，其作用主要侧重于疏化湿浊，故不能用于湿已化热或热盛津伤者。

84. 不能。因为清泄少阳法虽有透邪泄热作用，但其清热力量较弱，故只适用于邪热挟痰湿郁阻于少阳，对气分里热炽盛者不宜用。

85. 凉肝息风法具有凉肝解痉，透热养阴的作用。适用于温病邪热内炽，肝风内动的证候。

86. 肺胃阴伤证治宜用滋养肺胃法。因为肺胃阴伤证的特点是肺胃的阴液已伤而邪热已基本消除，所以要用甘凉濡润之品以滋养在温病过程中已耗伤的肺胃阴液。

87. 温病外治法主要有：①洗浴法；②灌肠法；③敷药法；④搐鼻法；⑤吹喉法

88. 温病兼痰湿气阻的表现：胸脘痞闷，拒按，泛恶欲呕，渴喜热饮而不欲多饮，舌苔粘腻。治疗以燥湿化痰理气，可在主治方中加半夏、陈皮、茯苓等，也可用温胆汤类。

五、问答题

89. ①两法作用的不同点：益气敛阴是用甘温、甘酸补气敛阴之品益气生津养阴，敛汗固汗收敛汗液以救虚脱。回阳固脱法是用辛热、甘温之品峻补阳气，救治厥脱。所用的方药不同。②从两法的适应证来区别应用。益气敛阴法主要适用于在温病过程中气阴大伤而正气欲脱者，症见身热骤降，汗多气短，体倦神疲，脉散大无力，舌光红少苔等，代表方如生脉散。回阳固脱法主要适用于在温病过程中阳气暴脱者，症见四肢厥冷，汗出淋漓，神疲倦卧，面色苍白，舌淡而润等，代表方如参附汤或参附龙牡汤。

90. 根据虚弱的部位和性质的不同，主要从以下三方面调治：

①补益气液　是用补气生津养阴之品以治疗温病后期气阴两虚者。证见精神萎顿，不饥不食，睡眠不酣，口渴咽燥，舌干少津。代表方如薛氏参麦汤（西洋参、麦冬、木瓜、石斛、鲜莲子、生谷芽、生甘草）或三才汤。

②滋养胃肠　是用养阴增液之品以治疗胃肠阴液亏虚者。证见口干咽燥或唇裂，大便秘结，舌光红少苔。代表方如益胃汤、增液汤。

③补养气血　是用补益气血的药物以治疗温病后气血亏虚者。证见面色少华，气弱倦怠，声音低怯，语不接续，舌质淡红，脉弱无力。代表方如八珍汤加减或集灵膏。

91. ①清心开窍法的作用特点是清解心热，透络开窍以促进神志清醒，主要用安宫牛黄丸、至宝丹、紫雪丹等；豁痰开窍法的作用特点是用清化湿热、涤痰开窍的方法来宣通窍闭，促使神志清醒，主要用菖蒲郁金汤。二法的主要区别是，前者主在清解，而后者主在清化。②从两法的适应症来区别应用。清心开窍法的适应证是温热邪热入心包而引起的神志异常者，表现为身热，神昏谵语，或昏愦不语，舌謇肢厥，舌质红绛，或纯绛鲜泽，脉细数等；豁痰开窍法的适应证是湿热郁蒸，酿生痰浊，蒙蔽机窍者，表现为发热，神识昏蒙，时清时昧，时有谵语，舌质红，苔白腻或黄腻，脉濡数等。

92. 通腑泄热和导滞通便法的相同点：通腑泄热和导滞通便均属通下逐邪法，都用苦寒之品，均主要作用于肠腑。不同点：①作用不同，通腑泄热作用为泻下阳明实热燥结；导滞通便作用在于通导肠腑湿热积滞。②适应证不同，通腑泄热适用于热入阳明，内结肠腑之证。证见潮热便秘，或热结旁流，时有谵语，腹部胀满或硬痛拒按，舌苔黄燥或焦黑起刺，脉沉实，代表方如调胃承气汤、大承气汤；导滞通便适用于湿热积滞胶结肠道的证候。证见身热，脘腹痞满，恶心呕逆，便溏不爽，色黄如酱，舌苔黄垢浊腻。代表方如枳实导滞汤。

93. 温病清营凉血法主要有三种：①清营泄热，②凉血散血，③气营（血）两清。各自的适应证和代表方分别为：清营泄热适用于温病的热入营分，郁热阴伤之证，证见身热夜甚，心烦时有谵语，斑疹隐隐，舌质红绛等。代表方如清营汤。凉血散血适用于温病热盛血分，迫血妄行，热瘀交结之证。证见灼热躁扰，甚则昏狂谵妄，斑疹密布，各种出血，舌质紫绛或有瘀斑等。代表方如犀角地黄汤。气营（血）两清适用于温病气分与营（血）分的同病证，即气营（血）两燔证。若偏于气营同病，则出血倾向不重，证见壮热口渴，烦扰不寐，舌绛苔黄，代表方如加减玉女煎；若为气血两燔，热毒深重之证，则见壮热躁扰，甚或神昏谵妄，两目昏瞀，口秽喷人，周身骨节痛如被杖，斑疹密布，出血，舌质紫绛，苔黄燥或焦黑，代表方如化斑汤、清瘟败毒饮。

94.①本法的作用即凉解血热，散瘀通络以清散血分瘀热之邪。②本法主要适用于邪热已入血分而血热炽盛，热瘀交结，迫血妄行者。如邪热未入血分，未见血热炽盛或热甚动血的症状表现者不可使用本法。

95. 温病使用清解气热法时应注意：①本法所治为气分无形邪热，非邪热与有形实结所宜。②热邪未入气分不宜早用。③素体阳虚者使用本法时切勿过剂，中病即止，以免伐伤阳气。④苦寒药有化燥伤津之弊，热盛阴伤或素体阴虚者慎用。

96. 劳复证是指温病瘥后正气未复，或余热未清，因为过早劳作重新发热者。根据以下三种情况分别调治：

①气虚劳复：证见发热，畏寒怕冷，四肢倦怠，少气懒言，舌淡少苔而润，脉虚。治以益气健脾，甘温除热。代表方如补中益气汤。

②阴虚劳复：证见发热，五心烦热，颧红盗汗，口干舌燥，或心悸失眠，舌红少苔，脉细数。治以养阴清热。代表方如加减复脉汤。

③余热劳复：证见发热，心烦懊憹，胸闷脘痞。或胸胁不舒，口苦咽干，食少纳呆，舌苔薄黄，脉微数。治以清透余热，解郁除烦。代表方如枳实栀子豉汤。兼呕恶者，加半夏、竹茹；兼舌红口渴者，加天花粉、石斛、竹叶；兼食滞者，加山楂、麦芽、神曲等。

97. 根据食滞在胃在肠的不同而治：

①消食和胃　适用于胸脘痞闷，嗳腐吞酸，恶闻食臭，舌苔厚垢

腻，脉滑实。常在主治方中加用消化食滞之品，如神曲、山楂、麦芽、莱菔子、陈皮等，也可加保和丸。

②导滞通腑　适用于腹胀而痛，肠鸣矢气，其气臭秽，大便秘或泻，舌苔厚而浊腻，脉沉涩或滑。常在主治方中加用消化导滞，通导肠腑之品，如枳实、槟榔、大黄、厚朴，也可用枳实导滞丸。

98. 温病瘥后余邪未尽，应根据正气之盛衰及余邪的类型不同而分别采取以下治法：

①清解余热，益气养阴　是用辛凉、甘寒之品以治疗温病后期余热未净，气阴两伤之证。证见低热不退，虚羸少气，口干唇燥，呕恶纳呆，舌光红少苔，脉细数。代表方如竹叶石膏汤。

②芳化湿邪，醒胃和中　是用芳香清凉之品以化湿清热，恢复胃气，治疗温病后期湿热余邪未尽而胃气未复之证。证见身热已退，脘闷不畅，知饥不食，舌苔薄白微腻。代表方如薛氏五叶芦根汤（薄荷叶、荷叶、枇杷叶、藿香叶、佩兰叶、芦根、冬瓜仁）。

③理气化湿，健脾和中　是用理气化湿健脾之品以治疗温病后期余湿阻气，脾气虚弱之证。证见胃脘微痞，饮食不香，四肢倦怠，大便溏薄，舌苔薄白而腻，脉虚弱，甚至可见肢体浮肿。代表方如参苓白术散加藿香、佩兰、荷叶、砂仁等。

④化湿利水，温补肾阳　是用补肾阳、利水湿之品治疗温病后期阳气虚衰而水湿内停之证。证见形寒肢冷，身疲乏力，心悸眩晕，面浮肢肿，小便短少，舌淡苔白，脉沉细。代表方如真武汤。

六、病案分析题

99. 辨证分型：湿热并重，困阻中焦。

辨证分析：患者暑天外出途中淋雨，暑热与雨湿交蒸，感受暑湿之邪而患暑湿。初起发热微恶寒、头身疼痛，为暑湿郁表。湿渐化热，热蒸湿动，湿遏热伏，气机不畅，故继则但热不寒，热高时出汗，汗出则热减，继而复热；口渴不多饮，脘痞腹胀，泛恶欲吐，为湿渐化热，遏伏中焦之候；舌红，舌苔黄腻，脉濡数等，也为湿热并重之象。

治法：辛开苦降，燥湿泄热

方剂：王氏连朴饮

100. 辨证分型：热入气分，邪热犯胃

辨证分析：本例发于春末夏初之际，初起为风温病邪侵犯肌表，故出现发热、微恶寒、口微渴、无汗等卫分症状。邪热传入气分，胃津受灼，故有恶寒消失，但身热更甚，口渴而欲饮，大汗，舌质红，苔薄黄干燥苔黄燥，脉数等表现。

治法：清热生津

方剂：白虎汤

第六章　温病的预防

了解预防温病的重要意义和有关的预防方法。

预防是指在机体健康的情况下，预先采取一定的方法和措施以防止疾病的发生。温病是一类急性外感热病，大多具有传染性，起病急骤，来势凶猛，如果不及早加以预防，就可能会发生传播，在一定范围内形成流行，严重影响人民的健康，甚至威胁生命。因此，温病的预防就显得格外重要，必须引起我们高度的重视。

第一节　历代医学家对预防温病的认识及成就

一、对预防温病的认识

关于预防疾病的思想，早在二千多年前的《内经》就已奠定了基础。如《素问·四气调神大论》说："圣人不治已病治未病，不治已乱治未乱，此之谓也。夫病已成而后药之，乱已成而后治之，譬犹渴而穿井，斗而铸锥，不亦晚乎"，生动而形象地阐明了"治未病"的重要性，充分表明了当时对于无病早防的重要性的深刻认识。《内经》以后，历代医家对温病的传染性和流行性有了进一步的认识。以后，又逐渐发现了温病的传播途径和传播媒介。

二、在预防温病方面的成就

1. 重视环境卫生
2. 注意个人卫生

3. 保持饮食卫生

4. 除害灭虫

5. 避邪隔患

6. 药物预防

7. 接种免疫

第二节　温病的预防方法

中医中药预防温病的方法主要有以下几个方面：

一、培固正气，强壮体质

1. 锻炼身体，增强体质

2. 顺应四时，调适寒温

3. 保护阴精，固守正气

4. 注意环境，搞好卫生

二、及时诊治，控制传播

1. 早期诊治

2. 及时隔离

3. 控制传播

三、预施药物，防止染病

1. 熏蒸预防法

2. 滴喷预防法

3. 中药预防法

4. 食物预防法

思考题

1. 为什么说温病的预防十分重要？

2. 历代医家在预防温病方面的成就有哪些?

3. 在温病的预防方法中, 从哪四方面达到培固正气, 强壮体质的目的?

4. 预施药物以防止染病的方法有哪几种?

各　论

第七章　温热类温病

温热类温病是指由不兼湿邪的温邪如风热病邪、温热病邪、暑热病邪、燥热病邪等所引起的一类急性外感热病，主要包括风温、春温、暑温、秋燥等。由于其致病邪气为阳热性质的病邪，阳邪具有火热、酷烈、活动等特性，所以此类温病以起病较急、热象明显、易伤津耗液、传变较快、易内陷生变等为特征，治疗以清热祛邪为主，并注意时时顾护阴津。

病名	风温	春温	暑温	秋燥
季节	全年可见，冬春多发	春季	夏季	秋季
初起表现	肺卫表热证（发热、微恶风寒、口微渴、咳嗽）	里热证（发热、心烦、口渴、舌红、苔黄，甚则神昏、痉厥、斑疹）或外邪引动而发的表里同病	阳明气分热盛（壮热、烦渴、汗多、面赤、脉洪大）	肺卫表证，并有津液干燥的表现
病变特点	以肺为病变中心。既可顺传气分，亦可逆传内陷心营	郁热内伏，热势亢盛，易伤阴液和动风动血	暑性酷烈，发病急骤，传变迅速，易伤津气，易闭窍、动风	以燥伤阴液为主要病理变化，以肺经为病变中心
治疗原则	初起辛凉透邪，忌辛温发散或过于寒凉	清泄里热为主，注意透邪外出，顾护阴精	清暑泄热，顾护津气	清热润燥并重；上燥治气，中燥增液，下燥治血

第一节　风　温

【考点重点点拨】

1. 了解本病的诊断要点。

2. 熟悉本病的辨治原则。

3. 掌握本病的病因及其致病特点，初起证候表现和传变过程。

一、概念

风温是感受风热病邪所引起的急性外感热病。其特点为初起以肺卫表热证为主要证候，临床常见发热、微恶风寒、口微渴、咳嗽等表现。本病四季均可发生，但以冬春两季多见，发于冬季者，也叫冬温。

二、病因病机

风温的病因为风热病邪。春季风木当令，阳气升发，气候温暖多风；素禀不足，正气虚弱，卫表不固者，若因起居不慎，寒温失调，即可感受风热病邪，着而成病。冬季虽属寒气当令，但如气候反常，应寒反暖，或冬初气候温暖多风，亦可导致风热病邪形成，在人体正气不足时，风热病邪即可入侵而发病，因此，风温的发生多因感受春季或冬季的风热病邪所致。

$$\left.\begin{array}{l}\text{春季气候温暖多风}\\\text{冬季气候反常应寒反暖}\end{array}\right]\rightarrow\text{风热病邪}-\left[\begin{array}{l}\text{正气虚弱，卫表不固}\\\text{起居不慎，寒温失调}\end{array}\right]\rightarrow\text{发病}$$

三、疾病转归

风热病邪属阳邪，其性升散、疏泄；侵犯人体，多从口鼻而入，先犯肺卫。风热初袭，病在手太阴肺经，肺卫失宣，若感邪不甚，并经及时治疗，即可终止病变发展，早期治愈。如肺卫之邪不解，则其发展趋向大致有两种情况：一是顺传于胃，二是逆传心包。凡邪热由卫入气，顺传于胃，多呈阳明邪热炽盛之证；如邪热逆传心包，即叶天士所说："温邪上受，首先犯肺，逆传心包"，则邪热扰闭心窍，必见神志异常表现。

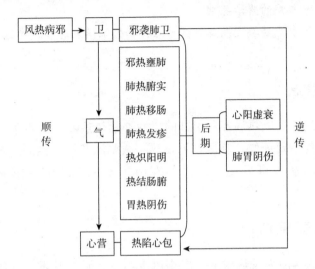

四、病机特点

在病变过程中，常有因邪热壅肺而出现痰热喘急，或因邪热窜扰血络而外发红疹；另外，肺经病变严重者，肺之化源欲绝，可出现骤然大汗淋漓，喘咳不止，鼻煽，脉散乱，甚则咳唾粉红色血水，烦躁欲竭等表现。

总之，人体感受风热病邪，病变以肺经为主。初起以肺卫表热证为特征，肺卫之邪内传，既可顺传气分，壅塞肺气，或入阳明，或郁于胸膈；亦可逆传，直接内陷心营。病变过程中易化燥伤阴，后期多见肺胃阴伤病变。

五、有关风温的古籍记载

医家	著作	原文	主要贡献
张仲景	《伤寒论》	"太阳病，发热而渴，不恶寒者，为温病，若发汗已，身灼热者，名曰风温"	首见风温病名，所指的风温是热病误汗后的坏证，与现不同
孙思邈	《备急千金要方》		引《小品方》之葳蕤汤作为治疗张仲景所述风温的主方

续表

医家	著作	原文	主要贡献
庞安时	《伤寒总病论·卷五》	"病人素伤于风，因复伤于热，风热相搏，则发风温。四肢不收，头痛身热，常自汗出不解，治法在少阴厥阴，不可发汗，汗出则谵语"	提出了其对风温病因、证、治的看法，提出本病风热相搏的病因学说
叶天士	《三时伏气外感篇》	"风温者，春月受风，其气已温，《经》谓：春气病在头，治在上焦。肺卫最高，邪必先伤。此手太阴气分先病，失治则入手厥阴心包络，血分亦伤"	不仅提出了风温是感受时令之邪所致的新感温病，而且还阐明了风温的病机特点和传变趋势
陈平伯	《外感温病篇》	"风温为病，春月与冬季居多，或恶风或不恶风，必身热、咳嗽、烦渴"	对风温进行专门论述，指明了风温的发生季节和初起临床证候特点
吴鞠通	《温病条辨》	"风温者，初春阳气始开，厥阴行令，风夹温也"	提出风温发病多见春季及原因

六、诊断要点

1. 发病季节 多发于春、冬两季。

2. 初起表现 发病较急，初起以肺卫见证为特征。

3. 病变特点 ①传变较速，易见逆传心包证候。②病程中以肺经病变为主，也有阳明胃肠病变之证。

七、辨证原则

总则：以手太阴肺为病变中心。

症状	证型
初起即见发热、微恶风寒、咳嗽等	肺卫表热
身热、咳喘、汗出、口渴等	邪热壅肺
病程中兼见胸痛、咯吐血痰	损伤肺络
病程中兼见抽搐	引动肝风
病程中见大汗淋漓、鼻煽、脉散大	化源速绝
病程中见壮热、大汗、口渴、脉洪大	肺热传胃

续表

症状	证型
病程中见潮热、便秘、腹胀	热结肠腑
病程中见下利色黄热臭	热迫大肠
病程中兼见肌肤红疹	肺热及营，窜扰血络
病程中见胸脘痞闷，按之疼痛	热结胸膈
神昏谵语	邪热逆传心包或邪热内陷心包

八、治疗原则

分型	治则
初起邪在肺卫	辛散凉泄，透邪外达
肺经邪热壅盛	清热宣肺平喘
痰热结于胸膈	辛开苦降
胃热壅盛	辛寒透泄，达邪出表
热迫肠腑	苦寒清热止利
热结肠腑，腑气不通	苦寒攻下
邪热逆传心包或内陷心包	清心开窍
阳气外脱	固敛阳气
后期肺胃阴伤	甘寒滋养肺胃之阴
热结胸膈	清热凉膈
热入营血	清营凉血
热盛动风	清热息风

巩固与练习

一、填空题

1. 陈平伯云："风温为病，春月与冬季居多，或恶风或不恶风，必_____，_____，_____，此为风温证之提纲也。"

2. 风热病邪属_____邪，其性_____，多从口鼻而入。

3. 风温是感受_____所引起的_____病。

4. 风温邪在肺卫不解，则其发展趋向大致有两种情况：一是
_____；二是_____。

二、选择题

A 型题

5. 下列哪个不属于温热类温病：（　　　）

    A. 风温　　　　　　　　B. 春温　　　　　　　　C. 暑温

    D. 秋燥　　　　　　　　E. 伏暑

6. "太阳病，发热而渴，不恶寒者，为温病，若发汗已，身灼热者，名曰风温。"是哪位医家所说（　　　）

    A. 叶天士　　　　　　　B. 陈平伯　　　　　　　C. 吴鞠通

    D. 张仲景　　　　　　　E. 庞安常

7. 叶天士认为，风温的发生是由于（　　　）

    A. 外感风热时毒　　　　　　　B. 温风过暖，感其气者

    C. 春月受风，其气已温　　　　D. 感受春季温热病邪

    E. 温病误汗

8. 风温之名，首见于（　　　）

    A.《内经》　　　　　　B.《伤寒论》　　　　　C.《温热论》

    D.《温病条辨》　　　　E.《湿热病篇》

9. 下列哪一项不属于风温最常见症状（　　　）

    A. 咳嗽　　　　　　　　B. 喘息　　　　　　　　C. 胸痛

    D. 咯血　　　　　　　　E. 发热

10. 哪位医家提出："风温者，初春阳气始升，风夹温也。"（　　　）

    A. 叶天士　　　　　　　B. 陈平伯　　　　　　　C. 吴鞠通

    D. 吴坤安　　　　　　　E. 薛生白

11. "治上焦如羽，非轻不举"语出（　　　）

    A. 叶天士　　　　　　　B. 薛生白　　　　　　　C. 陈平伯

    D. 吴鞠通　　　　　　　E. 王孟英

12. 风温专著是哪一本书（　　　）

    A.《外感温热篇》　　B.《温热条辨》　　　C.《外感温病篇》

    D.《温热经纬》　　　E.《湿热病篇》

B 型题

  A. 破伤风   B. 大头瘟   C. 暑温

  D. 暑燥疫   E. 伏暑

13. 属于温热类温病:(   )

14. 属于湿热类温病:(   )

15. 属于温疫类温病:(   )

16. 属于温毒类温病:(   )

D 型题

17. 列哪两个不属于温热类温病:(   )

  A. 风温   B. 春温   C. 暑温

  D. 暑湿   E. 伏暑

X 型题

18. 下列哪些属于温热类温病:(   )

  A. 风温   B. 春温   C. 暑温

  D. 湿温   E. 伏暑   F. 暑湿

  G. 秋燥   H. 温热疫

19. 风温病应与以下哪些病相鉴别(   )

  A. 春温   B. 秋躁   C. 暑温

  D. 暑湿   E. 伏暑

20. 根据风温发病季节和临床表现,下列哪些病可参考本病辨证论治(   )

  A. 大叶性肺炎   B. 上呼吸道感染   C. 化脓性脑膜炎

  D. 流行性感冒   E. 急性支气管炎

21. 诊断风温的主要依据是(   )

  A. 发病较急,初起邪郁肺卫

  B. 传变较速,易见逆传心包和邪热壅肺等证

  C. 病程中以肺经为病变中心,后期呈现肺胃阴伤

  D. 病程中以肺经为病变中心,后期多为肝肾阴伤

  E. 病程中以肺经为病变中心,后期多为心肾阴伤

  F. 多发于冬春两季

三、改错题

22. 外感风热病邪，多从（皮毛）而入，肺位居高，首当其冲，所以本病初起以邪在（中焦足阳明胃经）为病变中心。

23. 风温治疗，初起邪在肺卫，宜（辛温解表），以驱邪外出；在本病后期，邪热已退而肺胃津伤未复时，则宜（咸寒滋补）肝肾真阴。

四、简答题

24. 什么叫"舌蹇"？

25. 什么叫"风温"？

26. 什么叫"逆传心包"？

27. 什么叫"辛凉平剂"？

28. 风温的诊断要点是什么？

29. 试述风温的病机特点。

30. 何谓"热结旁流"？

五、问答题

31. 风温的传变规律是怎样的？

参 考 答 案

一、填空题

1. 身热 咳嗽 烦渴

2. 阳邪 升散，疏泄

3. 风热病邪 急性外感热

4. 顺传于胃 逆传心包

二、选择题

A 型题

5. E　6. D　7. C　8. B　9. D　10. C　11. D　12. C

B 型题

13. C　14. E　15. D　16. B

D 型题

17. D、E

X 型题

18. A、B、C、G　19. A、B　20. A、B、D、E　21. A、B、C、F

三、改错题

22. 改为：外感风热病邪，多从（口鼻）而入，肺位居高，首当其冲，所以本病初起以邪在（上焦手太阴肺经）为病变中心。

答案分析：风热病邪属阳邪，其性升散、疏泄，侵犯人体多从口鼻而入，先犯肺卫，极期可邪热壅肺，后期多肺胃阴伤，故谓以肺为病变重心。

23. 改为风温治疗，初起邪在肺卫，宜（辛凉宣解），以驱邪外出；在本病后期，邪热已退而肺胃津伤未复时，则宜（甘寒清养肺胃之阴）肝肾真阴。

答案分析：风热病邪属阳邪，其性升散、疏泄，侵犯人体多从口鼻而入，先犯肺卫，后期多肺胃津伤，故初起治疗宜辛凉宣解；后期则宜甘寒清养肺胃之阴津。

四、简答题

24. 略　25. 略　26. 略　27. 略　28. 略　29. 略　30. 略

五、问答题

31. 风温是感受风热病邪引起的急性外感热病。因外感风热病邪多从口鼻侵入人体，而肺位最高，首当其冲，所以本病初起以邪在上焦手太阴肺经病变为主。如肺卫病邪不解，其发展趋向大致有两种：一是顺传入胃，多呈阳明热盛或热结肠腑之证；二是逆传心包，见神昏谵语等神志异常证候。另在病变过程中，由于邪热壅肺，可致痰热喘急；热入血络，则易外发红疹；病至后期，则多呈肺胃阴伤的病理表现。

第二节　春　温

【考点重点点拨】

1. 了解本病的诊断要点。

2. 熟悉本病的辨治原则。

3. 掌握本病的病因及其致病特点，初起证候表现和传变过程。

一、概念

春温是由温热病邪内伏而发的急性热病。其特点为起病即见里热证候，临床常见发热、心烦、口渴、舌红、苔黄等表现，严重者可见神昏、痉厥、斑疹等。本病多发生在春季或冬春之交或春夏之际，根据其发病特点及初起即见里热证，通常将其归于伏气温病。

二、病因病机

温热病邪是春温病的主要致病因素。一般认为，温热病邪的产生是由于冬天感受寒邪，潜伏于体内，郁久化热而成，在春季阳气回升的特殊气候条件下，引动郁热外发而致病。而邪气之所以能伏藏于体内，还与人体正气的强弱和感邪的微甚有关。总之，本病多由于素体阴精亏虚，邪气内伏，蕴生内热，自内而发，或新感引发而致病。

$$\left.\begin{array}{l}冬感寒邪，郁久化热\\阴精素亏，正气不足\end{array}\right\} \rightarrow 温热病邪 - \left[\begin{array}{l}自内而发\\新感引发\end{array}\right.$$

三、疾病转归

由于人体感邪轻重，体质情况有所不同，春温初期，有病发于气分和病发于营分之别，其病势发展也不一样，初起发于气分者，邪热虽盛，但正气未衰，一般病情相对较轻，若治疗及时，邪气多可外透而解，如病情进一步发展，可向营分或血分深入。初起发于营分者，病情较邪发气分者为重，邪热炽盛，营阴亏虚，多表现为热郁营分，若经治疗后病情好转，正气恢复亦可逐邪外达，转出气分而解，邪气向外透达，属于佳象；若邪热炽盛，治不及时，正气耗损者亦可使热邪深入血分。

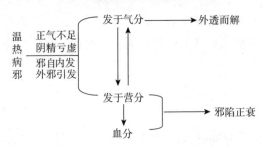

四、病机特点

春温初起虽以里热证为主，但少数因"新感引动伏邪"而发病者可有短暂的卫表见症。病程中每因阴液耗损严重而呈虚实错杂之候；病变初期，虽里热炽盛而兼有阴津不足，但邪实为病机关键；病至极期，邪热盛极，阴伤渐重，甚或出现气阴两伤，或动风、动血、闭窍等病理变化；病至后期，总以虚多邪少为其病理基础，素体阴精亏损之体，更加邪热久郁不退，耗损阴精，故易致肝肾阴亏，甚或虚风内动之候，病情危重，预后亦差。

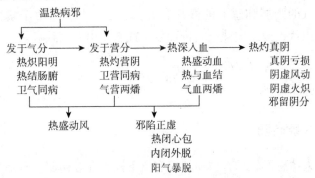

总之，本病内有蕴热，复感温热，邪热极易炽盛，致使起病急骤，病情较重，变化较多；具有郁热内伏，热势亢盛，易伤阴液和动风动血等病理特点。

五、有关春温的古籍记载

医家	著作	原文	主要贡献
	《内经》	"冬伤于寒，春必病温"，"藏于精者，春不病温"	论述春温之肇端

续表

医家	著作	原文	主要贡献
王叔和		"冬时严寒，……中而即病者，名曰伤寒，不即病者，寒毒藏于肌肤，至春变为温病"	认为春温的发生外因冬伤于寒，内因身不藏精，且病邪在体内有相当时间的伏藏蕴化过程
郭雍	《仲景伤寒补亡论》	"冬伤于寒，至春发者，谓之温病；冬不伤寒，而春自感风寒温气而病者，亦谓之温；及春有非节之气中人为疫者，亦谓之温。……然春温之病，古无专治之法，温疫之法兼之也"	首先提出"春温"病名，所谓春温是对春季所患温病的总称，其中包括感受春季时令温邪而即刻发病的新感温病如风温、温疫等
王安道			明确提出本病为怫热自内而达于外，故起病即见里热之证，强调治疗以"清里热"为主
叶天士	《三时伏气外感篇》	"昔贤以黄芩汤为主方，苦寒直清里热，热伏于阴，味苦坚阴，乃正治也。知温邪忌散，不与暴感门同法。若因外邪先受，引动在里伏热，必先辛凉以解新邪，继进苦寒以清里热"	阐述春温的治疗大法
俞根初	《通俗伤寒论》	"伏温内发，新寒外束，有实有虚，实邪多发于少阳募原，虚邪多发于少阴血分、阴分"	对春温的发病部位及证候类型有颇为精辟的阐述
陆子贤	《六因条辨》	列"春温条辨"专篇	对本病证治条分缕析，可供参考

六、诊断要点

季节	多见于春季或冬春之交、春夏之际
初起表现	发病急骤，热象偏盛，初起即见里热证候，有发于气分、发于营分之别
病变特点	素体阴虚，病程中伤阴突出，后期尤以肝肾阴亏为著
	易出现神昏痉厥证候

七、辨证原则

初起发于气分或营分，须辨在气在营	身热，口苦而渴，心烦溲赤，舌红苔黄，脉数	发于气分少阳
	身热夜甚，心烦躁扰，甚或时有谵语，咽燥口干，口反不甚渴饮，斑疹隐现，舌红绛，脉细数	发于营分
	兼见短暂的恶寒、无汗等卫表见症	新感引动伏邪
其他常见气分证	高热、口渴、汗出、面赤、心烦、溲赤、舌红苔黄，脉数	阳明经气热盛
	潮热、腹满、便秘，舌红苔黄燥起刺，脉沉实	腑实热结
营血分	抽搐挛急	邪热盛极，引动肝风
	神昏、狂乱	热闭心包
	斑疹、出血	动血伤络
	既有壮热、口渴、苔黄等气分热盛表现，又可见烦躁、斑疹、出血、舌绛等营血分热盛表现	气营（血）两燔
病变后期，虽然肝肾阴伤上升为主要矛盾，仍要注意分辨有邪无邪、邪多邪少	身热、心烦不得卧、脉细数	肝肾阴伤，心火仍炽
	身热不甚、手足心热甚于手足背热、神疲咽干、舌干绛、脉虚细	真阴亏损，虚多邪少
	手足蠕动、筋惕肉瞤、心中憺憺大动、时时欲脱、形消神疲、舌干绛、脉虚细促	虚风内动，邪气衰微
	夜热早凉、热退无汗	余邪留于阴分

八、治疗原则

总则：以清泄里热为主，并须注意透邪外出，顾护阴精。

	病机	治法	注意
初起	热郁少阳气分	苦寒清透	
	热在营分	清营透转	
	如兼表邪者	表里同治或先表后里	

续表

	病机	治法	注意
气分	阳明经气热盛	辛寒泄热	
	腑实热结	苦寒通腑	
营血分	热盛动风（注意气分热盛亦可引动肝风）	凉肝息风	应视气分或是营血分，分别配合清气热或清营血热
	热盛动血	清热凉血解毒	
后期	热伤肝肾之阴	以滋养肝肾阴精为主	
	兼有虚风	配合柔筋潜阳息风	
	壮火仍炽	配合苦寒清热	
	邪留阴分	领邪出阴	

九、春温与风温的鉴别

	春 温	风 温
病 因	温热病邪	风热病邪
发病形式	伏气温病	新感温病
发病季节	春季	冬春为主，四季可见
初起表现	里热证明显或表里同病	邪在肺卫
初起治疗	清里热为主，透邪外出	宣肺泄卫

巩 固 与 练 习

一、填空题

1. 春温病的治疗原则，以_____为主，并须注意_____和_____。

2. 春温是由_____而发的_____热病。

3. 春温初期，有病发于_____和病发于_____之别。

二、选择题

A 型题

4. 春温名首见于:(　　　)

   A.《内经》　　　　　B.《难经》　　　　　C.《千金方》

   D.《诸病源候论》　　E.《伤寒补亡论》

5. 春温的致病病邪是:(　　　)

   A. 风热病邪　　　　　B. 暑热病邪　　　　　C. 温热病邪

   D. 疫疠毒邪　　　　　E. 温毒病邪

6. 春温病的治疗原则是以:(　　　)

   A. 清暑泄热为主　　　B. 清燥养阴为主　　　C. 疏风清热为主

   D. 养阴生津为主　　　E. 清泄里热为主

7. 下列哪种病可参考春温病辨证施治:(　　　)

   A. 流行性乙型脑炎　　B. 流行性脑膜脑炎　　C. 肠伤寒

   D. 痢疾　　　　　　　E. 猩红热

8. 春温初起可病发于:(　　　)

   A. 卫分或气分　　　　B. 气分或营分　　　　C. 营分或血分

   D. 血分或气分　　　　E. 气分或营分

9. 有关春温论述,下列哪个是错的:(　　　)

   A. 不会出现卫表证　　　　　B. 初起可发于气分

   C. 初起可发于营分　　　　　D. 起初即见里热表现

   E. 初起即见伤阴表现

10. 下列哪项不属于春温初起的临床表现:(　　　)

   A. 身热微恶寒　　　　B. 痉厥　　　　　　　C. 斑疹

   D. 脉濡　　　　　　　E. 神昏

B 型题

   A.《素问》　　　　　B.《难经》　　　　　C.《千金方》

   D.《诸病源候论》　　E.《伤寒补亡论》

11. 春温名首见:(　　　)

12. "夫精者,身之本也,故藏于精者,春不病温。"见于:(　　　)

三、简答题

13. 简述春温总的治疗原则。

14. 简述春温病的病理特点。

15. 春温病的发病类型有几种？

16. 简述春温与风温应如何鉴别？

四、问答题

17. 试述春温病的诊断要点有哪些？

18. 春温与风温的病因病机有何不同？早期的临床表现有何区别？

参考答案

一、填空题

1. 清泄里热　透邪外出　顾护阴精

2. 温热病邪内伏而发　急性

3. 气分　营分

二、选择题

A 型题

4. E　5. C　6. E　7. B　8. E　9. A　10. D

B 型题

11. E　12. A

三、简答题

13. 略　14. 略　15 略　16. 略

四、问答题

17. 略

18. 风温是新感风热病邪而致病，初起以邪郁肺卫，肺气失宣为主，证见发热、微恶风寒、咳嗽、口微渴、舌边尖红、苔薄白、脉浮数；而后出现邪热壅肺或顺传于胃，病邪太盛或正气不支则逆传心包。春温是温热病邪伏里而外发，初起以里热伤阴证为主，证见发热、心烦、口渴、舌红、苔黄等表现，重者甚至可见神昏、痉厥、斑疹等。由于人体感邪轻重，体质情况有所不同，春温初起可有病发于气分和病发于营分之分，病情可由里外发，亦可继续深入营血。

第三节 暑 温

【考点重点点拨】

1. 了解本病的诊断要点。
2. 熟悉本病的辨治原则。
3. 掌握本病的病因及其致病特点，初起证候表现和传变过程。

一、概念

暑温是感受暑热病邪所致的急性外感热病。其特点为初起以阳明气分热盛为主要证候，临床常见壮热、烦渴、汗多、面赤、脉洪大等表现。本病多发生在夏至至立秋之间。

二、病因病机

暑温的病因为暑热病邪。夏季暑气当令，暑性炎热酷烈，在此季节人若劳倦过度，汗出过多，津气耗伤，致正气亏虚；或素禀不足，正气虚弱，机体抗御外邪的能力减弱，暑热病邪则乘虚侵袭人体而发病。

$$\left.\begin{array}{l}\text{暑气当令，炎热酷烈}\\\text{劳倦过度，正气亏虚}\end{array}\right\}\rightarrow\text{暑热病邪乘虚入侵}\rightarrow\text{发病}$$

三、疾病转归

暑热乃火热之气，燔炎酷烈，伤人极速，侵袭人体多径入阳明，一病即见壮热、烦渴、汗多、面赤、脉洪大等阳明气分热盛的证候，即所谓"夏暑发自阳明"；暑热内炽气分，内蒸外迫，烧灼津液，逼津外泄，"壮火食气"，极易伤津耗气，甚则导致津气欲脱；暑热内盛阳明，耗劫胃肠津液，液亏肠燥，邪热与肠中糟粕搏结形成燥屎而大便秘结。若气分暑热不能及时清解，暑气通于心，暑热之邪最易内陷心营；且暑热可煎熬津液为痰，痰热互结可闭阻心窍，而见神昏谵语；暑热内盛可引动肝风，风火相煽，里热愈炽，极易发生痉厥；暑热燔灼营血，脉络受损及血热妄行而见各种出血等危重病证。

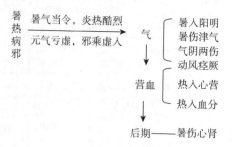

四、病机特点

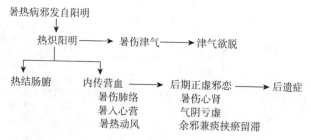

总之，本病发病急骤，传变迅速，病变初起径犯阳明，病程中极易伤津耗气，易出现闭窍、动风及津气欲脱等危重病变。

五、有关暑温的古籍记载

医家	著作	原文	主要贡献
	《素问·热论》	"凡病伤寒而成温者，先夏至日者为病温，后夏至日者为病暑"	早期没有暑温，将其归于暑病，认为发病与季节有关
	《素问·生气通天论》	"因于暑，汗，烦则喘喝，静则多言，体若燔炭，汗出而散"	描述暑病的临床症状

续表

医家	著作	原文	主要贡献
张仲景	《金匮要略·痉湿暍病脉证治》	"太阳中热者，暍是也，汗出恶寒，身热而渴，白虎加人参汤主之"	指出了暑病的病因、临床证候和治疗方药，亦是现在暑温常用方
朱丹溪	《丹溪心法·中暑三》	"暑乃夏月炎暑也，盛热之气者，火也。有冒、有伤、有中，三者有轻重之分，虚实之辨"	对暑病有了进一步的认识，有"中暑"、"伤暑"、"冒暑"、"伏暑"之分
张元素		"静而得之为中暑，动而得之为中热；中暑者阴证，中热者阳证"	用动静分中暑中热而有阴暑、阳暑之别
张景岳		"阴暑者，因暑而受寒者也"，"阳暑者，乃因暑而受热者也"，并指出"暑有八证：脉虚，自汗，身热，背寒，面垢，烦渴，手足微冷，体重是也"	亦认为暑病有阴暑阳暑之分，但是用感暑兼寒、或兼热来分阴暑、阳暑，治疗针对性较强
王肯堂	《证治准绳》		指出暑病有"伏寒化热"与"暴感暑热"之分
王纶		"治暑之法，清心利小便最好。暑伤气，宜补真气为要"	提出了治暑之要法
喻嘉言		"盖暑病乃夏月新受之病，岂有冬月伏寒，春时不发，至夏始发之理乎？"	明确了暑病属新感，非伏寒化温所致
叶天士	《幼科要略》	"夏暑发自阳明"及"暑必兼湿"	明确了暑病的病理特点为发病迅速、必兼湿为病。但现在认为亦有不兼湿者
吴鞠通	《温病条辨》	"暑温者，正夏之时，暑病之偏于热者也"，"形似伤寒，但右脉洪大而数，左脉反小于右，口渴甚，面赤，汗大出者，名曰暑温"	首创"暑温"病名，并明确了暑温病的性质及证候特点

六、诊断要点

1. 发病季节　发于夏暑当令之时。

2. 初起表现　起病急，初起以阳明气分热盛为主要证候，较少见卫分表现。

3. 病变特点　①暑热伤津耗气，易见津气欲脱、神昏、痉厥、出血等危重证候。②后期多表现气阴亏虚、正虚邪恋的证候；部分病程中闭窍、动风持续时间较长者，常有痰、热、瘀留滞的后遗证。

七、辨证原则

症状	证型
壮热、烦渴、大汗、脉洪大	暑入阳明气分
身热心烦、口渴自汗、气短而促、神疲肢倦、小便短赤	暑热内炽阳明，伤津耗气
身热骤降、汗出不止、喘喝不宁、脉散大	津气欲脱
身灼热日晡为甚、腹胀满硬痛、大便秘结或热结旁流、时有谵语、循衣摸床、舌卷囊缩、舌红苔黄燥、脉沉数	阳明腑实
身热肢厥、神昏谵语、舌謇、舌绛脉数	暑热内陷心营，痰热闭窍
突然昏仆、不省人事、身热肢厥、气粗如喘、牙关紧闭	正气虚弱，猝发暑厥
身灼热、手足抽搐、甚则角弓反张、神志不清	暑热引动肝风或猝发暑风
身热，头晕，心烦，咳痰	暑热犯肺
身灼热燥扰、神志谵妄、四肢抽搐、斑疹密布等各种出血见证、舌绛苔焦	暑热燔灼血分，迫血妄行，扰乱心神，引动肝风
暑温后期（多正虚邪恋）	心热烦躁、消渴不已、麻痹、舌红绛、苔黄黑干燥、脉细数	暑伤心肾
	手足徐徐蠕动，甚则瘛疭、形消神倦、齿黑唇裂、舌光绛无苔、脉虚弱	肝肾阴虚，虚风内动
后遗症（余邪兼挟痰热瘀留滞）	痴呆、失语、失聪	痰热余邪留滞包络，机窍失灵
	肢体强直、手足瘫痪	痰瘀阻滞经络，筋脉不利
	筋肉瞤动、肢体震颤	气阴两虚、瘀血阻滞、筋脉失养

八、治疗原则

总则：清暑泄热，顾护津气。

分型	治则
初起暑入阳明气分	辛寒清气，涤暑泄热
暑伤津气	清热涤暑，益气生津

续表

分型	治则
津气欲脱	益气敛津，扶正固脱
亡阴，亡阳	益气敛津，回阳救逆
暑热劫液致热结阳明	通腑泄热、清热解毒、益气养阴并用
暑热内陷心包，痰热闭窍	清营泄热、化痰开窍
暑厥	清心开窍、苏醒神志
暑热引动肝风	清热涤暑，息风定痉（暑痫注意配合清心醒神）
暑热犯肺	清暑宣肺，化痰止咳
暑热燔灼血分，迫血妄行，扰乱心神，引动肝风	治宜大剂量的凉血解毒药，并根据临床症状配合清心开窍、凉肝息风、凉血止血等方法
暑温后期多正虚邪恋	在益气养阴的同时要注意祛除余邪
暑伤心肾	清心泄火，滋肾养阴
肾水亏虚，肝木失养	滋养肾阴，凉肝息风

九、暑温暑入心营与中暑的鉴别

	暑温暑入心营	中暑
性质	温病之一种，具有温病特点，有卫气营血病理变化	夏季突发，抢救及时可无其他病理变化
病机	多为暑热病邪由气分深入所致	夏季卒中暑热或感受暑湿秽浊之气所致
症状	其神昏不如中暑突然，恢复亦较困难	以突然昏迷、不省人事或突然烦躁神昏为主要表现。经及时抢救后可无其他病理变化

巩固与练习

一、填空题

1. 暑温初起表现以_____证候为主。

2. 暑温是夏季感受_____所引起。

3. 暑温多发生于_____之间。

4. 暑温的病名确立于_____代。

5. "中热"即_____。

6. 暑热炽盛时，适逢人体正气虚弱，或小儿稚阴稚阳之体，暑热可直中心包而卒然晕倒，不省人事，手足逆冷者名为_____。

7. 暑热直入肝经而突发晕倒，痉厥，手足抽搐，角弓反张等为"_____"，亦称"_____"。

8. 暑温的治疗原则是：_____。

9. 暑温初起暑入阳明气分，治宜：_____。

10. 暑伤津气，治宜：_____。

11. 暑温津气欲脱治宜：_____。

二、选择题

A 型题

12. "夏暑发自阳明"语出：（　　　）

    A. 叶天士　　　　　B. 薛生白　　　　　　C. 吴鞠通

    D. 王孟英　　　　　E. 章虚谷

13. "因于暑，汗，烦则喘喝，静则多言，体若燔炭，汗出而散"语出：（　　　）

    A.《伤寒论》　　　　　　　B.《素问·生气通天论》

    C.《温热论》　　　　　　　D.《温热经纬》

    E.《三时伏气外感篇》

14. 确立暑温病名者为：（　　　）

    A.《内经》　　　　　B.《金匮要略》　　　　C.《丹溪心法》

    D.《温热论》　　　　E.《温病条辨》

15.《温热论》的作者是：（　　　）

    A. 吴鞠通　　　　　B. 薛生白　　　　　　C. 叶天士

    D. 陈平伯　　　　　E. 王孟英

B 型题

    A. 暑瘵　　　　　　B. 暑风　　　　　　　C. 暑秽

    D. 暑厥　　　　　　E. 中暑

16. 夏日卒然晕倒，不省人事，手足逆冷者为：（　　　）

17. 夏日卒然晕倒，手足抽搐，厉声呻吟，角弓反张，为：（　　　）

K 型题

18. 暑温初起见：（　　　）

    A. 发热恶寒　　　　　B. 壮热　　　　　　　C. 口渴

    D. 汗多　　　　　　　E. 少汗　　　　　　　F. 面赤

    G. 脉浮数　　　　　　H. 脉洪大

19. 有关暑温的发病与下列因素有关：（　　　）

    A. 多雨潮湿　　　　　B. 夏天气候炎热　　　C. 津气耗伤

    D. 劳倦过度　　　　　E. 感受暑热病邪　　　F. 痰

    G. 瘀

参考答案

一、填空题

1. 阳明气分热盛

2. 暑热病邪

3. 夏至至立秋

4. 清

5. "中暑"

6. 暑厥

7. 暑风、暑痫

8. 清暑泄热，顾护津液

9. 辛寒清气，涤暑泄热

10. 清热涤暑，益气生津

11. 益气敛津，扶正固脱

二、选择题

A 型题

12. A　13. B　14. E　15. C

B 型题

16. D　17. B

K 型题
18. BCDFH　19. BCDE

第四节　秋　燥

【考点重点点拨】

1. 了解本病的诊断要点。
2. 熟悉本病的辨治原则。
3. 掌握本病的病因及其致病特点，初起证候表现和传变过程。

一、概念

秋燥是感受燥热病邪所致的急性外感热病。其特点为初起以邪在肺卫见证为主，并具有津液干燥的表现。本病发生在秋季。

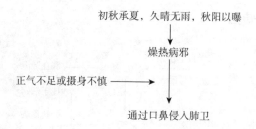

二、病因病机

肺脏属金，燥金之气，同气相求，故燥热病邪入侵，以肺为病变中心；肺主气属卫，外合皮毛，燥热病邪从口鼻入，先犯肺卫，表现出肺卫表热证；因燥干津液甚，热邪亦伤津液，两邪相合为患，故伤津液最速，初起邪在肺卫即有明显津液干燥见症。若肺卫燥热之邪不能及时外解，内郁于肺，可化火随经上扰清窍，而致清窍不利；内壅于肺之燥热可灼伤肺络，而见络伤咳血或衄血等症；亦可进一步耗伤肺之阴液而成肺燥阴伤等证。肺之经络与胃相连，肺与大肠相表里，肺之燥热易下移胃肠，导致肺胃肠津液亏损，而见肺燥肠热、阴伤腑实、肺胃阴伤等证；少数正气亏虚，感邪较重的患者，燥热病邪可内陷营血，而致气营（血）两燔证，或可深入下焦，耗伤肝肾之阴，而致燥伤真阴等证。

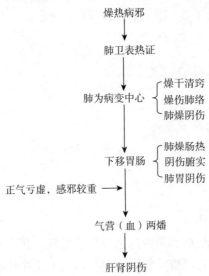

三、疾病转归

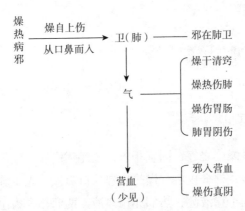

四、病机特点

本病以燥伤阴液为主要病理变化，以肺经为病变中心，病程中易损伤肺络，移热胃肠，影响到胃肠津液，传变较少，极少病入下焦，病情较轻。

五、有关秋燥的古籍记载

医家	著作	原文	主要贡献
	《内经》	"清气大来，燥之胜也"，"岁金太过，燥气流行"，"岁木不及，燥乃大行"，"燥者润之"，"燥者濡之"，"燥化于天，热反胜之，治以辛寒，佐以苦甘"	明确了燥邪形成与岁运时令密切相关，并把燥邪列入六淫之一加以论述，指出了燥邪致病的特点为"燥胜则干"等；同时确立了治疗燥邪的大法
刘河间	《素问玄机原病式·燥类》	"诸涩枯涸，干劲皴揭，皆属于燥"	补充了《内经》病机十九条中燥气为病的缺如
李梴			指出燥有内外之分，外感燥邪致病引起医家们的重视。
喻嘉言	《医门法律·秋燥论》	专篇论述秋燥，"大约以胃气为主，胃土为肺金之母也"，"燥其先伤上焦华盖"	首创了秋燥病名，对内燥、外燥做了较系统的论述，创制清燥救肺汤，治疗因于肺胃之燥而致的诸气膹郁，诸痿喘呕者
吴鞠通		"秋燥之气，轻则为燥，重则为寒，化气为湿，复气为火"	认为燥邪之寒热属性与五运六气之胜复气化有关
俞根初	《重订通俗伤寒论·秋燥伤寒》	"秋深初凉，西风肃杀，感之者多病风燥，此属燥凉，较严冬风寒为轻。若久晴无雨，秋阳以曝，感之者多病温燥，此属燥热，较暮春风温为重"	认为秋燥有温、凉两类
	古方书	"上燥治气，中燥增液，下燥治血"	针对秋燥病不同阶段的病理特点归纳出的基本治疗大法

六、诊断要点

1. 发病季节　发于秋季。

2. 初起表现　初起除具有肺卫表热证外，必伴有口、鼻、咽、唇、皮肤等干燥的见症。

3. 病变特点　①病程中以燥干阴液为主要病理变化，病变重心在肺，影响到胃肠；病情较轻，传变较少，极少出现邪入营血或下焦肝肾的病变。②后期多见肺胃阴伤之证。

七、辨证原则

症状	证型
发热，微恶风寒，头痛，咳嗽，口鼻咽干燥	邪在肺卫
发热，口渴，耳鸣，目赤，龈肿，咽痛，苔黄而干，脉数	燥热化火，上扰清窍
发热，口渴，心烦，干咳气喘，胸满胁痛，咽干鼻燥，舌边尖红，苔薄而干，脉数	燥热壅肺
咽痒干咳，胸胁疼痛，腹部灼热，大便泄泻，舌红苔黄，脉数	肺燥肠热
咳血	燥伤肺络
咳嗽不爽而多痰，胸满腹胀，大便秘结，舌红而干	肺燥肠闭
身热已退或身微热，干咳或少痰，口鼻咽唇干燥，口渴，舌干红少苔，脉细数	肺胃阴伤
身热，口渴，烦躁不安，甚或吐血，咯血，衄血，舌绛苔黄燥，脉数	气营（血）两燔
夜热早凉，口渴，或干咳，或不咳，甚则痉厥，舌干绛，脉虚	燥热耗伤肝肾之阴

八、治疗原则

总则：清热润燥并重。

（1）上燥治气：针对秋燥病初起，燥热郁闭肺气，燥伤肺之津液的病变，治宜清热宣肺，甘寒滋润，调养肺之气阴。

（2）中燥增液：针对郁滞在肺之燥热化火，移热于胃肠，导致胃肠津液耗损的病变，治宜在清泄里热的同时，用甘凉濡润之品滋养胃肠的阴液。

（3）下燥治血：针对病之后期，少数正虚邪盛的病例，燥热化火传入下焦，耗伤肝肾阴液的病变，治宜滋养肝肾、填补真阴而奉养精血。

	病机	治法	
初起	邪在肺卫	辛凉甘润、轻透肺卫	
邪入气分	燥干清窍	清宣气热，润燥利窍	以清热、泻火、润燥为基本治法
	燥热伤肺	清泄肺热，养阴润燥	
	肺燥肠热	清热润肺，清肠坚阴	
	兼有络伤咳血	加入凉血止血药	
	肺燥肠闭	肃肺化痰，润肠通便	
后期	肺胃阴伤	甘寒滋养肺胃阴液	
	内陷营血，气营（血）两燔	清热凉营，凉血养阴；	属少数病例
	邪入下焦，燥伤肝肾之阴	滋填真阴，潜镇虚风	

九、秋燥与风温的鉴别

		秋燥	风温
相同		均为新感温病，初起均见肺卫见证	
不同	发病季节	发于秋季	冬春为主，全年可见
	症状	燥象突出，较少出现营血分证	病情较重，变化较多

十、秋燥与风寒感冒的鉴别

		秋燥	风寒感冒
相同		初起均见表证。均可发病于秋季	
不同	发病季节	发于秋季	全年可见
	症状	初起以肺卫见证为主，有明显的燥热津伤失润表现	初起以恶寒，发热，无汗，头痛，肢节疼痛等风寒外束肌表，卫阳受郁的症状为主

巩固与练习

一、填空题

1. 秋燥是感受＿＿＿＿＿＿所引起的急性外感热病。其特点为初起以＿＿＿＿＿＿为主，并具有津液干燥的表现。本病发生在秋季。

2. 秋燥发病季节为_____，尤以_____为多见。

3. 在秋燥的诊断上，应注意与_____等病相鉴别。

4. 秋燥的治疗原则是_____。

二、选择题

A 型题

5. "秋燥"病名首见于：（   ）

　　A. 《素问·至真要大论》

　　B. 《素问·阴阳应象大论》

　　C. 清初喻嘉言《医门法律》

　　D. 金元刘河间《素问玄机原病式》

　　E. 《温病条辨》

X 型题

6. 秋燥的病变脏腑主要在：（   ）

　　A. 肾　　　　　　　　B. 肝　　　　　　　　C. 肺

　　D. 胃　　　　　　　　E. 大肠

三、简答题

7. 何谓秋燥？

8. 试述秋燥的临床特征。

9. 简述秋燥与风温如何鉴别。

10. 简述秋燥和风寒感冒如何鉴别。

11. 简述秋燥与伏暑如何鉴别。

四、问答题

12. 试述秋燥的诊断要点。

13. 试述秋燥初、中、末三期的治疗大法。

14. "燥热"与"火热"的治疗有何不同？

参考答案

一、填空题

1. 燥热病邪　邪在肺卫见证

2. 秋季　立秋至小雪之间

3. 风温，风寒感冒，伏暑

4. 燥者润之

二、选择题

A 型题

5. C。

X 型题

6. CDE。

三、简答题

7. 略　8. 略　9. 略　10. 略　11. 略

四、问答题

12. 略

13. 略

14. 治疗火热之证，常用苦寒清热泻火之法，而治疗燥热则最忌苦寒伤阴，故治燥必用甘寒。对于秋燥的治法，"始用辛凉，继用甘凉，与温热相似。但温热传至中焦，间有当用苦寒者，燥证则唯喜柔润，最忌苦燥，断无用之之理矣。"

第五节　温热类温病主要证治

【考点重点点拨】

1. 了解温热类温病病证结合、以证为主的临床思维方法。

2. 熟悉温热类温病主要证候的临床变化和治疗方药的加减运用。

3. 掌握温热类温病主要证候的临床表现和治法、方药。

不同的温邪侵犯人体引起发病，虽然初犯部位各有其特异性，病变重心也有所侧重，但随着病邪的传变和病理的演变，病变过程中往往会出现"异病同证"的情况，尤其是在同类性质的温病中更为多见。温热类温病发展过程中的病理变化，主要反映了温热性温邪对人体卫、气、营、血的功能活动和营养物质的病理损害，故后世医家多采取卫气营血辨证纲领，用以判断温热病的浅深轻重，分析疾病的发展和预后。风温、春温、暑温、秋燥均可发生卫、气、营、血分的病理改变，见证每有类同，临床论治不宜孤立地看待一病一证，当病证结合，前后互参，融会贯通。

一、卫分证治

温热类温病的卫分证以发热、微恶寒、口微渴为主症，可伴见头痛、少汗、咳嗽、舌苔薄白、舌尖边红、脉浮数等。本类温病的致病邪气虽有风热、温热、暑热和燥热多种，但犯卫表者以风热和燥热为多，治疗以解表透邪为基本大法，宜选用辛凉之剂，解表泄热，透邪外出，而忌予辛温发散之剂。暑热病邪也会伤表，但多挟湿挟寒同时为患，故在湿热类温病主要证治中论述。

（一）风热犯卫证

项目	内容		
证候	发热，微恶风寒，头痛，无汗或少汗，口微渴，微咳，咽喉红痛，舌边尖红，舌苔薄白，脉浮数		
病机	卫阳被遏，肺气失宣。风热之邪自口鼻而入，肺卫先病		
辨证要点	发热，微恶风寒，口微渴，咽喉红痛，苔薄脉浮数		
治法	辛凉解表，宣肺泄热		
方药	银翘散（《温病条辨》） 　　连翘　银花　桔梗　薄荷　竹叶　生甘草　荆芥穗　淡豆豉　牛蒡子　鲜苇根 桑菊饮（《温病条辨》） 　　杏仁　连翘　薄荷　桑叶　菊花　桔梗　苇根　生甘草		
加减法	口渴较甚	加花粉、沙参	生津清热
	项肿咽痛	加马勃、玄参	解毒消肿
	咳嗽较甚	杏仁、桔梗	宣利肺气
	痰多	加瓜蒌、川贝	化痰止咳

续表

项目	内容
类方比较	银翘散与桑菊饮均为辛凉解表方剂，适用于风热侵犯肺卫之证，但两者清解之力有轻重区别。银翘散中荆芥、豆豉等辛散透表之品合于大队辛凉药物中，其解表之力较胜，故称为"辛凉平剂"，且银花、连翘用量大，并配竹叶，清热作用较强；桑菊饮中多为辛凉之品，力轻平和，其解表之力较逊于银翘散，为"辛凉轻剂"，方中杏仁肃降肺气，止咳作用较银翘散为优。所以风温初起邪袭肺卫而偏于表热较重，以发热微恶寒、咽痛为主症者，宜用银翘散；偏于肺失宣降，表证较轻，以咳嗽为主症者，宜用桑菊饮

银翘散与桑菊饮比较

		银翘散	桑菊饮
相同	功用	均为辛凉解表方剂，适用于风热侵犯肺卫之证	
	组成	连翘、薄荷、桔梗、芦根、甘草	
不同	组成	银花，竹叶；荆芥、豆豉；牛蒡子	桑叶、菊花、杏仁
	功用	辛凉平剂	辛凉轻剂
		透表力强，用于卫表证明显者	宣肺较佳，用于肺表证明显者

（二）燥热犯卫证

项目	内容		
证候	发热，微恶风寒，头痛，少汗，干咳无痰或少而黏，咳嗽、甚则声音嘶哑，咽干鼻燥，口微渴，舌边尖红，舌苔薄白而燥，右脉数大		
病机	燥热袭表，肺津受伤。燥热病邪自口鼻而入，首先犯肺，外应于卫		
辨证要点	发热，微恶风寒，干咳，咽干鼻燥，苔薄而燥		
治法	辛凉甘润，清透肺卫		
方药	桑杏汤（《温病条辨》） 　　桑叶　杏仁　沙参　贝母　豆豉　梨皮		
加减法	咽喉红肿干痛	加牛蒡子、桔梗、玄参、生甘草	清利咽喉
	干咳少痰	加海蛤壳、瓜蒌皮、枇杷叶	润燥化痰
	发热较重	加银花、连翘	清透表热
	燥热化火上犯清窍者，症见发热，清窍干燥，苔薄黄而燥	翘荷汤（薄荷、连翘、黑栀皮、桔梗、绿豆皮、生甘草）	清透燥热

桑杏汤与桑菊饮比较

		桑杏汤	桑菊饮
相同		桑叶、杏仁	
不同	组成	山栀皮、豆豉，象贝；沙参、梨皮	菊花、连翘、薄荷；桔梗、芦根、甘草
	功用	清热透表力弱，甘凉润肺明显	辛凉轻剂，疏风宣肺透表较好

（三）卫分证治小结

证候类型	风热犯卫证	燥热犯卫证
病理机制	风热犯肺，肺卫失宣	燥热袭表，肺津受伤
临床表现	发热，微恶风寒，无汗或少汗，头痛，口微渴，咳嗽，苔薄白，舌边尖红，脉浮数	发热，微恶风寒，头痛，少汗，干咳无痰或痰少而黏，甚则声音嘶哑，咽干鼻燥，口微渴，舌边尖红，苔薄白而燥，右脉数大
辨证要点	发热，微恶风寒，口微渴，咳嗽	发热，微恶风寒，干咳，咽干鼻燥，苔薄而燥
治疗方法	辛凉解表，宣肺泄热	辛凉轻透，疏表润燥
代表方剂	银翘散、桑菊饮	桑杏汤
药物选用	银翘散：银花、连翘、竹叶、薄荷、荆芥、豆豉、桔梗、牛蒡子、芦根、甘草 桑菊饮：桑叶、菊花、杏仁、连翘、桔梗、薄荷、芦根、甘草	桑叶、杏仁、沙参、贝母、豆豉、栀皮、梨皮

二、气分证治

风温、秋燥初起，表邪不解，传入气分；或春温、暑温，病之初起即见气分证。气分证是温邪入里，正邪相争，造成脏腑功能紊乱，病属里热实证的一类证候类型。其复杂多变，临床表现除具备发热、不恶寒、口渴、苔黄等基本证候外，可依病位在肺、胸膈、胃、肠、肝、胆、三焦等的不同，出现相应的临床表现。治疗宜以寒凉药物直接清泄里热，但早期不可过用寒凉，如叶天士所说："到气才可清气"。

（一）邪热在肺

1. 肺热壅盛证

项目	内容		
证候	身热，汗出，口渴，咳喘，咳痰黏稠不爽，甚则气急鼻煽，胸痛，舌质红苔黄，脉数		
病机	邪热壅盛，肺失宣降		
辨证要点	身热，咳喘，口渴，苔黄，脉数		
治法	清热宣肺平喘		
方药	麻杏石甘汤（《伤寒论》） 　　麻黄　杏仁　甘草　生石膏		
加减法	痰多咳甚气急	加葶苈子、桑白皮	肃降肺气
	胸痛	加郁金、佛手、桃仁	理气通络
	痰中带血	加白茅根、侧柏叶、仙鹤草	凉血止血
	咳嗽，痰黄稠	加瓜蒌实、浙贝母、鱼腥草	清肺化痰
	痰热瘀血壅结于肺，蕴蓄成痈，咳吐腥臭黄痰，甚则痰中带血，苔黄腻，脉滑数	苇茎汤合桔梗汤（苇茎、薏苡仁、冬瓜仁、桃仁、桔梗、甘草）	清肺化痰，逐瘀排脓
	暑热犯肺，症见身热，头晕，心烦，咳痰	选方雷氏清宣金脏法（牛蒡子、川贝母、马兜铃、杏仁、瓜蒌皮、桔梗、冬桑叶、枇杷叶）	清暑宣肺，化痰止咳

2. 燥热伤肺证

项目	内容
证候	身热，干咳无痰或少痰，甚则痰中带血，气逆而喘，胸满胁痛，鼻咽干燥，心烦口渴，少气乏力，舌边尖红赤，苔薄白燥或薄黄燥，脉数
病机	燥热壅盛，损伤气阴
辨证要点	身热，干咳无痰或少痰，气逆而喘，鼻咽干燥，脉数苔燥
治法	清肺泄热，养阴润燥
方药	清燥救肺汤（《秋燥论》） 　　生石膏　冬桑叶　甘草　人参　胡麻仁　阿胶　麦冬　杏仁　枇杷叶

项目	内容		
加减法	卫表尚有郁热	加连翘、牛蒡子，去阿胶	透邪外出，又防恋邪
	痰多	加瓜蒌、贝母	化痰
	痰中带血	加侧柏叶、白茅根、仙鹤草	凉血止血
	胸满胁痛甚	酌加丝瓜络、郁金、橘络	和络止痛

3. 肺热腑实证

项目	内容		
证候	身热，痰涎壅盛，喘促不宁，腹满，便秘，苔黄腻或黄滑，脉右寸实大。		
病机	肺经痰热壅阻，肠腑热结不通之肺肠并病之证		
辨证要点	痰喘，潮热，便秘		
治法	宣肺化痰，泄热攻下（脏腑同治）		
方药	宣白承气汤（《温病条辨》） 　　生石膏　生大黄　杏仁粉　瓜蒌皮		
加减法	肺系感染性疾病在高热、咳喘的同时，常伴有便秘，清泄肺热，加佐通腑，提高疗效		
	肺热炽盛	加黄芩、桑白皮、鱼腥草	清泄肺热
	痰涎壅盛	加浙贝母、瓜蒌皮、葶苈子	泻肺涤痰
	胸闷甚者	加郁金、枳壳	宽胸理气
	燥热伤肺，肺津不布，燥干肠液，传导失司而成肺燥肠闭证	宜用五仁橘皮汤（甜杏仁、松子仁、郁李仁、柏子仁、桃仁、橘皮）	肃肺化痰，润肠通便

4. 肺热发疹证

项目	内容
证候	身热，咳嗽，胸闷，肌肤红疹，苔薄白，舌质红，脉数
病机	肺经气分热邪波及营络
辨证要点	肌肤红疹，发热，咳嗽
治法	宣肺泄热，凉营透疹

续表

项目	内容
方药	银翘散去豆豉，加细生地、丹皮、大青叶，倍玄参方（《温病条辨》） 连翘　银花　桔梗　薄荷　竹叶　生甘草　荆芥穗　牛蒡子　鲜苇根 　细生地　丹皮　大青叶　玄参
加减法	若无表邪见症，荆芥亦可去之

5. 邪热在肺小结

		肺热壅盛	肺热腑实	燥热伤肺	肺热发疹
相同		均有气分肺热证：身热，咳嗽			
不同	症状	身热较盛，咳喘、口渴、苔黄、脉数	痰喘，潮热，便秘	身热，干咳无痰或少痰，气逆而喘，鼻咽干燥，脉数苔燥	肌肤红疹，发热，咳嗽，舌红
	病机	邪热壅盛，肺失宣降	肺经痰热壅阻，肠腑热结不通	燥热壅肺，损伤气阴	肺经气分热邪波及营络
	治法	清热宣肺平喘	宣肺化痰，泄热攻下	清肺泄热，养阴润燥	宣肺泄热，凉营透疹
	代表方	麻杏石甘汤	宣白承气汤	清燥救肺汤	银翘散去豆豉，加细生地、丹皮、大青叶，倍玄参方

（二）热在胸膈

1. 热扰胸膈

项目	内容		
证候	身热不甚，心烦懊侬，起卧不安，舌红，苔黄，脉滑数		
病机	上焦无形热盛，郁扰胸膈		
辨证要点	身热不甚，心烦懊侬		
治法	清宣郁热		
方药	栀子豉汤（《伤寒论》） 栀子　豆豉		
加减法	兼津伤口渴	加天花粉	生津止渴
	兼呕逆	加生姜、竹茹	和胃降逆
	兼咳嗽	加杏仁、枇杷叶、牛蒡子	宣肺止咳

2. 热灼胸膈

项目	内容	
证候	身热不已，面红目赤，胸膈灼热如焚，烦躁不安，唇焦，咽燥，口渴，口舌生疮，齿龈肿痛，或大便秘结，舌红，苔黄，脉滑数	
病机	邪热燔灼，熏蒸胸膈	
辨证要点	热甚，烦躁，胸膈灼热如焚（不论有无便秘，均可使用凉膈散）	
治法	清泄膈热	
方药	凉膈散（《太平惠民和剂局方》） 　　大黄（酒浸）　芒硝　甘草　山栀子　薄荷　连翘　竹叶　黄芩（酒炒） 　　白蜜	
加减法	邪热炼津为痰，结于胸膈胃脘而见身热面赤、心下痞、按之痛者	可选用小陷胸加枳实汤（半夏、黄连、瓜蒌、枳实）	辛开散结，苦寒降泄

3. 热在胸膈小结

		热扰胸膈	热灼胸膈
相同		部位均在胸膈，均有身热、心烦等热在胸膈的表现	
不同	热势	不甚	较甚
	病机	上焦邪热，郁扰胸膈	邪热燔灼，熏蒸胸膈
	症状	身热不已，面红目赤，胸膈灼热如焚，烦躁不安，唇焦，咽燥，口渴，口舌生疮，齿龈肿痛，或大便秘结，舌红，苔黄，脉滑数	身热不甚，心烦懊恼，起卧不安，舌红，苔黄，脉滑数
	治法	清泄膈热	清宣郁热
	代表方	凉膈散	栀子豉汤

（三）邪热犯胃证

项目	内容
证候	壮热，不恶寒反恶热，面赤，多汗，心烦，渴喜凉饮，舌质红苔黄燥，脉洪大有力
病机	邪正剧争，热炽伤津
辨证要点	壮热，多汗，渴饮，脉洪大
治法	清热生津
方药	白虎汤（《伤寒论》） 　　生石膏　知母　生甘草　粳米

续表

项目	内容		
加减法	肺经气分热炽	加入杏仁、瓜蒌皮、银花、鱼腥草	清肺化痰
	火炽津伤者，症见高热，小便短涩不利，口渴无汗，苔黄燥苍老	冬地三黄汤（麦冬、细生地、玄参、黄连、黄芩、黄柏、银花露、苇根汁、生甘草）	清热泄火，甘苦化阴
	气分燥热炽盛，波及营血，扰动心神，而见身热、烦渴、斑疹出血、苔黄舌绛者	白虎加生地汤（生石膏、知母、生甘草、粳米、生地）	清气凉血养阴
	气热引动肝风，症见高热、烦渴、痉厥、脉弦数	合羚羊角、钩藤、菊花等	凉肝息风
	热扰神明而谵语	水牛角、连翘、竹叶卷心、莲子心	泄热清心
	暑热初起，阳明热盛而兼有津气耗伤	白虎加人参汤	
	暑伤津气明显，身热，体倦少气，脉虚无力者	方用王氏清暑益气汤（西洋参、石斛、麦冬、黄连、竹叶、荷梗、知母、甘草、粳米、西瓜翠衣）	清涤暑热，益气生津

白虎汤、白虎加人参汤、王氏清暑益气汤、生脉散证鉴别，如下表：

		白虎汤证	白虎加人参汤证	王氏清暑益气汤证	生脉散证
病机		暑入阳明	暑入阳明、兼伤津气	暑伤津气	津气欲脱
治则		清暑泄热	清暑泄热兼益气生津	清热涤暑、益气生津	益气敛津、生脉固脱
表现	邪热	旺盛	仍盛	稍减	已退
	津气	津伤较轻	津气耗伤较轻	耗伤	耗散
	发热	壮热	壮热	身热	身热已退
	出汗	汗多	汗出过多	自汗	汗出不止
	呼吸	气粗	气粗	息高	喘促欲脱
	其他	心烦口渴、面赤、头晕痛、舌红、苔黄	心烦口渴、面赤、头晕痛、舌红、苔黄，并背微恶寒	心烦口渴、肢倦、神疲	
	脉	洪数	洪大而芤	虚而无力	散大

（四）邪热在肠

1. 热结肠腑证

项目	内容			
证候	日晡潮热，大便秘结或纯利清水，腹满硬痛，或时有神昏谵语，舌苔焦燥或起芒刺，脉沉实有力			
病机	邪热不解，传入胃肠，与肠中积滞互结而致。里热熏蒸，热结腑实			
辨证要点	日晡潮热，大便秘结或热结旁流，腹满硬痛，舌苔焦燥，脉沉实有力			
治法	攻下软坚泄热			
方药	调胃承气汤（《伤寒论》） 　　炙甘草　芒硝　大黄			
加减法	腑实兼小肠热盛	症见身热便秘，小便短赤，治以"二肠合治"	方用导赤承气汤（赤芍、生地、大黄、黄连、黄柏、芒硝）	攻下热结，清泄膀胱
	腑实兼热闭心包	症见身热便秘，神昏舌謇	方用牛黄承气汤（生大黄粉调服安宫牛黄丸）	攻下热结，清心开窍
加减法	腑实兼阴液亏损	症见身热便秘，口干咽燥，舌苔焦燥	增液承气汤（大黄、芒硝、生地、麦冬、玄参）	攻下燥结，滋阴增液
	腑实兼气液两亏	症见大便秘结，口燥咽干，倦怠少气，苔焦脉弱	新加黄龙汤（大黄、芒硝、麦冬、生地、玄参、人参、甘草、姜汁、当归）	攻下燥结，补益气阴

五承气汤证鉴别

	调胃承气汤证	导赤承气汤证	牛黄承气汤证	增液承气汤证	新加黄龙汤证
病机	热结肠腑	腑实兼小肠热盛	腑实兼热闭心包	腑实兼阴液亏损	腑实兼气液两亏
症状	日晡潮热，大便秘结或纯利清水，腹满硬痛，或时有神昏谵语，舌苔焦燥或起芒刺，脉沉实有力	身热便秘，小便短赤	身热便秘，神昏舌謇	身热便秘，口干咽燥，舌苔焦燥	大便秘结，口燥咽干，倦怠少气，苔焦脉弱

续表

	调胃承气汤证	导赤承气汤证	牛黄承气汤证	增液承气汤证	新加黄龙汤证
方药组成	炙甘草、芒硝、大黄	赤芍、生地、大黄、黄连、黄柏、芒硝	生大黄粉调服安宫牛黄丸	大黄、芒硝、生地、麦冬、玄参	大黄、芒硝、麦冬、生地、玄参、人参、甘草、姜汁、当归
治法	攻下软坚泄热	攻下热结，清泄膀胱	攻下热结，清心开窍	攻下燥结，滋阴增液	攻下燥结，补益气阴

2. 肠热下利证

项目	内容
证候	身热，下利稀便，色黄秽臭，肛门灼热，咳嗽，胸脘烦热，口渴，苔黄，脉数
病机	肺与大肠相表里，胃与肠相连属，肺胃邪热不从外解，又不内结成实，而迫注大肠
辨证要点	身热下利，苔黄脉数
治法	清热止利
方药	葛根芩连汤（《伤寒论》） 　　葛根　黄连　黄芩　炙甘草

加减法	恶心呕吐	加半夏、姜竹茹	和胃降逆止呕
	腹痛较重	加白芍、木香	行气和营止痛
	下利赤白	加白头翁、败酱草	清热解毒，凉血止痢
	肺热较甚	加桑叶、银花	清宣肺热
	胃热较甚	加生石膏、知母、竹茹	清泄胃热
	肺中燥热下移大肠，见咳嗽痰少粘，甚至咳痰带血，胸胁疼痛，腹部灼热，大便泻泄，舌红苔黄干，脉数者	宜选用阿胶黄芩汤（阿胶、黄芩、甜杏仁、生桑皮、白芍、鲜车前草、生甘草、甘蔗梢）	润肺清肠

热结旁流与肠热下利鉴别

	热结旁流	肠热下利
病机	为热结腑实的一个类型	邪热不从外解，又不内结成实，而迫注大肠
特点	日晡潮热，热结旁流，腹满硬痛，舌苔焦燥，脉沉实有力	身热，下利稀便，色黄秽臭，肛门灼热，咳嗽，胸脘烦热，口渴，苔黄，脉数

续表

	热结旁流	肠热下利
治法	攻下软坚泄热	清热止利
代表方	调胃承气汤	葛根芩连汤

（五）热郁少阳证

项目	内容
证候	身热，口苦而渴，干呕，心烦，小便短赤，胸胁满闷不舒，舌红苔黄，脉弦数
病机	多因素体阴亏，复感温热病邪，少阳胆腑郁热外泄
辨证要点	身热，口苦，心烦，脉弦数
方药	黄芩汤加豆豉玄参方（《温热逢源》） 黄芩　芍药　甘草　大枣　淡豆豉　玄参
加减法	胆经郁热较甚	改用吴鞠通黄连黄芩汤（黄连、黄芩、郁金、豆豉）	清宣胆腑郁热
	口苦干呕较甚	加黄连、龙胆草	清泄胆火
	兼有表证	加葛根、蝉衣、薄荷	疏邪透表
	兼见寒热往来	加柴胡	和解少阳胆经郁热
	火郁三焦，症见憎寒壮热，火毒充斥周身	升降散（白僵蚕、蝉蜕、姜黄、大黄）	宣泄郁火

（六）气分证治小结

	证候类型	病机	临床表现	辨证要点	治法	代表方剂	药物选用
邪热在肺	肺热壅盛	邪热壅肺肺气闭郁	身热，汗出，口渴，咳喘，咳痰黏稠不爽，甚则气急鼻煽，胸痛，舌红，苔黄，脉数	身热，咳喘，口渴，苔黄，脉数	清热宣肺，化痰平喘	麻杏石甘汤	麻黄、杏仁、甘草、生石膏
	燥热伤肺	燥热壅肺损伤津气	身热，干咳无痰或少痰，甚则痰中带血，气逆而喘，胸满胁痛，鼻咽干燥，心烦口渴，少气乏力，舌边尖红赤，苔薄白燥或薄黄燥，脉数	身热，干咳无痰或少痰，气逆而喘，鼻咽干燥，脉数，苔燥	清肺泄热，养阴润燥	清燥救肺汤	生石膏、冬桑叶、甘草、人参、胡麻仁、阿胶、麦冬、杏仁、枇杷叶

续表

证候类型		病机	临床表现	辨证要点	治法	代表方剂	药物选用
邪热在肺	肺热腑实	痰热阻肺肠腑热结	身热，痰涎壅盛，喘促不宁，腹满，便秘，苔黄腻或黄滑，脉右寸实大	痰喘，潮热，便秘	宣肺化痰，泄热攻下	宣白承气汤	生石膏、生大黄、杏仁粉、瓜蒌皮
	肺热发疹	肺经气热波及营分	身热，咳嗽，胸闷，肌肤红疹，苔薄白，舌质红，脉数	肌肤红疹，发热，咳嗽	宣肺泄热，凉营透疹	银翘散去豆豉，加细生地、丹皮、大青叶，倍玄参方	连翘、银花、桔梗、薄荷、竹叶、生甘草、荆芥穗、牛蒡子、鲜苇根、细生地、丹皮、大青叶、玄参
	热在胸膈	上焦热邪郁扰胸膈	身热不甚，心烦懊恼，起卧不安，甚或身热不已，面红目赤，胸膈灼热如焚，烦躁不安，唇焦，口渴，口舌生疮，齿龈肿痛，或大便秘结，舌红，苔黄，脉滑数	身热不甚，心烦懊恼，或热甚，烦躁，胸膈灼热如焚	清宣郁热或清泄膈热	栀子豉汤	栀子、豆豉
邪热犯胃	胃热炽盛	胃经热盛热炽伤津	壮热，不恶寒反恶热，面赤，多汗，心烦，渴喜凉饮，舌质红苔黄燥，脉洪大有力	壮热，多汗，渴饮，脉洪大	清热生津	白虎汤	生石膏、知母、生甘草、粳米
邪热在肠	热结肠腑	肠道热结传导失司	日晡潮热，大便秘结或纯利清水，腹满硬痛，或时有神昏谵语，舌苔焦燥或起芒刺，脉沉实有力	日晡潮热，大便秘结或热结旁流，腹满硬痛，舌苔焦燥，脉沉实有力	通腑泄热，攻下软坚	调胃承气汤	炙甘草、芒硝、大黄

证候类型		病机	临床表现	辨证要点	治法	代表方剂	药物选用
邪热在肠	肠热下利	肺胃邪热迫注大肠	身热，下利稀便，色黄秽臭，肛门灼热，咳嗽，胸脘烦热，口渴，苔黄，脉数	身热下利、苔黄脉数	清热止利	葛根芩连汤	葛根、黄芩、黄连、炙甘草
	热郁少阳	邪伏胆腑郁而外发	身热，口苦而渴，干呕，心烦，小便短赤，胸胁满闷不舒，舌红苔黄，脉弦数	身热，口苦，心烦，脉弦数	苦寒清热，养阴透邪	黄芩汤加豆豉玄参方	黄芩、芍药、甘草、大枣、淡豆豉、玄参
	热盛动风	邪热炽盛引动肝风	高热不退，头痛头胀，烦闷躁扰，甚则神昏，手足抽搐，颈项强直，甚则角弓反张，舌红苔黄，或舌红绛，脉细弦数	高热不退，烦闷躁扰，手足抽搐	凉肝息风，增液舒筋	羚角钩藤汤	羚羊角、桑叶、菊花、钩藤、鲜生地、白芍、竹茹、川贝、茯神、生甘草

三、营分证治

营分证多由气分邪热不解，传入营分，少数则由卫分传营或直接病发营分。由于"心主血属营"，因而营分证病变多影响到心与心包的功能，其病理特点：一是营热炽盛，热扰心神，热窜血络和热闭心包；二是心营阴津受损。治疗以清营透热或清心开窍为主，辅以滋养营阴。

（一）热灼营阴证

项目	内容
证候	身热夜甚，心烦躁扰，甚或时有谵语，斑疹隐隐，咽燥口干反不甚渴，舌质红绛而干，苔薄或无苔，脉细数
病机	邪入营分，热灼营阴，营气上潮，扰心窜络
辨证要点	身热夜甚，心烦谵语，舌红绛
治法	清营解毒，透热养阴

续表

项目	内容			
方药	清营汤（《温病条辨》） 犀角　生地　玄参　竹叶心　麦冬　丹参　黄连　银花　连翘			
加减法	犀角可改用水牛角，并加用大青叶、紫草以清解营分热毒			
	气营两燔	症见壮热渴饮，心烦躁扰，舌红绛	加减玉女煎（生石膏、知母、玄参、细生地、麦冬）	清气凉营
	热在心营，下移小肠	症见身热夜甚，心烦不寐，小便短赤热痛，舌红绛	导赤清心汤（鲜生地、朱茯神、细木通、麦冬（辰砂染）、粉丹皮、益元散、淡竹叶、莲子心、灯心（辰砂染）、童便）	清心凉营，清泻火府
	营热动风	症见身热夜甚，心烦谵语，痉厥，舌红绛	加用钩藤、丹皮、羚羊角	清营透热，凉肝息风

（二）热陷心包证

项目	内容	
证候	身灼热，神昏谵语，或昏愦不语，舌謇肢厥，舌色鲜绛，脉细数	
病机	邪热闭阻心包，阳气不能达于四肢	
辨证要点	身热肢厥，神昏谵语，舌绛	
治法	清心凉营，豁痰开窍	
方药	组成	清宫汤送服安宫牛黄丸，或至宝丹、紫雪丹 清宫汤（《温病条辨》） 　玄参心　莲子心　竹叶卷心　连翘心　犀角尖　连心麦冬 安宫牛黄丸（《温病条辨》） 　牛黄　郁金　犀角　黄连　朱砂　冰片　麝香　珍珠　山栀　雄黄　黄芩 紫雪丹（《温病条辨》） 　滑石　石膏　木香　磁石　羚羊角　寒水石　犀角　沉香　丁香　升麻　玄参　炙甘草
		局方至宝丹（《温病条辨》） 　犀角　朱砂　琥珀　玳瑁　牛黄　麝香　安息香

续表

项目		内容
方药	比较	安宫牛黄丸、至宝丹、紫雪丹三方皆性凉而有清热解毒、开窍止痉之功，属凉开之剂，治疗温热病窍闭神昏之危证，有温病"三宝"之称，临证时宜区别使用 　　安宫牛黄丸药性最凉，长于清热解毒，多用于高热昏迷证； 　　紫雪丹药性凉，长于凉肝息风止痉，多用于高热惊厥证； 　　至宝丹长于芳香辟秽，开窍醒神，多用于窍闭谵语证
加减法		诸方中犀角可用水牛角（5～10倍剂量）、大青叶、生地替代，以发挥凉血解毒作用

痰热闭窍较甚	加竹沥、胆南星、菖蒲、郁金	豁痰开窍
热陷心包兼瘀血阻络，症见灼热，昏谵，舌謇，舌紫暗，脉沉涩	方用犀地清络饮（犀角、粉丹皮、青连翘、淡竹沥、鲜生地、生赤芍、桃仁、生姜汁、鲜茅根、灯心草、鲜石菖蒲）	清心豁痰，通瘀开窍

温病三宝鉴别使用

比较		安宫牛黄丸	紫雪丹	局方至宝丹
药物组成		牛黄　郁金　犀角　黄连 朱砂　冰片　麝香　珍珠 山栀　雄黄　黄芩	滑石　石膏　木香　磁石 羚羊角　寒水石　犀角 沉香　丁香　升麻　玄参 炙甘草	犀角　朱砂　琥珀 玳瑁　牛黄　麝香 安息香
主治	相同	清热解毒，开窍止痉，治疗温热病窍闭神昏之危证		
	不同	安宫牛黄丸药性最凉，长于清热解毒，多用于高热昏迷证	紫雪丹药性凉，长于凉肝息风止痉，多用于高热惊厥证	至宝丹长于芳香辟秽，开窍醒神，多用于窍闭谵语证

（三）内闭外脱证

项目	内容
证候	身热，神志昏愦不语，倦卧，汗多气短，脉细无力，甚者身热骤降，烦躁不宁，呼吸浅促，面色苍白，冷汗淋漓，四肢厥冷，脉细微欲绝
病机	多因邪盛正虚，或邪入心包，加之汗下太过，阴液骤损，气随津脱，病情迅速转化为亡阳气脱

续表

项目	内容
辨证要点	身热，神昏，汗多，肢厥，脉微
治法	清心开窍，固脱救逆
方药	生脉散或参附汤合温病"三宝" 生脉散（《温病条辨》） 　　　人参　麦冬　五味子 参附汤（《妇人良方》） 　　　人参　熟附子

（四）营分证治小结

证型	热灼营阴	热陷心包	内闭外脱
病机	营热阴伤，扰神窜络	热邪内陷，闭阻心包	邪热内闭，气随津脱，或亡阳气脱
临床表现	身热夜甚，心烦躁扰，甚或时有谵语，斑疹隐隐，咽燥口干反不甚渴，舌质红绛而干，苔薄或无苔，脉细数	身灼热，神昏谵语，或昏愦不语，舌蹇肢厥，舌色鲜绛，脉细数	身热，昏愦不语，倦卧，汗多气短，脉细无力，甚者身热骤降，烦躁不安，呼吸浅促，面色苍白，冷汗淋漓，四肢厥冷，脉细微欲绝
辨证要点	身热夜甚，心烦谵语，舌红绛	身热肢厥，神昏谵语，舌色鲜绛	身热，神昏，汗出，肢厥，脉微
治疗方法	清营解毒，透热养阴	清心凉营，豁痰开窍	清心开窍，固脱救逆
代表方剂	清营汤	清宫汤送服安宫牛黄丸，或至宝丹、紫雪丹	生脉散或参附汤合温病"三宝"
药物选用	犀角（水牛角代）、生地、玄参、竹叶心、麦冬、丹参、黄连、银花、连翘	清宫汤：玄参心、莲子心、竹叶卷心、连翘心、犀角尖（水牛角尖代）、连心麦冬 安宫牛黄丸：牛黄、郁金、犀角（水牛角代）、黄连、朱砂、冰片、麝香、珍珠、山栀、雄黄、黄芩 紫雪丹：滑石、石膏、木香、磁石、羚羊角、寒水石、犀角（水牛角代）、沉香、丁香、升麻、玄参、炙甘草 局方至宝丹：犀角（水牛角代）、朱砂、琥珀、玳瑁、牛黄、麝香、安息香	生脉散：人参、麦冬、五味子 参附汤：人参、熟附子

四、血分证治

血分证指热邪深入，引起动血、耗血所产生的一类证候。病情危重，预后不佳。治疗应凉血解毒、滋阴增液、活血散血。

（一）热盛动血证

项目	内容		
证候	身灼热，躁扰不安，甚至昏狂谵妄，斑疹显露，或斑色紫黑，或吐、衄、便、尿血，舌质深绛，脉细数		
病机	温邪燔灼血分，迫血妄行，损伤血络，外溢肌肤，扰动心神		
辨证要点	灼热躁扰，斑疹，出血，舌深绛		
治法	清热解毒，凉血散血		
方药	犀角地黄汤（《温病条辨》） 犀角　生地黄　生白芍　丹皮		
加减法	热毒较甚，昏狂斑紫	加水蛭、大黄、神犀丹	活血祛瘀解毒
	吐血	加侧柏叶、白茅根、三七	
	衄血	加白茅根、黄芩、焦栀子	
	便血	加槐花、地榆	
	尿血	加小蓟、琥珀、白茅根	
	气血两燔，症见壮热，大渴引饮，头痛劈，骨节烦痛，烦躁不安，甚则昏狂谵妄，或发斑吐衄，舌绛，苔黄燥者	轻证方用化斑汤（生石膏、知母、粳米、生甘草、玄参、犀角）	清热解毒，凉血救阴
		重证方用清瘟败毒饮（生石膏、生地、犀角、川连、栀子、桔梗、黄芩、知母、赤芍、玄参、连翘、甘草、丹皮、竹叶）	

（二）热与血结证

项目	内容
证候	少腹坚满，按之疼痛，小便自利，大便色黑易下，神志如狂，时清时乱，口干，嗽水不欲咽，舌紫绛或有瘀斑，脉细涩
病机	瘀热互结，蓄积少腹
辨证要点	少腹坚满疼痛，舌紫绛或有瘀斑，脉细涩

续表

项目	内容
治法	凉血逐瘀
方药	桃仁承气汤（《温病条辨》） 　　大黄　芒硝　桃仁　芍药　丹皮　当归
方解	本方是以《伤寒论》桃核承气汤去桂枝、炙甘草，加丹皮、当归变化而成。本证因邪热所致，故去桂枝、炙甘草。方中丹皮、赤芍、桃仁清热凉血消瘀；大黄、芒硝通下泄热，行瘀破结；当归养血和血，并行血中之气，使气帅血行，以期瘀血热邪从下而解

（三）血分证治小结

证型	热盛动血	热与血结
病机	动血耗血，瘀热内阻	热瘀互结，蓄于下焦
临床表现	身灼热，躁扰不安，甚至昏狂谵妄，斑疹显露，或斑色紫黑，或吐血、衄血、便血、尿血，舌质深绛，脉细数	少腹坚满，按之疼痛，小便自利，大便色黑易下，神志如狂，时清时乱，口干，漱水不欲咽，舌紫绛或有瘀斑，脉细涩
辨证要点	灼热躁扰，斑疹，出血，舌深绛	少腹坚满疼痛，舌紫绛或有瘀斑，脉细涩
治疗方法	清热解毒，凉血散血	凉血逐瘀
代表方剂	犀角地黄汤	桃仁承气汤
药物选用	水牛角、生地黄、生白芍、丹皮	大黄、芒硝、桃仁、芍药、丹皮、当归

五、后期证治

　　温热类温病，在卫、气、营、血阶段，经过恰当的治疗，病可向愈。若虽经治疗但未能及时挽回病机，而病情发展，则产生诸多变证。所以病至后期，除可表现为邪退正虚，亦可表现为邪气仍盛，而正气已虚，或邪虽退但正气虚极不复，或余邪未尽留扰阴分。温病进入恢复期须分辨不同情况，清解余邪，扶助正气，耐心调治以善后。

（一）余热未清，气阴两伤证

项目	内容			
证候	低热，口舌干燥而渴，虚烦不眠，气短神疲，时时泛恶，纳谷不馨，舌红而干，脉细数无力			
病机	阳明气分证后期，高热虽除，余邪未净，胃之气阴两伤，失于和降			
辨证要点	低热，口干，气短，舌红而干			
治法	清热生津，益气和胃			
方药	竹叶石膏汤（《伤寒论》） 　　竹叶　生石膏　半夏　人参　麦门冬　甘草　粳米			
加减法	余邪未尽，痰瘀滞络，闭阻机窍	症见低热，肢颤拘挛，神呆者	方用三甲散（醋地鳖虫、醋鳖甲、土炒穿山甲、生僵蚕、柴胡、桃仁泥）加减	清解余邪，活血通瘀，化痰搜络
	邪热已退，肺胃阴伤	干咳，口干渴，舌红少苔者	方用沙参麦冬汤（沙参、玉竹、生甘草、桑叶、麦冬、生扁豆、花粉）	滋养肺胃阴津
加减法	热退而肺胃阴伤者，偏胃阴伤者		方用益胃汤（沙参、麦冬、生地、玉竹、冰糖）	
	邪热已退，气阴两伤	气短，口燥，纳差，脉细弱者	方用薛氏参汤（人参、麦冬、石斛、木瓜、生甘草、生谷芽、鲜莲子）	益气养阴

（二）阴虚火炽证

项目	内容			
证候	身热，心烦躁扰不寐，口燥咽干，舌红苔黄或薄黑而干，脉细数			
病机	温热邪气久羁，上助手少阴心火，下灼足少阴肾水			
辨证要点	身热，心烦不寐，舌红，脉细数			
治法	泄火育阴			
方药	黄连阿胶汤（《温病条辨》） 　　黄连　黄芩　阿胶　白芍　鸡子黄			
加减法	暑伤心肾	症见心中烦热，消渴不已，肢体麻痹，舌红绛，苔黄燥，脉细数	方用连梅汤（黄连、乌梅、麦冬、生地、阿胶）	清心滋肾

（三）邪留阴分证

项目	内容
证候	夜热早凉，热退无汗，能食形瘦，舌红少苔，脉沉细略数
病机	温病恢复期，阴液亏损，邪伏阴分
辨证要点	夜热早凉，热退无汗，舌红少苔
治法	滋阴透热
方药	青蒿鳖甲汤（《温病条辨》） 　青蒿　鳖甲　生地　知母　丹皮

（四）真阴耗竭证

项目	内容		
证候	低热不退，手足心热甚于手足背，口干咽燥，齿黑，或心悸，或神疲多眠，耳聋，舌干绛或枯萎，甚或紫晦而干，脉虚细或结代		
病机	邪热久羁不退，耗伤肝血、肾阴，而呈邪少虚多之证		
辨证要点	低热，咽燥，齿黑，舌干绛，脉虚细或结代		
治法	滋养肾阴		
方药	加减复脉汤（《温病条辨》） 　炙甘草　干地黄　生白芍　麦冬　阿胶　麻仁 药多属滋润之品，必真阴耗损，热由虚生者方可用之，若邪热尚盛者，则不宜用，以防恋邪		
加减法	兼心火炽盛，身热心烦不得卧	加黄连、栀子，或改用黄连阿胶汤	清泄心火
	汗出心悸	去麻仁，加生龙骨、生牡蛎、人参，方为救逆汤	镇摄潜阳，益气固脱
	阴液下泄，大便微溏	加牡蛎，方为一甲复脉汤	滋阴固摄

（五）虚风内动证

项目	内容
证候	低热，手足蠕动，甚或瘛疭，心悸或心中憺憺大动，甚则心中痛，时时欲脱，形消神倦，咽干齿黑，舌干绛，脉虚细无力
病机	肾精肝血耗损，虚风内动
辨证要点	手足蠕动，甚或瘛疭，舌干绛

续表

项目	内容
治法	滋阴养血，柔肝息风
方药	三甲复脉汤（《温病条辨》） 　　炙甘草　干地黄　生白芍　麦冬　阿胶　麻仁　生牡蛎　生鳖甲　生龟板 大定风珠（《温病条辨》） 　　炙甘草　干地黄　生白芍　麦冬　阿胶　麻仁　生牡蛎　生鳖甲　生龟板 　　五味子　鸡子黄
方解	三甲复脉汤：加减复脉汤加牡蛎、鳖甲、龟板 　　方以加减复脉汤滋养肝血肾阴，加三甲以潜阳息风 　　适用于手足蠕动，心中憺憺大动，脉细促为主症的虚风内动轻证 大定风珠方：三甲复脉汤加鸡子黄、五味子 　　以三甲复脉汤滋阴养血，潜阳息风；加鸡子黄以增强滋阴息风之效；五味子补阴留阳以防厥脱之变；此方以血肉有情之品填阴，为救阴重剂，其药味厚滋腻，用之不当，有恋邪之弊 　　适用于纯虚无邪，阴虚至极，阴阳时时欲脱之虚风内动重证

虚风内动与热盛动风证治鉴别

	虚风内动	热盛动风
病机	温病后期，肝肾阴竭，水不涵木，虚风内动	温病极期，邪热内盛，引动肝风
特点	低热，手足蠕动，口角搐动，震颤，徐缓无力，伴见心中憺憺大动，时时欲脱，形消神倦，咽干齿黑，舌干绛，脉虚细无力等一派虚象	高热，四肢抽搐，强急有力，多伴有神昏，肢厥，渴饮，脉弦数等症状
治法	滋阴养血，柔肝息风	清热息风
代表方	三甲复脉汤或大定风珠	羚角钩藤汤

（六）后期证治小结

证候类型	肺胃阴伤	气阴两伤	阴虚火炽	邪留阴分	真阴耗竭	虚风内动
病机	余热未净 损伤肺阴	余热内扰 损伤气阴	热伤肾阴 心火亢盛	余热久稽 耗损阴液	邪热久羁 耗损肾阴	肾阴虚损 肝失涵养

续表

临床表现	低热或无热，干咳或痰少，口咽干燥而渴，舌干红少苔，脉细	低热，口舌干燥而渴，虚烦不眠，气短神疲，时时泛恶，纳谷不馨，舌红而干，脉细数无力	身热，心烦躁扰不宁，口燥咽干，舌红苔黄或薄黑而干，脉细数	夜热早凉，热退无汗，能食形瘦，舌红少苔，脉沉细略数	低热不退，手足心热甚于手足背，口干咽燥，齿黑，或心悸，或神疲多眠，耳聋，舌干绛或枯萎，甚或紫晦而干，脉虚细或结代	低热，手足蠕动，甚或瘛疭，心悸或心中憺憺大动，甚则心中痛，时时欲脱，形消神倦，咽干齿黑，舌干绛，脉虚细无力
辨证要点	低热或无热，干咳，舌干红少苔	低热，口干，气短，舌红而干	身热，心烦不宁，舌红，脉细数	夜热早凉，热退无汗，舌红少苔	低热，咽燥，齿黑，舌干绛，脉虚细或结代	手足蠕动，甚或瘛疭，舌干绛
治疗方法	清养肺胃	清热生津，益气和胃	泻火育阴	滋阴透热	滋养肾阴	滋阴养血，柔肝息风
代表方剂	沙参麦冬汤	竹叶石膏汤	黄连阿胶汤	青蒿鳖甲汤	加减复脉汤	三甲复脉汤 大定风珠
药物选用	沙参、玉竹、生甘草、冬桑叶、麦冬、生扁豆、花粉	竹叶、生石膏、半夏、人参、麦门冬、甘草、粳米	黄连、黄芩、阿胶、白芍、鸡子黄	青蒿、鳖甲、生地、知母、丹皮	炙甘草、干地黄、生白芍、麦冬、阿胶、麻仁	三甲复脉汤：炙甘草、干地黄、生白芍、麦冬、阿胶、麻仁、生牡蛎、生鳖甲、生龟板 大定风珠：炙甘草、干地黄、生白芍、麦冬、阿胶、麻仁、生牡蛎、生鳖甲、生龟板、五味子、鸡子黄

巩固与练习

一、填空题

1. 千金苇茎汤由苇茎、_____、_____、_____四味药组成。

2. 宣白承气汤由生石膏、生大黄、_____、_____四味药组成。

3. 风温肺热发疹为肺经气分热邪波及_____所致，治以_____，_____。

4. 潮热便秘，喘促不宁，痰涎壅盛，苔黄滑，脉右寸实大。治法：_____，方选：_____。

5. 发热，咳嗽，胸闷，心烦，口渴，肌肤外发红疹，舌红，苔薄黄，脉数。辨证为：_____。

6. 身体灼热，神昏谵语，或昏愦不语，舌蹇，肢厥。辨证为_____。

7. 风温邪袭肺卫，兼挟温毒而项肿咽痛者，可用银翘散加_____，_____以解毒消肿。

8. 风温初起以_____为其特征，多发于_____季节。

9. 银翘散中有荆芥，豆豉辛散透表之品合于辛凉药物中，其解表之力较胜，故称为_____，而桑菊饮大多为辛凉之品，且药量较轻，故称为_____。

10. 麻杏石甘汤中麻黄与石膏相伍，则麻黄作用并不在_____，而主要是在_____。

11. 石膏与麻黄相伍，则石膏作用并不在_____，而主要是_____。

12. 黄连阿胶汤的药物组成是_____。

13. 春温阴虚火炽证的治则为_____，方选_____。

14. 春温气营（血）两燔证的治疗，一般可用_____，证情严重的可用_____。

15. 犀角地黄汤的药物组成是_____。

16. 春温热灼胸膈证的治法为_____，方选_____。

17. 暑温证见心热烦躁，消渴不已，麻痹，舌红绛，苔黄黑干燥，脉细数。治宜选方：_____。

18. 温病证见高热已退，汗出不止，喘喝欲脱，脉数大，治宜选用方剂：_____。

19. 身热心烦，尿黄，口渴自汗，气短而促，肢倦神疲，苔黄干燥，脉虚无力，治宜选方：_____。

20. 温病证见壮热汗多，口渴心烦，头痛且晕，面赤气粗，背微恶寒，苔黄燥，脉洪大而芤。治方宜选用：_____。

21. 叶天士引张凤逵所说："暑病首用_____，继用_____，再用_____"，概括了暑温邪在气分阶段不同证型的治疗大法。

22. 暑温发病急骤，传变迅速，病变初起径犯阳明，病程中极易耗伤津气，易出现_____、_____及_____等危重病变。

23. 暑温起病急，初起较少见_____过程，多见_____热盛证候。

24. 暑温有明显的季节性，多发病于_____之时，一般在_____之前。但不可过于拘泥。

25. 病人发热恶寒，少汗，咳嗽少痰，声嘶，咽干痛，鼻燥热，口微渴，舌边尖红，苔薄白少津，右脉数大。其治疗宜_____，_____，方用_____。

26. 病人发热微恶风寒，少汗，咳嗽少痰，咽干痛，鼻燥热，口微渴，舌边尖红，苔薄白乏津，右脉数大。其诊断是_____，辨证_____。

27. 桑杏汤是由桑叶，杏仁，沙参及_____等组成。

28. 温病发热，耳鸣目赤，口渴咽痛，苔黄而干，脉数。其诊断是_____，辨证是_____。

29. 温病发热，口渴咽痛，耳鸣目赤，龈肿，苔黄而干，脉数。其治疗宜_____，方药用_____。

30. 温病发热，口渴心烦，干咳气喘，胸满胁痛，咽干鼻燥，舌边尖红，苔燥，脉数。其诊断是_____，辨证是_____。

31. 温病喉痒干咳，继而痰粘带血，胸胁疼痛，腹部灼热，大便泄泻，舌红，苔薄黄而干，脉数。其诊断是_____，辨证是_____。

32. 温病喉痒干咳，继而痰粘带血，胸胁疼痛，腹部灼泻，舌红，苔薄黄而干，脉数。其治疗方法是_____，方用_____。

33. 病人咳嗽不爽而多痰，胸满腹胀，大便秘结，舌红而干。其诊断是_____，辨证是_____。

34. 病人咳嗽不爽而多痰，胸满腹胀，大便秘结，舌红而干。其治法宜_____，方用_____。

35. 温病热退，干咳或痰少，口唇干燥乏津，口渴，舌干红少苔，脉细数。其诊断是_____，辨证是_____。

36. 温病热退，干咳或痰少，口、鼻、咽、唇干燥乏津，口渴，舌干红少苔，脉细数。其治法宜_____，方用_____。

37. "上燥治气，中燥_____，下燥_____"可作为秋燥初、中、末三期治疗大法的概括。

二、选择题

A 型题

38. 风温邪热壅肺之表现为（　　）

　　A. 身热，咳喘，舌红苔黄，脉数

　　B. 发热，微恶风寒，干咳不已，舌边尖红，舌苔薄白而干，右脉数大

　　C. 发热，微恶风寒，舌边尖红，舌苔薄白欠润，脉浮数。

　　D. 身热，干咳无痰，气逆而喘，口鼻干燥，舌边尖红，苔薄白燥或薄黄燥，脉数

　　E. 身热，咳嗽痰涎壅盛，喘促不宁，便秘，苔黄腻，脉右寸实大

39. 证见发热，微恶风寒，无汗或少汗，头痛，咳嗽，口微渴，颈肿咽痛，苔薄白，舌边尖红，脉浮数。选用下列哪一处方最适宜（　　）

　　A. 普济消毒饮　　　　B. 清咽栀豉汤　　　　C. 银翘散

　　D. 桑菊饮　　　　　　E. 银翘散加马勃，玄参

40. 肺热发疹证以其证候分析属于（　　）

　　A. 气分　　　　　　　B. 气营同病　　　　　C. 卫营同病

　　D. 营分　　　　　　　　E. 卫气同病

41. "疹为太阴风热"语出(　　　)

　　A. 叶天士　　　　　　B. 吴鞠通　　　　　　C. 陆子贤

　　D. 吴又可　　　　　　E. 王孟英

42. 风温邪袭肺卫而偏于表热较重者,可用(　　　)

　　A. 桑杏汤

　　B. 桑菊饮

　　C. 银翘散

　　D. 麻杏石甘汤

　　E. 银翘散去豆豉加细生地、丹皮、大青叶、玄参方

43. 风温邪袭肺卫而偏于肺失宣降,以咳嗽为主症者,可用(　　　)

　　A. 桑杏汤

　　B. 桑菊饮

　　C. 银翘散

　　D. 麻杏石甘汤

　　E. 银翘散去豆豉加细生地、丹皮、大青叶、玄参方

44. 以下哪一项不属于宣白承气汤的药物组成(　　　)

　　A. 生石膏　　　　　　B. 黄芩　　　　　　C. 生大黄

　　D. 杏仁　　　　　　　E. 瓜蒌皮

45. 风温邪袭肺卫,兼痰多者,可用银翘散加(　　　)

　　A. 款冬花　　　　　　B. 马勃,玄参　　　　C. 瓜蒌、贝母

　　D. 紫菀　　　　　　　E. 射干

46. 风温邪袭肺卫,若见口渴较甚者,可用银翘散加(　　　)

　　A. 芦根　　　　　　　B. 玄参　　　　　　C. 花粉、沙参

　　D. 生地　　　　　　　E. 熟地

47. 风温邪袭肺卫,如兼热入气分而气粗如喘者,可用桑菊饮加(　　　)

　　A. 黄芩　　　　　　　B. 石膏,知母　　　　C. 栀子

　　D. 瓜蒌,枳实　　　　E. 花粉

48. 风温邪袭肺卫,如兼肺热较甚,口苦,咳甚胁痛者,可用桑菊

饮加（　　　）

    A. 石膏　　　　　　B. 知母　　　　　　C. 栀子

    D. 黄芩　　　　　　E. 花粉

49. 宣白承气汤证属吴鞠通所说的哪种治法？（　　　）

    A. 气血合治法　　　B. 二肠合治法　　　C. 邪正合治法

    D. 脏腑合治法　　　E. 两少阴合治法

50. "阳明腑实证"与"热入心包兼腑实证"的辨证关键在于后者有（　　　）

    A. 谵语　　　　　　B. 腹满　　　　　　C. 肢厥

    D. 身热　　　　　　E. 舌謇

51. 温病身热已退，肺胃阴伤，干咳不已，口舌干燥而渴，舌红少苔，治宜（　　　）

    A. 增液汤　　　　　B. 生脉散　　　　　C. 桑杏汤

    D. 沙参麦冬汤　　　E. 竹叶石膏汤

52. 身热神昏，舌謇肢厥，大便秘结，腹部胀痛，舌绛苔黄燥，治宜（　　　）

    A. 清宫汤　　　　　B. 牛黄承气汤　　　C. 导赤承气汤

    D. 清营汤　　　　　E. 调胃承气汤

53. 身热下利，肛门灼热，恶心呕吐，腹部疼痛，苔黄脉数，治宜（　　　）

    A. 王氏连朴饮加苡仁、竹叶

    B. 调胃承气汤

    C. 葛根芩连汤加白芍，藿香，姜竹茹

    D. 枳实导滞汤

    E. 宣白承气汤

54. 身热下利，肛门灼热，苔黄，脉数，治宜（　　　）

    A. 黄芩汤　　　　　B. 调胃承气汤　　　C. 导赤承气汤

    D. 葛根芩连汤　　　E. 牛黄承气汤

55. 风温，身热，咳嗽，胸闷，肌肤外发红疹，治宜（　　　）

    A. 银翘散去荆芥，豆豉加白茅根，侧柏炭

    B. 银翘散加生地，丹皮，赤芍

    C. 银翘散去豆豉加细生地，丹皮，大青叶，玄参

    D. 玉女煎去牛膝，熟地加细生地，玄参

    E. 化斑汤

56. 身热面赤，烦渴欲饮，饮不解渴，得水则吐，胸脘痞满，按之疼痛，便秘，苔黄滑，其病机为：（   ）

    A. 热灼胸膈   B. 阳明热结   C. 热郁胸膈

    D. 痰热结胸   E. 邪热壅肺

57. 温病日晡潮热，时有谵语，大便秘结，腹部胀满硬痛，苔黄燥，脉沉实，治宜选用（   ）

    A. 宣白承气汤   B. 牛黄承气汤   C. 调胃承气汤

    D. 增液承气汤   E. 新加黄龙汤

58. 温病日晡潮热，时有谵语，大便纯利稀水，腹部胀满硬痛，苔黄燥，脉沉实，治宜选用（   ）

    A. 宣白承气汤   B. 调胃承气汤   C. 牛黄承气汤

    D. 葛根芩连汤   E. 增液承气汤

59. 风温身热，汗出，烦渴，咳喘，胸痛，舌红苔黄，脉滑数，治宜（   ）

    A. 小陷胸加枳实汤   B. 宣白承气汤   C. 麻杏石甘汤

    D. 白虎汤   E. 葛根芩连汤

60. 温病发热，微恶风寒，咳嗽，胸闷，身发红疹，舌绛，苔薄白，脉细数。其病变阶段是（   ）

    A. 卫气同病   B. 气营同病   C. 卫营同病

    D. 气血同病   E. 气分热盛

61. 风温邪热由卫转气，顺传于胃，多见（   ）

    A. 邪热壅肺证   B. 阳明热盛证   C. 阳明热结证

    D. 痰热结胸证   E. 肺热发疹证

62. 温病高热，神昏谵语，喉中痰鸣，治宜选用（   ）

    A. 至宝丹   B. 紫雪丹   C. 安宫牛黄丸

    D. 苏合香丸   E. 玉枢丹

63. 温病发热，神昏，痰涎壅盛，舌苔黄腻，治宜选用（　　）

　　A. 紫雪丹　　　　　　　B. 玉枢丹　　　　　　C. 神犀丹

　　D. 至宝丹　　　　　　　E. 以上均不是

64. 温病高热烦躁，痉厥，神昏谵语，治宜选用（　　）

　　A. 至宝丹　　　　　　　B. 紫雪丹　　　　　　C. 苏合香丸

　　D. 止痉散　　　　　　　E. 安宫牛黄丸

65. 壮热，头痛，口渴，烦躁若狂，肌肤发斑，吐血，衄血，舌红绛苔焦黄，脉数。治宜：（　　）

　　A. 犀角地黄汤　　　　　B. 清瘟败毒饮　　　　C. 犀地清络饮

　　D. 神犀丹　　　　　　　E. 清营汤

66. 三甲复脉汤是在加减复脉汤中：（　　）

　　A. 去麻仁加牡蛎　　　　　　　B. 去麻仁加山甲

　　C. 加山甲，牡蛎，龙骨　　　　D. 加牡蛎，龟板，山甲

　　E. 加牡蛎，龟板，鳖甲

67. 春温后期，虚风内动，时时欲脱，治宜：（　　）

　　A. 羚角钩藤汤加人参　　　　　B. 大定风珠

　　C. 三甲复脉汤　　　　　　　　D. 小定风珠加生脉散

　　E. 黄连阿胶汤

68. 身热，心烦不得卧，舌红苔黄，脉细数。治宜：（　　）

　　A. 栀子豉汤　　　　　　B. 翘荷汤　　　　　　C. 黄连阿胶汤

　　D. 青蒿鳖甲汤　　　　　E. 连梅汤

69. 身热，口苦而渴，干呕，心烦，小便短赤，胸胁不舒，舌红，苔黄，脉弦数。治宜：（　　）

　　A. 黄芩汤加豆豉，玄参　　　　B. 小柴胡汤

　　C. 蒿芩清胆汤　　　　　　　　D. 黄连温胆汤

　　E. 清营汤加豆豉

70. 春温，热灼胸膈证，治疗宜：（　　）

　　A. 凉膈散　　　　　　　B. 栀子豉汤　　　　　C. 翘荷汤

　　D. 小陷胸汤加枳实　　　E. 宣白承气汤

71. 身热，腹痛便秘，口干咽燥，倦怠少气，舌苔黄燥，脉沉弱。

治宜：（　　）

    A. 新加黄龙汤　　　B. 调胃承气汤　　　　C. 小承气汤

    D. 增液承气汤　　　E. 增液汤

72. 身热，便秘，烦躁，口渴，小便赤痛，舌苔黄燥，治宜：（　　）

    A. 牛黄承气汤　　　　B. 小承气汤　　　　　C. 增液承气汤

    D. 导赤承气汤　　　　E. 调胃承气汤

73. 身热，头晕胀痛，手足躁扰，狂乱痉厥，舌干绛，脉细数，治宜：（　　）

    A. 白虎汤加羚角，钩藤　　　B. 羚角钩藤汤

    C. 清营汤加羚角，钩藤　　　D. 清宫汤加羚角

    E. 犀角地黄汤加羚角

74. 身热，尿黄，口渴，自汗，气短而促，肢倦神疲，苔黄干燥，脉虚无力，治宜：（　　）

    A. 白虎加人参汤　　　　B. 生脉散

    C. 王氏清暑益气汤　　　D. 李氏清暑益气汤

    E. 连梅汤

75. 身热心烦，小便色黄，口渴自汗，气短而促，肢倦神疲，苔黄干燥，脉虚无力，证属：（　　）

    A. 暑入阳明，津气受伤　　　B. 暑湿伤气

    C. 暑伤津气　　　　　　　　D. 津气欲脱

    E. 暑伤心肾

76. 病人发热，口渴，耳鸣，目赤，齿肿，咽痛，苔黄而干，脉数，其诊断是：（　　）

    A. 湿温，湿热并重　　　　B. 暑温，暑伤津气

    C. 风温，热炽阳明　　　　D. 春温，真阴耗竭

    E. 秋燥，邪在气分，燥干清窍

77. 温病发热，耳鸣目赤，口渴咽痛，苔黄而干，脉数，其治疗宜用：（　　）

    A. 竹叶石膏汤　　　　　　B. 清燥救肺汤

C. 王氏清暑益气汤   D. 翘荷汤

E. 桑杏汤

78. 病人发热，口渴，心烦，干咳气喘，咽干鼻燥，胸满胁痛，舌边尖红，脉数，其诊断是：（   ）

A. 风温，邪热壅肺   B. 风温，热炽阳明

C. 春温，气分郁热   D. 暑温，暑伤津气

E. 秋燥，燥热伤肺

79. 温病发热，口渴心烦，干咳气喘，咽干鼻燥，胸满胁痛，舌边尖红，苔燥，脉数。其治疗宜用：（   ）

A. 翘荷汤   B. 清燥救肺汤   C. 桑杏汤

D. 新加香薷饮   E. 麻杏石甘汤

80. 温病喉痒干咳，继而痰黏带血，胸痛，腹部灼热，大便泄泻，舌红，苔薄黄而干，脉数。其诊断是：（   ）

A. 暑湿，暑伤肺络

B. 伏暑，暑湿挟滞，阻结肠道

C. 湿温，热炽阳明，湿困太阴

D. 秋燥，肺燥肠热，络伤咳血

E. 春温，气分郁热

81. 病人咳嗽不爽而多痰，胸满腹胀，大便泄泻，舌红苔薄黄而干，脉数。其诊断是：（   ）

A. 风温，热结肠腑   B. 春温，伏热内闭

C. 暑温，热结肠腑   D. 伏暑，热结阴伤

E. 秋燥，肺燥移肠

82. 病人咳嗽不爽而多痰，胸满腹胀，大便秘结，舌红而干。其治疗宜：（   ）

A. 桑杏汤   B. 调胃承气汤   C. 五仁橘皮汤

D. 增液汤   E. 新加香薷饮

83. 温病身热已退，干咳或痰少，口、鼻、咽、唇干燥乏津，口渴，舌干红少苔，脉细数。其诊断是：（   ）

A. 风温，胃热阴伤   B. 秋燥，燥热伤肺

C. 暑温，暑伤津气　　　　D. 秋燥，肺胃阴伤

E. 春温，热炽津伤

84. 身热已退，干咳或痰少，口、鼻、咽、唇干燥乏津，口渴，舌干红少苔，脉细数。其治疗宜用：（　　）

　　A. 阿胶黄芩汤　　　B. 沙参麦冬汤　　　C. 清燥救肺汤

　　D. 五仁橘皮汤　　　E. 翘荷汤

85. 治疗秋燥邪在肺卫的最佳方剂是：（　　）

　　A. 桑菊饮　　　　　B. 桑杏汤　　　　　C. 杏苏散

　　D. 银翘散　　　　　E. 翘荷汤

86. 桑杏汤汤出自：（　　）

　　A. 《医门法律》　　B. 《温疫论》　　　C. 《疫病篇》

　　D. 《温病条辨》　　E. 《温热论》

87. 清燥救肺汤治疗秋燥病中哪个证型最合适：（　　）

　　A. 燥干清窍　　　　　　　　B. 肺燥肠热，络伤咳血

　　C. 肺胃阴伤　　　　　　　　D. 燥热伤肺

　　E. 燥热犯卫

88. 肺燥肠闭证（秋燥病）的治疗原则应该是：（　　）

　　A. 肃肺化痰，润肠通便　　　B. 清热润肺，导滞通下

　　C. 滋阴增液通下　　　　　　D. 润肺清肠止利

　　E. 清泄肺热，滋阴润燥

89. 下列何症不属于秋燥"肺胃阴伤"证：（　　）

　　A. 咳嗽多痰　　　　B. 舌红苔少　　　　C. 身热不甚

　　D. 口干渴　　　　　E. 舌燥

90. 五仁橘皮汤最适宜治疗秋燥中的哪一证型：（　　）

　　A. 肺燥肠闭　　　　B. 腑实阴伤　　　　C. 肺胃阴伤

　　D. 肺燥肠热，络伤咳血　　　E. 肺热腑实

91. 治疗秋燥"肺燥移肠，络伤咳血"证，最合适的方剂是：（　　）

　　A. 翘荷汤　　　　　B. 清燥救肺汤　　　C. 阿胶黄芩汤

　　D. 宣白承气汤　　　E. 五仁橘皮汤

92. "秋燥"病名首见于：（　　）

A. 《素问·至真要大论》

B. 《素问·阴阳应象大论》

C. 清初喻嘉言《医门法律》

D. 金元刘河间《素问玄机原病式》

E. 清吴鞠通《温病条辨》

93. 下列哪一症状不属于秋燥燥热犯卫证:(　　)

A. 咳嗽多痰　　　　B. 咽干鼻燥　　　　C. 口渴少汗

D. 微恶风寒　　　　E. 发热

94. 燥热伤肺的病机是:(　　)

A. 卫气同病　　　　B. 气分燥热　　　　C. 气营血同病

D. 卫营同病　　　　E. 气血两燔

B 型题

A. 石膏,生大黄,杏仁　　　　B. 石膏,知母,甘草

C. 石膏,麦冬,竹叶　　　　D. 石膏,知母,麦冬

E. 石膏,生地,麦冬

95. 宣白承气汤中有(　　)

96. 竹叶石膏汤中有(　　)

A. 银翘散加藿香,郁金　　　　B. 银翘散加天花粉

C. 银翘散加马勃,玄参　　　　D. 银翘散加杏仁

E. 桑菊饮

97. 风温"邪袭肺卫"兼肺气被郁咳嗽较甚者,宜用(　　)

98. 风热病邪侵袭肺卫出现以咳嗽为主要表现者,宜用(　　)

A. 热炽阳明　　　　B. 热结肠腑　　　　C. 胃热阴伤

D. 肺热腑实　　　　E. 余热未清,气阴两伤

99. 证见低热,干咳,口舌干燥而渴,舌干红少苔,脉细。其病机为(　　)

100. 证见壮热,恶热,汗大出,渴喜冷饮,苔黄而燥,脉浮洪。其病机为(　　)

A. 邪袭肺卫　　　　B. 肺热发疹　　　　C. 痰热阻肺

D. 邪热壅肺　　　　E. 肠热下利

101. 一般见发热，微恶风寒，头痛少汗，咳嗽，苔薄白，舌边尖红等症者，多属(　　)

102. 一般见身热咳嗽，口渴下利色黄热臭，肛门灼热，苔黄，脉数等症，多属(　　)

　　A. 调胃承气汤　　　　B. 增液承气汤　　　　C. 桃核承气汤

　　D. 宣白承气汤　　　　E. 牛黄承气汤

103. 风温证见潮热，便秘，腹胀满硬痛，时有谵语，苔老黄而燥，脉沉有力，宜选用(　　)

104. 风温潮热便秘，痰涎壅盛，喘促不宁，苔黄腻，脉右寸实大，宜选用(　　)

　　A. 春温，感冒，麻疹，肺痈

　　B. 风温，暑温

　　C. 暑湿，湿温，中暑，疫毒痢

　　D. 暑温，湿温，伏暑

　　E. 暑湿，湿阻，疟疾，内伤风热

105. 应注意与风温相鉴别的疾病是(　　)

106. 应注意与春温相鉴别的疾病是(　　)

　　A. 犀角地黄汤

　　B. 化斑汤

　　C. 银翘散合神犀丹

　　D. 银翘散去豆豉，加细生地、丹皮、大青叶、倍玄参方

　　E. 清瘟败毒饮

107. 身体灼热，躁扰不安，昏狂谵妄，斑疹显露，衄血，舌质深绛。治宜：(　　)

108. 身热，咳嗽，胸闷，肌肤红疹，舌红，苔薄白，脉数。治宜：(　　)

　　A. 身热不扬　　　　B. 小便赤涩　　　　C. 心烦不得卧

　　D. 口不渴　　　　　E. 夜热早凉

109. 阴虚火炽证可见：(　　)

110. 邪留阴分证可见：(　　)

　　A. 身热，心烦不得卧，舌红苔黄，脉细数

　　B. 身热不甚，手足心热甚于手足背，舌干绛

　　C. 夜热早凉，热退无汗，能食消瘦

　　D. 身热，心烦懊𢙐，坐卧不安，舌苔微黄

　　E. 低热，口舌干燥而渴，虚烦不眠，气短神疲

111. 阴虚火炽证可见：（　　）

112. 热郁胸膈证可见：（　　）

113. 余热未清，气阴两伤证可见：（　　）

　　A. 沙参麦冬汤　　　　B. 黄连阿胶汤　　　　C. 加减复脉汤

　　D. 青蒿鳖甲汤　　　E. 翘荷汤

114. 身热不甚，口干咽燥，神倦耳聋，手足心热甚于手足背，舌绛而干，脉象虚细或结代。治宜：（　　）

115. 夜热早凉，热退无汗，能食形瘦，舌红少苔，脉沉细略数。治宜：（　　）

　　A. 栀子豉汤　　　　B. 黄芩汤　　　　C. 黄连阿胶汤

　　D. 导赤清心汤　　　E. 栀子豉汤加花粉

116. 身热心烦，口苦口渴，小便短赤，舌红苔黄，脉弦数。治宜：

117. 身热，心烦不得卧，舌红苔黄，脉细数，治宜：（　　）

　　A. 连梅汤　　　　B. 黄连阿胶汤　　　　C. 沙参麦冬汤

　　D. 竹叶石膏汤　　　E. 薛氏五叶芦根汤

118. 心热烦躁，消渴不已，肢体麻痹，舌红绛，苔黄黑干燥，脉细数，治宜：

119. 身热，心烦不得卧，舌红，苔黄或薄黑而干，脉细数，治宜：（　　）

　　A. 白虎汤　　　　　　B. 白虎加人参汤

　　C. 王氏清暑益气汤　　D. 生脉散

　　E. 李氏清暑益气汤

120. 温病证见身热已退，汗出不止，喘喝欲脱，脉散大，治宜选用：

121. 温病证见身热心烦，口渴自汗，气短而促，肢倦神疲，苔黄

干燥，脉虚无力，治宜选用：(　　)

    A. 壮热多汗　　　　B. 身热心烦　　　　　C. 低热不退

    D. 夜热早凉　　　　E. 灼热躁扰

122. 暑入心营的发热表现为：(　　)

123. 暑人血分的发热表现为：(　　)

D 型题

124. 风温"热入心包兼阳明腑实"的治法是(　　)

    A. 宣肺化痰　　　　B. 清心开窍　　　　　C. 清心凉营

    D. 攻下腑实　　　　E. 益气固脱

125. 风温"肺热发疹"的治法是(　　)

    A. 辛凉解表　　　　B. 宣肺泄热　　　　　C. 清热解毒

    D. 清热凉血　　　　E. 凉营透疹

126. 风温肺热腑实的主要临床特点有(　　)

    A. 潮热便秘　　　　B. 舌苔焦燥　　　　　C. 腹部硬痛

    D. 时有谵语　　　　E. 痰涎壅盛，喘促不宁

127. 风温肠热下利证的主要临床特点有(　　)

    A. 身热咳嗽　　　　B. 胸闷痛　　　　　　C. 里急后重

    D. 下利色黄热臭　　E. 腹部硬痛

128. 风温邪袭肺卫，兼挟颈肿咽痛者，可用银翘散加(　　)

    A. 山栀子　　　　　B. 马勃　　　　　　　C. 黄芩

    D. 浙贝　　　　　　E. 玄参

129. 风温邪袭肺卫，若见胸膈满闷者，可用银翘散加(　　)

    A. 藿香　　　　　　B. 黄芩　　　　　　　C. 郁金

    D. 石菖蒲　　　　　E. 厚朴

130. 牛黄承气汤由下列哪几组药物组成？(　　)

    A. 安宫牛黄丸　　　B. 厚朴　　　　　　　C. 生大黄

    D. 枳实　　　　　　E. 芒硝

131. 风温邪热逆传心包，则必见证候是：(　　)

    A. 神昏　　　　　　B. 咳嗽　　　　　　　C. 斑疹

    D. 谵妄　　　　　　E. 烦渴

132. 春温热与血结证的主要临床表现有：（　　　　）

A. 口渴欲饮　　　　　　　B. 小便不利

C. 少腹坚满，按之疼痛　　D. 脉滑数

E. 神志如狂

133. 春温见身热，心烦不得卧，舌红苔黄或薄黑而干，脉细数。其治法是：（　　　）

A. 攻下　　　　　B. 滋肺胃　　　　　C. 育肾阴

D. 清心火　　　　E. 养心安神

134. 三甲复脉汤与大定风珠的药物组成不同点。在于后者还有：（　　　）

A. 五味子　　　　B. 生龙骨　　　　　C. 鸡子黄

D. 茯神　　　　　E. 丹皮

135. 下列方中，含有生地，玄参，麦冬三味药的是：（　　　）

A. 新加香薷饮　　B. 清营汤　　　　　C. 清宫汤

D. 增液承气汤　　E. 大定风珠

136. 增液承气汤与导赤承气汤证的共有症状是：（　　　）

A. 身热　　　　　B. 溺涩痛　　　　　C. 便秘

D. 口干唇裂　　　E. 脉弦细

137. 下列各汤证中均有身热，腹痛，便秘的是：（　　　）

A. 桃仁承气汤　　B. 牛黄承气汤证　　C. 新加黄龙汤证

D. 宣白承气汤证　E. 增液汤证

X 型题

138. 千金苇茎汤除苇茎外，还有下列哪几种药物（　　　）

A. 黄芩　　　　　B. 薏苡仁　　　　　C. 杏仁

D. 冬瓜仁　　　　E. 桃仁　　　　　　F. 郁李仁

G. 瓜蒌仁

139. 风温最常见的症状有（　　　）

A. 高热　　　　　B. 昏迷　　　　　　C. 咳嗽

D. 喘息　　　　　E. 胸痛　　　　　　F. 咯血

G. 便秘

140. 风温"余邪未清，气阴两伤"的临床表现有( )

    A. 日晡潮热   B. 夜热早凉   C. 低热

    D. 口舌干燥而渴   E. 能食消瘦   F. 虚烦不眠

    G. 神疲乏力

141. 风温"肺热发疹"的临床表现有( )

    A. 身热   B. 胸痛   C. 胸闷

    D. 咳嗽   E. 衄血   F. 斑疹显露

    G. 肌肤发疹

142. 风温"内闭外脱"的临床表现有( )

    A. 发热骤退，汗出不止   B. 虚烦燥扰，气息短促

    C. 腹部硬痛   D. 面色苍白，四肢厥冷

    E. 便秘   F. 脉微细欲绝   G. 脱肛

143. 竹叶石膏汤除竹叶，石膏外，还有下列哪几种药物( )

    A. 麦冬   B. 法夏   C. 青蒿

    D. 粳米，甘草   E. 人参   F. 黄芪

    G. 玄参

144. 沙参麦冬汤除沙参，麦冬外，还有下列哪几组药物？( )

    A. 冬桑叶   B. 石斛，生地   C. 玉竹，花粉

    D. 生扁豆，甘草   E. 太子参，白芍   F. 玄参

    G. 冰糖

145. 清宫汤由下列哪几组药物组成( )

    A. 犀角尖，连翘心   B. 石菖蒲，郁金

    C. 竹叶卷心，连心麦冬   D. 生地，丹参

    E. 羚羊角尖   F. 两头尖

    G. 玄参心，莲子心

146. 宣白承气汤由下列哪几组药物组成( )

    A. 生石膏   B. 芒硝   C. 生大黄

    D. 杏仁   E. 白芍   F. 瓜蒌皮

    G. 白茅根

147. 风温热陷心包证有以下哪几组症状( )

A. 潮热，谵语　　　 B. 神昏谵语，舌蹇　　C. 时有谵语

D. 舌鲜绛，脉细数　　E. 苔黄燥，脉数沉实　　F. 身灼热，肢厥

G. 时清时昧

148. 热入心包兼腑实证有下列哪几组症状（　　　）

A. 夜热早凉，神呆

B. 日晡潮热，时有谵语

C. 舌蹇，肢厥

D. 腹部胀痛，便秘

E. 舌绛，苔黄燥，脉数沉实有力

F. 身热神昏

G. 舌红苔焦燥起刺，脉数沉实有力

149. 吴鞠通提出用白虎汤有四禁，是指（　　　）

A. 脉浮弦而细者　　 B. 脉沉者　　　　　　C. 脉洪大者

D. 汗不出者　　　　 E. 不渴者　　　　　　F. 便溏者

G. 脉浮者

150. 风温阳明热盛证的辨证关键是（　　　）

A. 壮热　　　　　　 B. 渴饮　　　　　　　C. 恶热

D. 汗出　　　　　　 E. 脉大　　　　　　　F. 脉沉实有力

G. 舌红苔黄

151. 桑菊饮除桑叶，菊花外，还有下列哪几组药物（　　　）

A. 桔梗，甘草　　　 B. 竹叶，甘草　　　　C. 连翘，芦根

D. 黄芩，荆芥　　　 E. 牛蒡子，花粉　　　F. 薄荷，杏仁

G. 桔梗，荆芥

152. 银翘散除银花，连翘外，还有下列哪几组药物（　　　）

A. 桔梗，甘草　　　 B. 荆芥穗，淡豆豉　　C. 杏仁，菊花

D. 花粉，甘草　　　 E. 牛蒡子，芦根　　　F. 牛蒡子，葛根

G. 薄荷，竹叶

153. 清瘟败毒饮证可见：（　　　）

A. 壮热烦躁　　　　 B. 肌肤发斑　　　　　C. 舌绛苔黄

D. 头痛口渴　　　　 E. 脉数　　　　　　　F. 脉微欲绝，

G. 冷汗淋漓

154. 三甲复脉汤的组成是由炙甘草汤(　　　)

    A. 去生姜，大枣　　　　　　B. 去人参，桂枝

    C. 去麻仁，甘草　　　　　　D. 加牡蛎，鳖甲、龟板

    E. 加五味子　　　　　　　　F. 加附子

    G. 加白芍

155. 青蒿鳖甲汤证可见：(　　　)

    A. 夜热早凉　　　　　B. 热退无汗　　　　　C. 咳嗽，咯血

    D. 能食形瘦　　　　　E. 舌红苔少　　　　　F. 低热不退

    G. 手足蠕动

156. 春温病，热郁胸膈证可见：(　　　)

    A. 身热　　　　　　　B. 心烦懊憹　　　　　C. 心烦不得卧

    D. 胸脘痞满　　　　　E. 舌苔微黄　　　　　F. 腹痛

    G. 胸胁苦满

157. 下列各汤证中均有身热，腹痛，便秘的是：(　　　)

    A. 增液承气汤证　　　B. 牛黄承气汤证　　　C. 新加黄龙汤证

    D. 宣白承气汤证　　　E. 增液汤证　　　　　F. 凉膈散

    G. 栀子豉汤

158. 导赤承气汤证可见：(　　　)

    A. 夜热早凉　　　　　B. 小便赤痛　　　　　C. 便溏不爽

    D. 大便不通　　　　　E. 咳嗽痰壅　　　　　F. 心烦

    G. 身热

159. 腑实阴伤证可见：(　　　)

    A. 身热　　　　　　　B. 夜热早凉　　　　　C. 口干咽燥

    D. 昏狂谵妄　　　　　E. 舌苔焦燥　　　　　F. 腹满

    G. 便秘

160. 导赤承气汤证可见：(　　　)

    A. 身热　　　　　　　B. 小便赤痛　　　　　C. 便溏不爽

    D. 口渴　　　　　　　E. 心烦失眠　　　　　F. 脉细数

    G. 大便不通

161. 腑实阴伤证可见：（　　　）

    A. 身热　　　　　　　B. 腹满　　　　　　　C. 口干咽燥

    D. 昏狂谵妄　　　　　E. 舌苔焦燥　　　　　F. 便秘

    G. 倦怠少气

K 型题

162. 秋燥的病变脏腑主要在：（　　　）

    A. 肾　　　　　　　　B. 肝　　　　　　　　C. 肺

    D. 胃　　　　　　　　E. 大肠　　　　　　　F. 心

    G. 胆　　　　　　　　H. 小肠

163. 秋燥燥干清窍证的症状有：（　　　）

    A. 目赤　　　　　　　B. 耳鸣　　　　　　　C. 龈肿

    D. 苔黄而腻　　　　　E. 咽痛　　　　　　　F. 咳嗽痰鸣

    G. 气急鼻煽

164. 燥热伤肺的症状有：（　　　）

    A. 咳嗽多痰　　　　　B. 气逆而喘　　　　　C. 咽喉干燥

    D. 胸满胁痛　　　　　E. 心烦口渴　　　　　F. 少气乏力

    G. 痰中带血

三、改错题

165. 风温邪热犯胃，治宜（攻下泄热），方用（宣白承气汤）。

166. 温病身热不甚，手足心热甚于手足背，神倦，咽干齿黑，舌质干绛，脉虚无力。其治疗宜用（大定风珠）。

167. 温病身热，心烦不得卧，舌红苔黄，脉细数，其证属（肾阴耗损）。

168. 温病虚风内动，治用（羚角钩藤汤加止痉散）。

169. 温病身热不已，烦躁不安，胸膈灼热，唇焦咽燥，口渴，便秘，舌红苔黄，脉滑数。其证属（热结腑实）。

170. 凉膈散的组成是大黄，甘草，山栀子，（厚朴，知母，黄连）。

171. 导赤承气汤的组成是大黄，（黄芩，黄柏，芒硝，木通，白芍）。

172. 温病身热，腹满，便秘，口干唇裂，舌苔焦燥，脉沉细。其治疗宜（增液汤）。

173. 温病初起，发热微恶风寒，少汗，咳嗽少痰，声嘶，咽干痛，鼻燥热，舌边尖红，苔薄白少津，右脉数大。其诊断是：风温，辨证：邪在肺卫。

174. 秋燥邪在肺卫的治疗方法是辛凉解表，宣肺泄热。方药选用杏苏散。

175. 秋燥邪在气分，燥干清窍，治疗宜用桑杏汤。

176. 秋燥燥热伤肺证，其治疗宜用翘荷汤加减。

177. 温病喉痒干咳，继而痰粘带血，胁痛，腹部灼热，大便泄泻，舌红苔薄黄干，脉数。其诊断是暑湿，辨证是暑伤肺络。

178. 秋燥，肺燥肠闭证，其治疗宜用阿胶黄芩汤加减。

179. 秋燥肺胃阴伤证，其治疗宜用阿胶黄芩汤加减。

四、简答题

180. 风温肺卫之邪不解，其发展趋向有哪几种？

181. 风温邪热壅肺的证候，治法和选方是什么？

182. 风温热入心包的证候，治法和选方是什么？

183. 吴鞠通提出的白虎汤"四禁"是什么？临床上应如何掌握？

184. 肠热下利与热结旁流如何区别？

185. 风温与春温如何相鉴别？

186. 什么叫"辛凉平剂"

187. 简述肺热发疹的证候表现。

188. 简述肺热发疹的治法与代表方

189. 简述春温热与血结证的临床表现。

190. 简述春温热与血结证的简述春温热与血结证的治法、代表方。

191. 桃仁承气汤有哪些药物组成？

192. 简述春温气营（血）两燔的证候表现。

193. 简述春温气营（血）两燔证的治法、代表方。

194. 加减玉女煎有什么药物组成？

195. 化斑汤有什么药物组成？

196. 清瘟败毒饮有什么药物组成？

197. 三甲复脉汤的组成是由炙甘草汤去什么药、加什么药组成?

198. 简述春温阴虚火炽证表现如何?

199. 简述春温阴虚火炽证的治法和方药。

200. 黄连阿胶汤的药物组成有那些?

201. 简述温病余热未清,气阴两伤证的表现?

202. 简述温病余热未清,气阴两伤证的治法和代表方。

203. 热甚动血证有什么表现?

204. 热甚动血证的治法与代表方是什么?

205. 简述温病邪留阴分证候表现有那些?

206. 简述温病邪留阴分的治法和代表方?

207. 什么叫"阴虚火炽"?

208. 何谓心中憺憺大动?

209. 何谓"瘛疭"?

210. 何谓"水不涵木"?

211. 为什么说春温后期易导致肝肾阴伤?

212. 简述春温阴虚火炽证的临床表现及其治法。

213. 春温与风温后期均有伤阴之象,简述治疗上有何不同?

214. 简述春温虚风内动证的临床表现及其治法。

215. "懊憹"何解?

216. "目不了了"如何解释?

217. "撮空"如何解释?

218. 王氏清暑益气汤证有何表现?

219. 李氏清暑益气汤用于什么证?

220. 暑伤心肾表现如何? 用什么方?

221. 黄连阿胶汤证表现如何?

222. 暑温津气欲脱有什么表现? 如何治疗?

223. 简述秋燥燥干清窍的临床表现,治法和选方。

224. 试述秋燥燥热伤肺证的证候。

225. 简述秋燥燥热伤肺证的治法和用方。

226. 试写出五仁橘皮汤的药物组成。

227. 试述秋燥肺胃阴伤证的临床表现。

228. 试述秋燥肺胃阴伤证的治法和用方。

五、问答题

229. 风温邪热壅肺如何辨证施治？

230. 风温邪入气分，侵犯肺脏可见哪几种证型？如何辨治？

231. 风温邪热壅肺与痰热阻肺的证治有何不同？

232. 试述春温热与血结证的临床表现及其治法，代表方及药物组成。

233. 试述春温气营（血）两燔的证治（举出药物）。

234. 春温热灼真阴有哪些证型？如何辨证治疗？

235. 春温阴虚火炽证与肾阴耗损证的临床表现和治法方剂有何不同？

236. 试述春温邪留阴分证的临床表现及其治法、方药。

237. 在温病临床中，如何区别运用黄连阿胶汤、大定风珠、青蒿鳖甲汤？

238. 试述吴鞠通五个加减承气汤的适应证。

239. 试比较阳明热结兼阴液亏损与兼气液两虚的症状。

240. 羚角钩藤汤与大定风珠在临床运用上如何区别？

241. 白虎汤，白虎加人参汤，王氏清暑益气汤的功用及适应证有何不同？

242. 如何理解"暑病首用辛凉，继用甘寒，终用酸泄酸敛"？并分别举出代表方剂。

243. 暑温与暑湿，湿温，中暑如何鉴别？

244. 暑温与中暑有何区别？

245. 暑温与暑湿在临床表现上有何区别？

246. 试述暑温的病理特点有哪些？

247. 简述暑温的一般传变过程及其各阶段的治疗原则。

248. 试述秋燥初起，邪在肺卫的临床表现，治法、处方、方名和药物。

249. 试述秋燥，肺燥移肠热，络伤咳血证的证候，治法和方剂名。

250. 试述秋燥，肺燥肠闭证的证候，治法和用药方剂名与药物组成。

251. 试述秋燥，燥热犯卫证的证候，治法和治疗方剂名与药物组成。

六、病例分析

252. 丁××，女性，4 岁，1992 年 3 月 21 日入院。

主诉：（其母代诉）发热，咳嗽 3 天，伴喘促一天。

病史：患孩发热 3 天，初起微热，咳嗽鼻塞，在当地就诊，诊为"上感"，曾服西药，效果欠佳。第三天发热较甚，体温 39℃，咳嗽加剧，呼吸喘促，痰粘难以咯出，汗多，口渴欲饮，不能安睡，呕吐 3 次，为胃内容物，腹泻 3 次，便溏色黄，小便短赤，舌尖红，苔黄微干，脉滑数。

（试对本病例作出中医诊断、辨证、分析，拟出治法，方药）

253. 某某，男性，16 岁，学生。首诊日期：1995 年 2 月 18 日

主诉：因高热、头痛、呕吐 1 天，由急诊入院。

病史简介：患者于本月 16 日，外出受凉后出现发热、头痛、微恶寒、口渴、心烦等，自服"感冒药"治疗未见好转，今起诸症加重，头痛如劈，呕吐频频、有力，由其家人送来急诊。接诊时体温 40℃，神情烦躁，面色红赤，头痛难忍，汗出湿衣，肌肤斑点，颈项强直，呼吸气粗，口渴欲饮，呕吐时作；查克氏征（+），布氏征（十），脑脊液混浊，血象白细胞总数及中性粒细胞明显增高，舌红苔黄干，脉洪数。

（试对本病例作出中医诊断、辨证、分析，拟出治法，方药）

254. 郭女，2 岁，因发热 4 天，伴气促于 8 月 10 日入院。

患儿 4 天前开始发热，咳嗽，口渴，烦躁不安，经用"抗菌素"治疗不见好转，而入院。入院时 T39℃，口渴，汗出，咳声低微，略见喘促，疲乏神倦，睡时露睛，啼哭时涕泪俱少，四肢欠温，尿黄短而臭，舌苔燥黄而干，指纹淡紫，脉细数无力。

（试对本病例作出中医诊断、辨证、分析，拟出治法，方药）

255. 李×，国庆节外出旅游，10 月 4 日回来后出现发热，微恶风

寒，无汗，咳嗽，少痰，口鼻干燥，舌边尖红，苔薄白少津，右脉数大。

（试对本病例作出中医诊断，辨证、分析，拟出治法，方药）

参考答案

一、填空题

1. 薏苡仁 冬瓜仁 桃仁
2. 杏仁粉 瓜蒌皮
3. 营络 宣肺泄热 凉营透疹
4. 宣肺化痰，泄热攻下 宣白承气汤
5. 气营同病
6. 热陷心包
7. 马勃 玄参
8. 肺卫症状 冬春
9. 辛凉平剂 辛凉轻剂
10. 发汗解表 宣肺定喘
11. 清阳明之热 泄肺中邪热
12. 黄连，阿胶，黄芩，白芍，鸡子黄
13. 育阴清热 黄连阿胶汤
14. 加减玉女煎或化斑汤 清瘟败毒饮
15. 干地黄，白芍，丹皮，犀角
16. 清泄膈热 凉膈散
17. 连梅汤
18. 生脉散
19. 王氏清暑益气汤
20. 白虎加人参汤
21. 辛凉 甘寒 酸泄酸敛
22. 闭窍 动风 津气欲脱
23. 卫分 壮热，烦渴，汗多等阳明气分
24. 夏暑当令 夏至以后到立秋之前

25. 辛凉甘润，清透肺卫　桑杏汤

26. 秋燥　邪在肺卫

27. 象贝母，豆豉，栀子皮，梨皮

28. 秋燥　燥干清窍

29. 清宣气热，润燥利窍　翘荷汤

30. 秋燥　燥热伤肺

31. 秋燥　肺中燥热，下移大肠

32. 润肺清肠　阿胶黄芩汤

33. 秋燥　肺燥肠闭

34. 肃肺化痰，润肠通便　五仁橘皮汤

35. 秋燥　肺胃阴伤证

36. 滋养肺胃阴津　沙参麦冬汤

37. 增液　治血

二、选择题

A 型题

38. A　39. E　40. B　41. C　42. C　43. B　44. B　45. C　46. C

47. B　48. D　49. D　50. E　51. D　52. B　53. C　54. D　55. C

56. D　57. C　58. B　59. C　60. C　61. B　62. C　63. D　64. B

65. A　66. E　67. B　68. C　69. A　70. A　71. A　72. D　73. B

74. C　75. C　76. E　77. D　78. E　79. B　80. D　81. E　82. C

83. D　84. B　85. B　86. D　87. D　88. A　89. A　90. A　91. C

92. C　93. A　94. B

B 型题

95. A　96. C　97. D　98. E　99. E　100. A　101. A　102. E　103. A

104. D　105. A　106. B　107. A　108. D　109. C　110. E　111. A

112. D　113. E　114. C　115. D　116. B　117. C　118. A　119. B

120. D　121. C　122. B　123. E

D 型题

124. BD　125. BE　126. AE　127. AD　128. BE　129. AC　130. AC

131. AD　132. CE　133. CD　134. AC　135. BD　136. AC　137. BC

X 型题

138. BDE　139. ACDE　140. CDFG　141. ACDG　142. ABDF

143. ABDE　144. ACD　145. ACG　146. ACDF　147. BDF

148. CDEF　149. ABDE　150. ABDE　151. ACF　152. ABEG

153. ABCDE　154. ABDG　155. ABDE　156. ABE　157. ABC

158. BDG　159. ACEFG　160. ABDG　161. ABCEF

K 型题

162. CDE　163. ABCE　164. BCDEFG

三、改错题

165. 不正确。清热保津，白虎汤

答案分析：风温邪热犯胃为阳明热盛，乃无形邪热，不能用攻下泄热的方法，故应改为清热生津的白虎汤为宜。

166. 加减复脉汤

167. 阴虚火炽

168. 三甲复脉汤或大定风珠

169. 热灼胸膈

170. 黄芩，芒硝，薄荷

171. 黄连，黄柏，赤芍，生地，芒硝

172. 增液承气汤

173. 诊断错误，应为秋燥。

答案分析：风温：多发于冬春季，初起也表现为邪在肺卫，但以表热证为主，津液不足表现不突出。秋燥：发于秋季，除有肺卫见证外，以明显的津伤失润为特征。此例有明显的津伤失润的表现，故应诊断为秋燥。

174. 错。

治法：辛凉甘润，轻透肺卫。

方剂：桑杏汤。

答案分析：辛凉解表，宣肺泄热是风热犯肺证的治法，不适宜秋燥燥热犯肺证，燥热犯肺宜辛凉甘润，轻透肺卫，方用桑杏汤。杏苏散比较辛散，为风寒咳嗽较宜。

175. 错。应选翘荷汤

答案分析：桑杏汤用于秋燥邪在肺卫证，而本例为秋燥邪在气分，燥干清窍，故宜翘荷汤。

176. 错。正确治疗方用清燥救肺汤加减。

答案分析：秋燥燥热伤肺证，其治疗宜用清燥救肺汤加减。翘荷汤用于于燥干清窍证。

177. 错。正确答案是：

诊断是秋燥

辨证是肺燥肠热，络伤咳血

答案分析：温病喉痒干咳，继而痰粘带血，胸痛，腹部灼热，大便泄泻，舌红，苔薄黄而干，脉数。表现为秋燥病一派燥热伤肺证候，大便泄泻为肺中燥热下移大肠之表现。

178. 错。正确答案用五仁橘皮汤。

答案分析：阿胶黄芩汤为秋燥，肺之燥热移肠，络伤咳血证主方；秋燥，肺燥肠闭证宜用五仁橘皮汤。

179. 错。正确答案是用沙参麦冬汤。

答案分析：阿胶黄芩汤为秋燥，肺之燥热移肠，络伤咳血证主方；秋燥肺胃阴伤证，其治疗宜用沙参麦冬汤。

四、简答题

180. 略　181. 略　182. 略　183. 略　184. 略　185. 略　186. 略
187. 略　188. 略　189. 略　190. 略　191. 略　192. 略　193. 略
194. 略　195. 略　196. 略　197. 略　198. 略　199. 略　200. 略
201. 略　202. 略　203. 略　204. 略　205. 略　206. 略　207. 略
208. 略　209. 略　210. 略　211. 略　212. 略　213. 略　214. 略
215. 略　216. 略　217. 略　218. 略　219. 略　220. 略　221. 略
222. 略　223. 略　224. 略　225. 略　226. 略　227. 略　228. 略

五、问答题

229. 略　230. 略　231. 略　232. 略　233. 略　234. 略　235. 略

236. 略　237. 略　238. 略　239. 略　240. 略　241. 略

242. 此为暑温邪在气分阶段不同时期的治疗大法。暑温初起，暑入阳明，气分热盛，治宜辛寒清气之品，清泄暑热，此"辛凉"是指辛凉重剂白虎汤或白虎加人参汤之类。若进而暑热耗伤津气，治宜甘寒之剂，寒可清涤暑热，甘能益气生津，如王氏清暑益气汤。若暑热虽去但津气大伤，甚至津气欲脱者，当用甘酸之品，以收敛虚散之津气，如生脉散。

243. 略　244. 略　245. 略　246. 略　247. 略　248. 略　249. 略
250. 略　251. 略

六、病例分析

252.

诊断：风温

辨证：邪在气分，肺胃热盛，肠热下利。

分析：本病发于春季，且初起邪袭肺卫表证，符合风温发病特点。第3天便见邪传气分，肺胃热盛，肺气失宣，邪热煎液为痰，又伤胃津，故见高热，咳喘，痰粘难以咯出，汗多，渴欲饮水；肺胃热盛，上扰心神，故不能安睡；风热扰胃，胃失和降，上逆而呕吐；肺与大肠相表里，肺热下移大肠故下利，小便短赤，舌尖红，苔微黄干，脉滑数均是邪入气分，里热伤津之象。

治法：肺胃两清，佐以清肠止利，化痰止咳。

方药：白虎汤，麻杏石甘汤，葛根芩连汤加减。

处方：

生石膏20g（先煎）	知母10g	麻黄3g	北杏6g
鱼腥草12g	芦根15g	天竺黄10g	葛根10g
黄连6g	竹茹9g	甘草3g	

上下午各1剂，并送服猴枣散1支。

253.

诊断：春温。

辨证：气分胃热炽盛，内迫营血，且有动风之势。

分析：患者发病于春季，初起表里同病，因治疗不当，病情发展，见高热、面色红赤，头痛难忍，汗出湿衣，口渴欲饮，脉洪数等阳明胃热盛的表现，符合春温起病的特点，初起即见里热证，发展迅速等。又因热盛津伤，邪热内迫营血，故见肌肤发斑，颈项强直可知有动风之势；面色红赤，头痛难忍，舌红苔黄均为胃热炽盛之征象。

治则：清气泄热，凉血化斑，佐以熄风。

方药：化斑汤加减。

处方：水牛角（先煎）30g，玄参15g，生石膏（先煎）30g，知母12g，大青叶30g，葛根30g，芦根15g，钩藤（后下）12g，蚤休15g，地龙10g，姜竹茹10g，甘草6g。清水800ml煎取200ml，分2次温服，每日2剂。

254.

诊断：暑温

辨证：暑伤津气

分析：患儿病于8月6日，为盛夏暑天，感受暑热病邪而发暑温病。暑热犯肺燔灼气分，故见高热、口渴、汗出、小便黄短、苔薄黄干燥、脉数等气分邪热之象；热郁于肺，肺失肃降而肺气上逆，则咳嗽、气喘；暑热易伤津耗气，而致气阴两伤，神疲、咳声低微、睡时露睛、四肢欠温、指纹淡紫、脉无力等，皆是气虚之候，而啼哭时涕泪俱少、口渴、舌干、脉细数等，乃是阴津耗伤之候。患儿年幼体弱，感受暑热病邪，更易导致津气耗伤，本证属暑伤津气。

治则：清热涤暑，益气生津。

方药：王氏清暑益气汤加减。

太子参10g，石斛10g，麦冬10g，知母10g，生石膏15g，花粉12g，芦根15g，沙参12g，竹叶10g，茯苓10g

255.

诊断：秋燥。

辨证：邪在肺卫。

分析：病发于秋季，病者有明显津气干燥等表现，符合秋燥的诊断和邪在肺卫的辨证。

治法：辛凉甘润，轻透肺卫，方用桑杏汤加减。

处方：桑叶 10g，杏仁 10g，北沙参 12g，贝母 10g，豆豉 12g，栀子皮 12g，桔梗 10g，芦根 12g，甘草 5g

第八章 湿热类温病

　　湿热类温病是指感受兼有湿邪的温邪如湿热病邪或暑湿病邪所致的一类急性外感热病，主要包括湿温、暑温兼湿、伏暑等。此类温病四时可见，但多发于气候炎热、雨湿较盛的夏秋季节；因为湿性氤氲黏滞，所以此类温病较之温热类温病传变缓慢，病程较长，缠绵难愈，病情复杂多变，既有湿热偏重的病理特征，又有伤阴、伤阳的不同转归；治疗以化湿清热为主，并注意分解湿热，顾阴护阳。

　　湿热类温病比较

	湿温	暑湿	伏暑
发病季节	长夏多发，全年可见	夏暑	秋冬季
初起表现	湿热阻遏卫气证（身热缠绵，恶寒少汗，头重肢困，胸闷脘痞，苔腻脉缓）	暑湿遏阻卫气证（身热、微恶风寒、头胀、胸闷、身重肢酸）	初起即见里热炽盛，外邪引动者见表里同病
病变特点	起病滞缓，传变较慢，易滞留气分，病程缠绵；以脾胃为病变中心，易阻滞气机	兼有暑邪（炎热酷烈、传变迅速）和湿邪（重浊、易犯中焦、弥漫三焦、病势缠绵）的双重特点	发病急骤，病情深重，病势起伏，病程缠绵
治疗原则	分解湿热，湿去热孤	清暑化湿	初起清里热透表邪

第一节 湿 温

【考点重点点拨】

1. 了解本病的诊断要点。

2. 熟悉本病的辨治原则。

3. 掌握本病的病因及其致病特点，初起证候表现和传变过程。

一、概念

湿温是由湿热病邪所引起的急性外感热病。其特点为初起以湿热阻遏卫气为主要证候，临床常见身热缠绵，恶寒少汗，头重肢困，胸闷脘痞，苔腻脉缓等湿象偏重，热象不显的表现。本病全年可见，但好发于夏秋雨湿较盛，气候炎热之季。

二、病因病机

本病的病因是外感湿热病邪。外邪的形成与气候因素有着密切的关系。虽土旺四时，湿热之邪四季均有，但长夏初秋，湿土主令，气候炎热，雨水较多，在湿热蒸腾的客观条件下，最易形成湿热病邪，中人以病。至于本病的感邪途径，薛生白指出："湿热之邪，由表伤者，十之一二，由口鼻而入者，十之八九。"

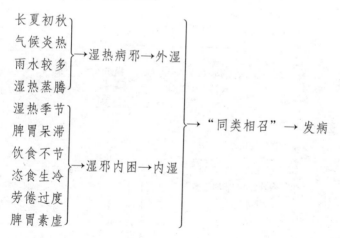

三、疾病转归

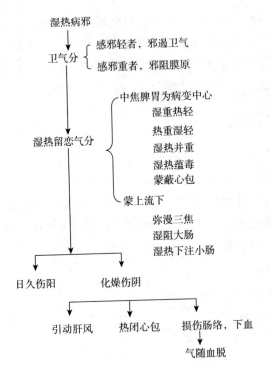

传变图示：

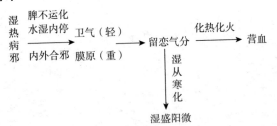

四、病机特点

本病的发展过程，有湿困日久伤阳及湿热化燥伤阴两种转归。本病极期，则气分湿热不仅耗伤阴液，或引动肝风，而且损伤肠络，出现闭窍、动风、动血等证。此与温热性温病病机相类，但以肠络损伤而致大便下血为特征。

五、有关湿温的古籍记载

医家	著作	原文	主要贡献
	《难经》	"伤寒有五：有中风，有伤寒，有湿温，有热病，有温病"	首见湿温病名，将湿温作为独立病种归属于广义伤寒范围。
张仲景	《伤寒杂病论》		虽未明述湿温，但其中以半夏泻心汤为代表的辛开苦降、寒温同用的治法，对后世辨治湿温颇有启迪
王叔和	《脉经》	"尝伤于湿，因而中暍，湿热相搏"，其主证为"两胫逆冷，腹满叉胸，头目痛苦，妄言"而"治在足太阴，不可发汗"	首述湿温的病因及证治
刘河间	《素问病机气宜保命集·病机论》	"治湿不利小便，非其治也"	创制天水散（六一散），启迪后世用清热利湿之法治疗湿温
叶天士	《温热论》	"在阳旺之躯，胃湿恒多；在阴盛之体，脾湿亦不少，然其化热则一"	论述了湿热为患的病理机制特点
薛生白	《湿热病篇》	"湿热病属阳明太阴经者居多，中气实则病在阳明，中气虚则病在太阴"	对"湿热病"因证脉治做了详细讨论，为后世湿温的辨治奠定了较完整的理论基础，使湿热类温病的辨治自成体系
吴鞠通	《温病条辨》		首立湿温专病，确定其为独立病种而详细阐述三焦分证论治的规律，制定众多治疗湿温的名方

六、诊断要点

1. 发病季节　多发于长夏和初秋气候炎热雨湿较多之季。

2. 初起表现　初起以湿热郁遏卫气分见证为特征，亦可见有邪阻膜原之特殊类型。

3. 病变特点　①起病滞缓，传变较慢，病势缠绵，病程较长，愈后易复发再燃。自始至终以脾胃为病变中心。②病程中可出现蒙上流下，上闭下壅，弥漫三焦的变化。

七、辨证原则

	临床症状	证型	注意点
辨湿热偏盛	恶寒少汗，身热缠绵，头重肢困，胸闷脘痞，苔腻脉缓	邪遏卫气	辨证论治的关键。本病有湿重于热、湿热并重、热重于湿三种病理转化，其分辨的着眼点主要在发热、出汗、口渴、二便及舌苔脉象的具体表现，还应结合患者体质及病程阶段来辨析。初起湿未化热，一般表现湿象重，热象轻，邪入气分后，湿热变化复杂
	寒热往来，呕逆胀满，苔白厚腻浊如积粉，脉缓	邪遏膜原	
	热势较高，汗出、口渴，苔黄腻，脉滑数等热象较甚	热重	
	热势不显而食少口淡无味，渴不欲饮或不渴，苔白腻，脉濡缓等湿象较明显	湿重	
	身热，汗出垢腻，脘痞呕恶，口渴不欲多饮，大便溏黄，苔黄腻，脉濡数等热象湿象均较著	湿热并重	
辨病位浅深	神志昏蒙似清似寐，或时清时寐，身热不退，朝轻暮重	湿热酿痰，蒙蔽心包	湿温虽以脾胃为病变中心，常见胸闷脘痞，纳呆腹胀，恶心呕吐等表现，但湿有蒙上流下的特点，湿热不仅入气，还可化燥入营动血
	咽喉肿痛，身目发黄	湿热蕴毒，上壅咽喉，横犯肝胆	
	便溏不爽或大便胶闭	湿热下流，阻滞大肠	
	小便不利，甚或尿闭	湿热下注小肠，蕴结膀胱	
	便血，发斑或上下失血	化燥入血，伤及血络	
	白痦	湿热内郁，外蒸肌腠	
审虚实转化	初期的卫气同病，气分阶段及湿热化燥入血	均以邪实为主	根据本病的发病特点，整个病程中都有脾胃功能低下表现
	脘中微闷，知饥不食	后期邪退正虚	
	便血不止致可见骤然热退身凉，汗出肢冷，脉细欲绝	气随血脱	
	身冷汗泄，胸痞，苔白腻，脉细缓	湿盛阳微证等	

八、治疗原则

总则：分解湿热，湿去热孤（主要适合于本病卫气阶段，尤其是气分的治疗）。

证型	治法
卫气同病，湿邪偏盛	芳香透表里之湿
湿重热轻	以苦温芳化，燥湿运脾为主，辅以苦寒清热
热重湿轻	以清泄胃热为主，兼以苦温燥湿
湿热并重	辛开苦降，化湿清热并进
从热化入血动血	凉血止血
从湿化伤阳致阳气衰脱	温阳益气
恢复期湿热余邪未净	轻宣芳化淡渗之法，涤除余邪

九、湿温初起治疗三禁的理解

三禁：湿温初起之禁汗、禁下、禁润。

禁忌	误治的原因	误治的结果	误治后症状
辛温发汗	邪遏卫气见有恶寒少汗，头痛身重，误作伤寒而予辛温发汗	湿为阴邪，黏滞难化，猛烈发汗，不但湿不能祛，反易助热动湿，湿随辛温发表药蒸腾上逆，蒙蔽清窍	神昏耳聋
苦寒攻下	湿遏气机见有胸闷脘痞，误以积滞而予苦寒攻下	损伤脾阳，导致脾气下陷	泄利不止
滋养阴液	湿热交蒸而见午后热增，误为阴虚而予滋润腻补	滋腻助湿	湿热胶着难解

巩固与练习

一、填空题

1. 湿热类温病治疗以_____为原则。

2. 湿温的辨证，首先应辨析_____，其次是辨别病位的_____，再次是_____。

3. 湿温初起的脉象、舌苔表现是_____。

4. 湿温是以_____为病变中心。

5. 吴鞠通指出湿温病初起治法上的三禁是指_____。

6. 湿温是由_____引起的急性外感热病。

7. 湿热类温病是指_____所致的一类急性外感热病。

8. 湿热类温病既有湿热偏重的病理特征，又有_____的不同转归。

二、选择题

（一）A 型题

9. "湿热之邪，由表伤者十之一二，由口鼻入者，十之八九"，语出：（　　）

    A.《脉经》   B.《伤寒类证活人书》 C.《难经》

    D.《温病条辨》   E.《湿热病篇》

10. "湿热之邪，由表伤者十之一二，由口鼻入者，十之八九"，语出：（　　）

    A. 张仲景   B. 王叔和   C. 吴鞠通

    D. 薛生白   E. 叶天士

11. 在湿温病的诊断中，下列哪项提法欠妥？（　　）

    A. 传变较慢，湿热留恋气分阶段较长

    B. 起病较缓，以气分为病变中心

    C. 多发于长夏和初秋季节

    D. 病程中可出现蒙上流下，上闭下壅，弥漫三焦的变化

    E. 病程中，既可以阳化，亦可从阴化，出现损伤阳气，致湿胜阳微

12. 在湿温病的治疗中，下列哪项提法是欠妥的？（　　）

    A. 治疗总则是分解湿热，清热祛湿并治

    B. 湿重热轻者，以苦温芳化，燥湿运脾为主，辅以苦寒清热

    C. 热重湿轻者，以清泄胃热为主，兼以苦温燥湿

    D. 初起，邪遏卫气者，治宜芳香宣化，忌用淡渗利湿

    E. 若湿热完全化燥化火者，治疗则与一般温病相同

13. "徒清热则湿不退，徒祛湿则热愈炽"语出：（　　）

  A. 王叔和   B. 叶天士   C. 吴鞠通

  D. 吴又可   E. 薛生白

14. "徒清热则湿不退，徒祛湿则热愈炽"语出：（　　）

  A.《湿热病篇》   B.《温热论》   C.《温病条辨》

  D.《时病论》   E.《温疫论》

15. 湿温："中气实则病在阳明，中气虚则病在太阴"，出自：（　　）

  A. 叶天士《温热论》   B. 吴鞠通《温病条辩》

  C. 薛生白《湿热病篇》   D. 柳宝诒《温热逢源》

  E. 吴又可《温疫论》

16. 首先描述湿温病的主症为"苦两胫逆冷，腹满叉胸，头目苦痛，妄言"的医家是：（　　）

  A. 扁鹊   B. 张仲景   C. 朱肱

  D. 王叔和   E. 薛生白

17. 对湿温病病因提出："常伤于湿，因而中遏喝，湿热相薄"的著作是：（　　）

  A.《内经》   B.《难经》   C.《脉经》

  D.《温热论》   E.《湿热病篇》

18. "汗之则神昏耳聋，甚则目瞑不欲言，下之则洞泄，润之则病深不解。"语出：（　　）

  A. 叶天士《温热论》   B. 薛生白《湿热病篇》

  C. 吴鞠通《温病条辩》   D. 吴又可《温疫论》

  E. 王孟英《霍乱论》

19. 下列温病中哪一种温病病证的性质属湿热性质：（　　）

  A. 春温   B. 风温   C. 暑温

  D. 伏暑   E. 秋燥

20. 患者，女，23 岁，3 月 6 日因野外作业，淋雨后当晚感身体不适。初为恶寒少汗，身体微热，午后较重，头身酸重，肢倦乏力，胸闷脘痞，不欲饮食，苔腻，脉濡缓。5 天来未见好转，发热不退，汗出，

口渴不欲饮，苔黄腻，脉濡数。其诊断为：（　　）

    A. 伏暑   B. 暑湿   C. 风温

    D. 湿温   E. 暑温

（二）B 型题

    A.《难经》   B.《内经》   C.《脉经》

    D.《温热论》   E.《类证活人书》

21. 首先提出"湿温"病名的著作是：（　　）

22. 提出湿温当用"白虎加苍术汤治之"的著作是：（　　）

    A.《难经》   B.《脉经》   C.《温热论》

    D.《湿热病篇》   E.《温病条辨》

23. "太阴内伤，湿饮停聚，客邪再至，内外相引，故病湿热"，语出：（　　）

24. "先有内伤，再感客邪……；或先因于湿，再因饥劳而病者"，语出：（　　）

（三）X 型题

25. 湿温初起的主要表现是：（　　）

    A. 身热不扬   B. 身重肢倦   C. 恶寒少汗

    D. 胸闷脘痞   E. 口干欲饮

26. 湿温病的诊断，主要根据：（　　）

    A. 夏秋多见，全年可发

    B. 初起以湿热郁遏卫气分见证为特征

    C. 传变较慢，故湿热留恋气分阶段较长

    D. 病变以中焦脾胃为中心

    E. 病程中可出现湿热弥漫三焦的变化

27. 湿温初起，吴鞠通提出治疗的"三大禁忌"是：（　　）

    A. 芳香宣化   B. 辛温发汗   C. 苦寒攻下

    D. 滋养阴液   E. 淡渗利湿

28. 临床上，对湿温病的辨证，应遵从：（　　）

    A. 首先区分为新感抑或伏邪所生

    B. 辨析湿与热的孰轻孰重

C. 辨别病位的上下深浅

D. 辨察病机在卫在气在营在血之浅深层次

E. 审定证情的虚实转化

29. 湿温病，邪偏于中焦者，证候多见：（　　　）

A. 恶心，呕吐 　　　　　　　　B. 昏蒙谵语

C. 脘腹胀满，知饥不食 　　　D. 大便不通，小便不利

E. 舌苔厚腻

30. 湿温病，邪偏于上焦部位者，证候常见：（　　　）

A. 恶寒发热 　　　　B. 胸脘痞闷 　　　　C. 神志昏蒙

D. 呕吐，恶心 　　　E. 小便不利，大便不通

31. 湿温病中，湿偏盛，热较轻的证候特点：（　　　）

A. 身热不扬，早轻暮重

B. 发热较高，汗出不解

C. 头身重痛，口淡无味，或口不渴

D. 大便秘结，小便短赤

E. 苔白滑腻，舌质一般，或舌质略红

32. 湿温病中，热偏盛，湿较轻的证候特点是：（　　　）

A. 身热不扬，早轻暮重 　　　B. 发热较高，汗出不解

C. 口苦作渴，渴不欲饮 　　　D. 大便秘结，小便短赤

E. 苔白滑腻，舌质略红

三、改错题

33. 湿温病是湿热病邪引起的，以肺为病变中心的急性外感热病。

34. 湿热病辩体质的阴阳是本病辨证的关键。

四、简答题

35. 试述湿温病病因和发病的特点。

36. 湿温病有何临床特点？

37. 何谓分解湿热？

38. 试述湿温病为何难以速愈，病程较长？

五、问答题

39. 吴鞠通提出湿温"三禁"的内容是什么？试说明其理由。

40. 湿温病如何辨别湿热的轻重？

41. 为什么湿温病以脾胃为病变中心？

42. 试述湿温病如何治疗。

参考答案

一、填空题

1. 分解湿热，湿去热孤

2. 湿热偏盛程度　病位上下深浅　审证情虚实变转化

3. 苔腻，脉缓

4. 脾胃

5. 禁汗　禁下　禁润

6. 湿热病邪

7. 感受兼有湿邪的温邪或暑湿病邪

8. 伤阴、伤阳

二、选择题

（一）A 型题

9. E　10. D　11. B　12. D　13. C　14. C　15. C　16. D　17. C

18. C　19. D　20. D

（二）B 型题

21. A　22. E　23. D　24. D

（三）X 型题

25. ABCD　26. ABCDE　27. BCD　28. BCDE　29. ACE　30. ABC

31. ACE　32. BCD

三、改错题

33. 改为：湿温病是湿热病邪引起的，以脾胃为病变中心。

答案分析：湿为土气，脾胃属土。湿热病邪侵人，多以口鼻而入，湿土之气同类相召，外感湿热病邪乘机侵袭，内外相合而发为湿温，出现一系列脾胃证候。

34. 改为：湿温病辨清湿热偏盛程度是本病辨证论治的关键。

答案分析：湿温病有湿重于热、湿热并重、热重于湿三种病理转化，故湿温病辨清湿热偏盛程度是本病辨证论治的关键。其分辨的着眼点主要在发热、出汗、口渴、二便及舌苔脉象的具体表现。

四、简答题

35. 略　36. 略　37. 略　38. 略

五、问答题

39. 吴鞠通提出"三禁"，是指湿温初起治疗而言的，他说："汗之则神昏耳聋，甚则目瞑不欲言，下之则洞泄，润之则病深不解。"这里的"汗"，指辛温峻汗，"下"指苦寒攻下，"润"指滋阴。湿温初起，邪遏卫气，治宜芳香宣化，使患者微微汗出，卫气通畅，邪从外解。不宜用伤寒之辛温峻汗。否则，不仅不能使湿邪从汗而解，反而助热动湿，使湿热上蒙清窍，扰乱心神，出现神昏耳聋。湿温病人，多为脾胃功能较弱，初起由于湿困气机，出现胸脘痞闷，有似腑实，治宜理气化湿，健运脾胃，不宜攻下，若妄用攻下，则中气更伤，造成脾虚下陷，洞泄不止。湿温初起，午后热显，状若阴虚，乃湿性属阴，午后湿热交蒸较甚之象，忌用滋腻之品滋阴。否则，会助湿恋邪，妨碍湿邪祛除，使邪恋不去，病深难解。

40. 湿温病辨别"湿""热"的轻重主次，是决定治法，选方用药的先决条件。湿热偏盛程度是本病辨证论治的关键。本病有湿重于热、湿热并重、热重于湿三种病理转化，其分辨的着眼点主要在发热、出汗、口渴、二便及舌苔脉象的具体表现，还应结合患者体质及病程阶段来辨析。初起湿未化热，一般表现湿象重，热象轻，邪遏卫气者，多见恶寒少汗、身热缠绵、头重肢困、胸闷脘痞、苔腻脉缓等；邪遏膜原者，多见寒热往来、呕逆胀满、苔白厚腻浊如积粉、脉缓等。邪入气分后，湿热变化复杂，热重者，则热势较高、汗出、口渴、苔黄腻、脉滑数等热象较甚；湿重者，则热势不显而食少口淡无味、渴不欲饮或不渴、苔白腻、脉濡缓等湿象较明显；湿热并重者，则见身热、汗出垢腻、脘痞呕恶、口渴不欲多饮、大便溏色黄、苔黄腻、脉濡数等热象湿象均较著。

41. 湿温病以脾胃为病变中心，这是以其病因决定的。湿热病邪，湿热相合，以湿为体，热蕴于内，湿热胶结。湿为土气，脾胃属土。湿热病邪侵人，多以口鼻而入。胃为水谷之海，通于口，主受纳水谷；脾为湿土之脏，主运化水湿。湿热偏盛季节，脾胃运化功能亦受其影响而呆滞，若再饮食不节，恣食生冷，或劳倦过度，或脾胃素虚，运化功能更易受损，导致湿邪内困，则"同类相召"，外感湿热病邪乘机侵袭，内外相合而发为湿温。湿热病邪侵入后，较易侵犯脾胃，致脾胃为其所困，脾胃受伤，俗称"湿困脾胃"。脾胃受伤，则运化失健，造成水湿不化，而停蓄于内，脾虚生湿。而水湿内停与外感之湿热相合，又加重脾胃湿困。如此，互为因果，逐渐加重，出现一系列脾胃证候。

42. 略

第二节　暑　湿

【考点重点点拨】

1. 了解本病的诊断要点。
2. 熟悉本病的辨治原则。
3. 掌握本病的病因及其致病特点，初起证候表现和传变过程。

一、概念

暑湿是感受暑湿病邪所致的急性外感热病。其特点为初起以暑湿阻遏肺卫为主要证候，临床常见身热、微恶风寒、头胀、胸闷、身重肢酸等表现。本病好发于夏末秋初。

二、病因病机

本病的病因系外感暑湿病邪。夏季气候炎热，暑气既盛，且雨湿较多，湿气亦重，天暑下逼，地湿上蒸，湿气与暑热相合，则形成暑湿病邪。暑湿病邪兼有暑邪炎热酷烈、传变迅速和湿邪重浊、易犯中焦，弥漫三焦、病势缠绵的双重特点。

$$\begin{array}{l}夏季炎热雨湿较多\\天暑下逼地湿上蒸\end{array}\Bigg]\rightarrow暑湿病邪-\begin{bmatrix}\rightarrow湿气盛行，脾运呆滞\\\rightarrow饮食不节，损伤中气\end{bmatrix}\rightarrow发病$$

三、疾病转归

本病初起，肺先受邪，病在上焦肺卫，气失调畅，外则邪困肌肤，内则邪阻肺络，此外，夏暑气候炎热，患者多乘凉露宿，或饮冷过度，或者触冒风雨，因而易为寒邪所侵，阳气为阴寒所遏，故病初亦可见暑湿兼寒的表现。若邪由卫传气，则邪气留连而病情缠绵，且病之部位亦多，或壅滞肺络、或干犯胃肠，或弥漫三焦，但更多见暑湿困阻中焦。若暑热甚，则可挟湿内陷心营；若其邪化燥化火，则尤易损伤肺络；或邪郁成毒，毒入肝经而突见黄疸，则属险恶重症。若暑湿病邪日久不去而致元气更伤，阴液暗耗，或素体元气亏虚，感受暑湿者，易成暑湿伤气见证。恢复期可见暑湿余邪蒙绕清窍。

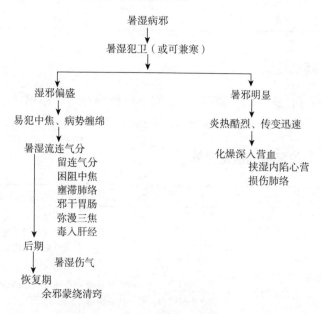

暑湿病邪

暑湿犯卫（或可兼寒）

湿邪偏盛　　　　　　　　　　　暑邪明显

易犯中焦、病势缠绵　　　　　　炎热酷烈、传变迅速

暑湿流连气分　　　　　　　　　化燥深入营血
　　留连气分　　　　　　　　　挟湿内陷心营
　　困阻中焦　　　　　　　　　损伤肺络
　　壅滞肺络
　　邪干胃肠
　　弥漫三焦
　　毒入肝经

后期
　　暑湿伤气
恢复期
　　余邪蒙绕清窍

病变过程示意图

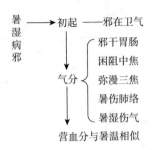

四、暑湿与暑温的区别

	暑湿	暑温
病邪	暑湿病邪（湿热性质）	暑热病邪（阳热性质）
发病季节	暑夏季节	暑夏季节
证候特点	暑湿病的热象相对暑温较低，有明显的身重、胸痞、腹胀、口淡，苔腻脉濡等湿邪内阻之象。但暑湿化燥生火后，其临床表现可与暑温相类似	热象更为突出，病初即见壮热，烦渴，汗多，脉洪大等，热势炽盛，多有闭窍动风之变。病变过程中，耗气伤津较严重
治疗特点	清暑化湿	清解暑热

五、病机特点

本病发病急骤，既可邪留气分而病情缠绵难解，亦可迅速内陷营血；除表现暑热见证外，还有湿邪郁阻的症状。

六、有关暑湿的古籍记载

医家	著作	原文	主要贡献
汉唐以前医家	《内经》等		在论暑的基础上，至宋元时期开始对暑与湿的关系进行论述，统称暑病
陈无择	《三因极一病证方论》	"暑湿者，恶寒发热。自汗，关节尽痛，头目昏眩，手足倦怠，不自胜搏，此并伤暑湿所致也。""冒暑毒，加以着湿，或汗未干即浴，皆成暑湿。"	对暑湿的初步认识，主张以茯苓白术汤治疗

续表

医家	著作	原文	主要贡献
张元素		"在大暑至秋分之间，为太阴湿土之位，所发暑病多挟湿，宜渗泄之法，以五苓散为主方治之"	分析夏末秋初时气候易使人易患暑湿，并举治则治方
王纶	《明医杂著》	"治暑之法，清心利小便最好"	认为本病治法既要清暑，又要利湿
喻嘉言	《医门法律》	"凡治中暑病，不兼治其湿者，医之过也"。	暑病证治四律之一
叶天士	《幼科要略》	"暑必兼湿"	提出暑病与湿邪密切相关
俞根初	《通俗伤寒论》		暑湿伤寒实为本病，容易兼寒，并分暑湿兼外寒、内寒二种证型论治
王孟英		"暑令湿盛，必多兼感"	认为湿多兼湿
何廉医	《重印全国名医验案类编》		列暑湿为专病，收病案多例，在其按语中论述了暑湿治疗的有关问题
曹炳章	《暑病证治要略》	"病之繁而苛者，莫如夏月暑湿为最甚"	把暑湿分为十三病进行辨证论治，系统描述暑湿病的因证脉治

七、诊断要点

1. 发病季节 发在夏末秋初（农历大暑至秋分），气候炎热，雨湿较盛之时。

2. 初起表现 起病急骤，初起以暑湿郁阻肺卫证候为主，表寒内郁暑湿者亦多见。

3. 病变特点 ①临床上既有发热、心烦、尿赤等突出的暑热内盛症状，又兼有身重、胸痞、苔腻等湿邪内阻症状。②病程中常有黄疸、出血之变证。

八、辨证原则

症状	证型
身热、微恶风寒、头胀、胸闷、身重肢酸、脘痞、苔腻	暑湿郁阻肺卫
发热恶寒、无汗、身形拘急、心烦、脘痞、呕恶	寒邪外束，暑湿内阻
发热，汗出不解，口渴心烦，胸闷气喘，咳嗽痰多，苔白厚或黄腻，脉滑数	暑湿壅滞肺络
壮热汗出，烦渴，脘痞，呕恶，小便短赤，苔黄腻，脉濡数	暑湿困阻中焦
腹痛、呕恶、下利急迫臭秽、发热、苔腻	邪干胃肠
身热、面赤耳聋、胸闷咳喘、脘痞呕恶、下利臭秽、小便短赤	暑湿弥漫三焦
咯血	化燥入血，伤及肺络
高热、神识不清、清窍失聪	暑湿内陷心营
头目不清、昏胀不适	恢复期余邪蒙绕清窍

九、治疗原则

总则：清暑热、化湿浊、调气机、和脾胃。

证型	治法
初起外邪束表而兼寒湿	清暑泄热中不忘透表祛邪
暑湿干扰胃肠	清解暑热化气利湿
困阻中焦	辛寒透泄阳明暑热为主，兼化太阴脾湿
暑湿弥漫三焦	清化、宣通三焦暑湿
化燥入血，邪伤肺络	清暑凉血安络
暑湿伤及元气	清暑化湿，益气和中
暑湿内陷心营	清心开窍，涤暑化湿
暑湿余邪未净	芳香清化

巩固与练习

一、填空题

1. 暑湿是感受＿＿＿＿＿＿＿＿的急性外感热病。其特点为初起以

_____为主要证候。

2. 暑湿_____证候突出，兼有表现_____为临床特点。

3. 暑湿的治疗应以_____为基本原则。

4. 暑湿病程中常有_____的变证。

二、选择题

（一）A 型题

5. 认为"冒暑毒，加以着湿，或汗未干即浴，皆成暑湿"主张以茯苓白术汤治疗。出自于：（　　）

A.《内经》　　　　　B.《金匮要略》　　　　C.《三因方》

D.《医学启源》　　　E.《脾胃论》

6. 暑病证治的四律。出自于：（　　）

A.《医门法律》　　　B.《医学入门》　　　　C.《湿热病篇》

D.《明医杂著》　　　E.《医学启源》

7. "暑必兼湿"是谁提出的：（　　）

A. 李冬垣　　　　　　B. 叶天士　　　　　　C. 吴鞠通

D. 薛生白　　　　　　E. 张元素

8. 暑湿证的病机以下哪项是错误的：（　　）

A. 发病缓慢　　　　　　　　　B. 可邪留气分而病情缠绵难解

C. 可迅速内陷营血　　　　　　D. 表现暑热见证

E. 有湿邪郁阻的症状

9. 患者，男，35 岁，7 月 16 日冒雨耕田后，当晚即出现发热恶寒、无汗、身形拘急、心烦、脘痞、呕恶，舌略红，苔微黄腻，脉浮。该病人诊断为：（　　）

A. 暑湿　　　　　　　B. 湿温　　　　　　　C. 风温

D. 春温　　　　　　　E. 暑温

（二）B 型题

A. 症见腹痛、呕恶、下利急迫臭秽、发热、苔腻

B. 症见发热恶寒、无汗、身形拘急、心烦、脘痞、呕恶

C. 症见发热、汗出不解、口渴心烦、胸闷气喘、咳嗽痰多、苔白厚或黄腻

D. 症见壮热汗出、烦渴、脘痞、呕恶、小便短赤、苔黄腻、脉濡数

E. 症见发热、面赤耳聋、胸闷咳喘、脘痞呕恶、下利臭秽、小便短赤

10. 寒邪外束，暑湿内阻可见（　　　）

11. 暑湿弥漫三焦可见（　　　）

（三）X 型题

12. 暑湿初起，可见哪些证候：（　　　）

A. 暑湿郁阻肺卫证候　　　　B. 表寒内郁暑湿证候

C. 暑湿壅滞肺络证候　　　　D. 暑湿弥漫三焦证候

E. 暑湿内陷心营证候

13. 暑湿若邪由卫传气，可见：（　　　）

A. 暑湿邪干胃肠证候　　　　B. 表寒内郁暑湿证候

C. 暑湿壅滞肺络证候　　　　D. 暑湿弥漫三焦证候

E. 暑湿伤气证候

14. 暑湿的诊断依据有：（　　　）

A. 发病季节在夏末秋初

B. 初起以暑湿郁阻肺卫证候为主

C. 初起表寒内郁暑湿者亦多见

D. 病程中常有黄疸、出血之变证

E. 临床上既有暑热内盛症状，又兼有湿邪内阻症状

15. 暑湿的基本治法为：（　　　）

A. 清暑热　　　　B. 化湿浊　　　　C. 养阴液

D. 调气机　　　　E. 和脾胃

三、改错题

16. 暑湿的发病季节多在春夏，初起即见气营同病。

17. 暑湿初起多有外邪束表而兼寒湿，故应辛温解表。

四、简答题

18. 简述暑湿病病程中有哪些变证？其机理如何？

19. 简述暑湿病的常见症状？

20. 湿的诊断要点是什么？

五、问答题

21. 请论述暑湿的病机和传变过程。

22. 暑湿与湿温如何鉴别？

23. 暑湿与暑温有何区别？

参考答案

一、填空题

1. 暑湿病邪所致　暑湿阻遏肺卫

2. 暑热　湿邪内郁

3. 清暑热、化湿浊、调气机、和脾胃

4. 黄疸、出血

二、选择题

（一）A 型题

5. C　6. A　7. B　8. A　9. A

（二）B 型题

10. B　11. E

（三）X 型题

12. AB　13. ACDE　14. ABCDE　15. ABDE

三、改错题

16. 改为：暑湿的发病季节多在夏末秋初，初起可见卫气同病。

答案分析：暑湿发病季节在夏末秋初（农历大暑至秋分），气候炎热，雨湿较盛之时。其起病急骤，暑湿病初起也表现为卫气同病，表现为暑湿之邪外袭，困郁肺卫肌表。症见发热，微恶风寒，稍有汗出，头身困重，肢体倦怠，咳嗽胸闷，苔白薄腻，脉浮濡数。

17. 改为：暑湿初起多有外邪束表而兼寒湿，故清暑泄热中不忘透表祛邪。

答案分析：暑、湿、寒三气交感，表里并困，与单纯感受寒邪或暑湿者不同。治宜疏表散寒，涤暑化湿。

四、简答题

18. 略 19. 略 20. 略

五、问答题

21. 略

22. 略

23. 暑湿由暑湿病邪引起，暑温由暑热病邪引起。暑湿与暑温均发生在夏季，但暑温病的热象更为突出，病初即见壮热，烦渴，汗多，脉洪大等，热势炽盛，多有闭窍动风之变。病变过程中，耗气伤津较严重，但无明显的身重，胸痞，腹胀，口淡，苔腻等症状。暑湿病的热象相对暑温较低，且有胸痞，身重，苔腻，脉濡等湿邪内阻之象，但暑湿化燥化火后，其临床表现可与暑温相类似。

第三节 伏 暑

【考点重点点拨】

1. 了解本病的诊断要点。
2. 熟悉本病的辨治原则。
3. 掌握本病的发病特点、初起证候表现和传变规律。

一、概念

伏暑是夏季感受暑热病邪或暑湿病邪，伏藏体内，发于秋冬季节的急性热病。其特点是初起即有高热、心烦、口渴、脘痞、苔腻等暑湿郁蒸气分证，或为高热、烦燥、口干不甚渴饮，舌绛苔少等暑热内炽营分见证。由于本病发病季节有秋冬迟早之不同，加之初起即有明显的里热证，因而又有晚发、伏暑晚发、伏暑秋发、伏暑伤寒、冬月伏暑等名称。

二、病因病机

伏暑的病因是夏季感受的暑邪，包括暑湿病邪和暑热邪，在夏月感受暑邪后，郁伏于体内，未即时发病，至深秋或冬月，由当令时邪触动诱发而成伏暑。

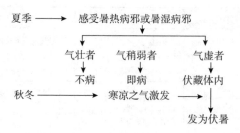

三、疾病转归

病变过程示意图

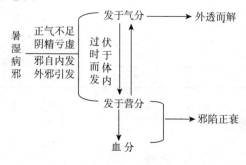

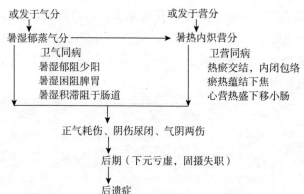

四、病机特点

伏暑是发病急骤，病情深重，病势起伏，病程缠绵的伏气温病。

五、有关伏暑的古籍记载

医家	著作	原文	主要贡献
	《素问·生气通天论》	"夏伤于暑，秋必痎疟"	这是感受暑邪而内伏发病的最早记载，其表现相当于现在伏暑中的邪阻少阳
	《太平惠民和剂局方》	"丈夫妇人伏暑，发热作渴，呕吐恶心，黄连一味为丸"	"伏暑"作为病因名称被首次提及
王肯堂	《证治准绳》	"暑邪久伏而发者，名曰伏暑"	将"伏暑"确立为病名
周扬俊	《温热暑疫全书》		清代不少温病学家对伏暑的因证脉治有了更加深入研究，设专章论述伏暑之涵义、病因病机及诊治规律，从而使本病在理论和临床内容方面渐臻完善
俞根初	《通俗伤寒论》		
吴瑭	《温病条辨》		
吴贞	《伤寒指掌》		
陆子贤	《六因条辨》		

六、诊断要点

1. 发病季节　发于秋、冬季。

2. 初起表现　临床表现多为发病急骤，病情较重，初起即见气分热盛或营分热盛证，均可兼卫表证。由外邪引动而发者可兼有表证。

3. 病变特点　严重者即可出现阴伤尿闭或尿多失固的危重证候。

与湿温鉴别

	伏暑	湿温
发病季节	秋冬季	长夏多发，全年可见
病邪	湿热病邪	暑湿病邪
初起特点	以湿郁卫气分为特征，湿遏热伏，湿重于热。无显著里热见症	以暑湿内蕴气分，或暑热内舍营（血）分的里热证为明显

七、辨证原则

症状	证型
寒热似疟，午后身热入暮尤剧，天明得汗诸症稍减，但胸腹灼热不除	暑湿郁阻少阳
胸腹灼热、便溏不爽、色黄如酱、舌苔垢腻	暑湿挟滞，阻结胃肠
身热夜甚、心烦不寐、舌绛（伴小便短赤热痛）	邪扰心包（心热移肠）
伴斑疹、舌绛紫暗	瘀热互结
身热、小便短少不利、甚至无尿	热结阴伤
身热面赤、斑疹心烦、四肢厥冷、汗出不止、舌暗绛、脉虚数	瘀热内结，逼迫气阴
低热不退，多汗口渴，虚烦不眠，脘闷纳呆，小便短少频数，舌红苔少，脉虚数	余邪留扰，气阴两伤
尿频量多，甚至遗尿，腰酸耳鸣	肾虚失固

八、治疗原则

总则：早期着眼于"表里同病"，辨性质，分病位；中期注意"邪结"；后期重点在"瘀滞"，全过程勿忘气血阴阳之耗损程度。

证候	治法
初起卫气同病	清暑化湿、疏宣表邪
卫营同病	清营泄热、辛凉透表
暑湿郁阻少阳	清泄少阳，分消湿热
暑湿挟滞，阻于肠道	导滞通下，清热化湿
暑热互结伤阴	滋阴生津，化火解毒
热闭心包，血络瘀滞	凉血化瘀，开窍通络
热瘀气脱	凉血化瘀、益气养阴固脱
余邪留扰，气阴两伤	清泄余热，益气养阴
肾虚不固	温肾固缩

巩固与练习

一、填空题

1. 伏暑是感受_____病邪，_____急性热病。

2. 伏暑的治疗早期即以_____为着眼点。

3. 伏暑初起为表里同病，卫气同病者，其治法为_____。

4. 伏暑严重者即可出现_____的危重证候。

二、选择题

（一）A 型题

5. 伏暑理论源于：（ ）

    A.《内经》   B.《证治准绳》   C.《通俗伤寒论》

    D.《温病条辨》   E.《六因条辨》

6. 伏暑的病因为：（ ）

    A. 温热病邪   B. 湿热病邪   C. 燥热病邪

    D. 暑湿病邪   E. 以上均不是

7. "暑邪久伏而发，名曰伏暑"是哪位医家说的。（ ）

    A. 叶天士   B. 薛生白   C. 吴鞠通

    D. 王肯堂   E. 雷少逸

8. 伏暑的发病季节：（ ）

    A. 春秋   B. 春夏   C. 夏秋

    D. 秋冬   E. 冬春

9. 患者，38 岁，12 月 20 日发病，当日即出现高热面赤，心烦，口渴，脘痞身重，苔腻。其诊断为：（ ）

    A. 风温   B. 春温   C. 伏暑

    D. 暑温   E. 湿温

10. 患者，30 岁，1 月 20 日发病，初起即出现高热、烦躁、口渴不欲饮，舌绛苔少，其诊断为：（ ）

    A. 风温   B. 春温   C. 伏暑

    D. 暑温   E. 湿温

（二）B 型题

　A. 《素问》　　　　　　　B. 《证治准绳》

　C. 《医学入门》　　　　　D. 《太平惠民和剂局方》

　E. 《温病条辩》

11. 伏暑作为病因的名称首见于：（　　　）

12. 伏暑作为作为病名首见于：（　　　）

（三）X 型题

13. 鉴于伏暑发病季节有秋冬迟早之不同，因而又有以下哪些名称？（　　　）

　A. 伏暑秋发　　　　B. 冬月伏暑　　　　　C. 伏暑晚发

　D. 晚发　　　　　　E. 初春伏暑

14. 伏暑卫气同病的治疗当用：（　　　）

　A. 清泄阳明　　　　B. 解表疏邪　　　　　C. 清暑化湿

　D. 淡渗利湿　　　　E. 通下

15. 伏暑的诊断要点：（　　　）

　A. 发病季节在深秋　　　　　B. 发病季节在冬月

　C. 初起即见气分热盛证　　　D. 初起即见营分热盛证

　E. 起病滞缓，病势缠绵

三、改错题

16. 伏暑的病因多为暑湿，其起病缓慢。

17. 伏暑后期，部分患者经抢救脱险后，可后遗消渴、肺痨。

四、简答题

18. 伏暑的诊断要点是什么？

19. 简述伏暑的发病机理？

20. 请论述伏暑的发病类型有几种，其病变重心是什么？

21. 伏暑与湿温如何鉴别？

五、问答题

22. 伏暑的辨证治疗应注意什么？

参考答案

一、填空题

1. 暑湿病邪，郁伏发于秋冬季节的

2. 清里热

3. 清暑化湿，疏宣表邪

4. 阴伤尿闭或尿多失固

二、选择题

（一）A型题

5. A   6. D   7. D   8. D   9. C   10. C

（二）B型题

11. D   12. B

（四）X型题

13. ABCD   14. BC   15. ABCD

三、改错题

16. 改为：伏暑的病因多为暑湿，其起病急骤。

答案分析：伏暑为伏气温病，起病急骤，病情较重，初起即见里热见证。

17. 改为：伏暑后期，部分患者经抢救脱险后，可后遗后遗震颤、瘫痪。

答案分析：暑湿后期，虽经治疗，部分患者仍可邪留经脉，而出现震颤、瘫痪。

四、简答题

18. 略   19. 略   20. 略   21. 略

五、问答题

22. 伏暑之辨证，①注意分辨暑与湿之孰多孰少以及病机转化；属暑湿化热者，注意伤津耗气，入血动风。②辨暑湿病邪郁发部位。伏于气分，有暑湿郁阻少阳，以寒热似疟、午后身热入暮尤剧、天明得汗诸症稍减、但胸腹灼热不除为特征者；有暑湿挟滞，阻结胃肠，以胸腹灼热、便溏不爽、色黄如酱、舌苔垢腻为临床特征者。暑湿化热，发于营分，邪扰心包，可见身热夜甚、心烦不寐、舌绛等，若兼心热移肠，则伴小便短赤热痛；若兼瘀热互结，则伴斑疹、舌绛紫暗等特征。③辨气血阴阳状态。由于暑湿病邪郁伏日久，正气暗耗，故多发病急、病势猛，大伤气血，耗阴竭阳，其热结阴伤甚者，常身热、小便短少不利、甚至无尿；瘀热内结，逼迫气阴者，见身热面赤、斑疹心烦、四肢厥冷、汗出不止、舌暗绛、脉虚数；余邪留扰，气阴两伤者，见低热不退、多汗口渴、虚烦不眠、脘闷纳呆、小便短少频数、舌红苔少、脉虚数；肾虚失固者，以尿频量多、甚至遗尿、腰酸耳鸣等为临床特征。

第四节 湿热类温病主要证治

【考点重点点拨】

1. 了解湿热类温病病证结合、以证为主的临床思维方法。
2. 熟悉湿热类温病主要证候的临床变化和治疗方药的加减运用。
3. 掌握湿热类温病主要证候的临床表现和治法、方药。

湿热类温病证治关键点：

1. 病因方面

湿热类温病的病因具有阴阳双重属性决定了其辨治的特殊性。

2. 证候方面

（1）多见有以脾胃为中心而弥漫全身的湿热症状。

（2）阴阳合邪的某些矛盾性症状，如身热而不扬，面色不红而淡黄，不烦躁而呆痴，口渴而不欲饮，大便数日不下而不燥结等等。

3. 治疗方面

（1）清热多用苦寒，但苦能化燥伤阴，寒可遏湿难解。

（2）祛湿多偏温燥，然温能助热增邪，燥则易伤阴津。

（3）临床必须审度病势，合理遣方用药，力求做到清热不碍湿，祛湿不助热，而同时照顾到阴津盛衰。

（4）切勿急于求成而用刚猛之剂，否则将造成邪未去而正已伤之态势，反致困顿。

湿热类温病的病理变化，主要反映了温邪对人体卫气营血及三焦所属脏腑的功能失调及实质损害，故临床上多将卫气营血辨证和三焦辨证有机结合，共同用以湿热类温病的辨治，藉以归纳证候类型，分析其病理变化，明确病变部位，确立治疗方法，从而更好地辨证施治。

一、卫气分证治

湿热类温病的初起以恶寒少汗，身热缠绵，头重肢困，胸闷脘痞，苔腻脉缓等卫分证和气分证同时并见。初期卫气分证常见有邪遏卫气证、邪阻膜原证、卫气同病证等，治疗以芳香透表、清热化湿为原则，忌用汗、下、滋腻。

（一）邪遏卫气

项目	内容
证候	身热不扬，午后热势较显，恶寒，无汗或少汗，头重如裹，身重酸困，四肢倦怠，胸闷脘痞，口不渴，苔白腻，脉濡缓
病机	卫气同病，内外合邪，湿重热轻
类证鉴别	本证发热恶寒，无汗或少汗，有似风寒束表，但脉不浮紧而见濡缓，且有胸闷脘痞，苔白腻等湿阻气分见症，则非伤寒表证 胸闷脘痞，有似食滞里症，但苔不垢腻而见白腻，脉不滑实而见濡缓，且无嗳腐食臭等症，则非食滞伤中 午后热甚，有似阴虚之状，但两颧不红而见面色淡黄，且无细数之脉及五心烦热，舌红少苔等症，则非阴虚内热
辨证要点	恶寒，身热不扬，胸闷脘痞，苔白腻
治法	芳香辛散，宣化表里湿邪
方药	藿朴夏苓汤（《医原》） 　　藿香　半夏　赤苓　杏仁　生苡仁　蔻仁　猪苓　泽泻　淡豆豉　厚朴 三仁汤（《温病条辨》） 　　杏仁　飞滑石　白通草　白蔻仁　竹叶　厚朴　生苡仁　半夏 雷氏宣疏表湿法（《时病论》） 　　苍术（土炒）　防风　秦艽　藿香　陈皮　砂壳　生甘草　生姜

续表

项目	内容
类方鉴别	藿朴夏苓汤与三仁汤均有开上、畅中、渗下作用，能宣化表里之湿而用于邪遏卫气证。其中藿朴夏苓汤因有豆豉、藿香疏表透卫，故用于湿邪偏于卫表而化热尚不明显者为宜，三仁汤因有竹叶、滑石能泄湿中之热，故用于湿渐化热者为宜；而雷氏宣疏表湿法侧重于祛除表湿，湿去则热孤易于透解

藿朴夏苓汤与三仁汤使用鉴别

	藿朴夏苓汤	三仁汤
相同点	均有杏仁、蔻仁、生苡仁、厚朴、半夏等，均有开上、畅中、渗下作用，能宣化表里之湿而用于邪遏卫气证	
不同处	豆豉、藿香、赤苓、猪苓、泽泻疏表透卫利湿，故用于湿邪偏于卫表而化热不明显者	竹叶、滑石、通草能泄湿中之热，故用于湿渐化热者

（二）邪阻膜原

项目	内容
证候	寒热往来，寒甚热微，身痛有汗，手足沉重，呕逆胀满，舌苔白厚腻浊如积粉，脉缓
病机	湿热秽浊郁闭膜原，湿浊偏盛，阳气受遏，不能布达于肌表四肢
辨证要点	寒热往来，寒甚热微，舌苔白厚浊腻
治法	疏利透达膜原湿浊
方药	雷氏宣透膜原法（《时病论》） 　　厚朴（姜制）　　槟榔　草果仁（煨）　黄芩（酒炒）　粉甘草　藿香叶 　　半夏（姜制）　生姜
加减法	本方性偏温燥，临床运用须适可而止，以防助热伤津，可加柴胡和解半表半里之邪

雷氏宣透膜原法是达原饮变化而成

比较		达原饮	雷氏宣透膜原法
相同	方药组成	槟榔、厚朴、草果仁、黄芩、甘草	
不同	方药组成	知母、芍药	藿香叶、半夏、生姜
	作用特点	疏利透达膜原，开达湿浊之邪	除去知母、芍药酸收滋润之味。加强芳化湿浊，增强化浊燥湿，开达湿浊之力

(三) 卫气同病

项目	内容
证候	发热恶寒，无汗头痛，肢体酸楚，口渴心烦，小溲黄赤，脘痞苔腻，脉濡数
类证鉴别	本证与秋冬间因风寒所致的伤寒、感冒等，虽同为外感疾病，但病情并不相同。风寒在表者，仅单纯表现为恶寒发热、头痛无汗等表证，并无口渴、脘痞、苔腻等暑湿内郁于里等证；本证则既有表证，又有里证，此为两者不同之点。本证与春温发于气分兼有表证者，均为表里同病。但其表证虽同而里证不同，一为里有暑湿，一为里有郁热。且两者发病季节不同，春温发于春季，本证发于秋冬，故二者不难辨别
病机	为伏暑初起所常见，内有暑湿外有表邪
辨证要点	发热恶寒，心烦口渴，脘痞苔腻
治法	疏解表邪，清暑化湿
方药	雷氏清宣温化法（《时病论》） 　　　连翘（去心）　杏仁（去皮尖，研）　瓜蒌壳　陈皮　茯苓　制半夏 　　　甘草　佩兰叶　荷叶 银翘散加杏仁、滑石、苡仁、通草（适用于表症较轻，而热象较显者） 银翘散（方见温热类温病） 黄连香薷饮（《医方集解》） 　　　香薷　扁豆　厚朴　黄连 　　　（适用于表寒较甚里有暑湿，且暑热较甚而口渴，心烦较著者）
加减法	若初起症见发热恶寒，头痛无汗，身形拘急，胸痞心烦，舌苔薄腻。此为暑湿内蕴，寒邪外束证，属夏月感冒的一种类型，又称"冒暑"，证属暑、湿、寒三气交感，表里并病。治宜疏表散寒，涤暑化湿，方以新加香薷饮（《温病条辨》），药用香薷辛温散寒，芳化除湿，厚朴苦温燥湿，鲜扁豆花涤暑化湿；银花、连翘辛凉涤暑

雷氏清宣温化法与银翘散去牛蒡子元参加杏仁滑石方运用鉴别

比较		雷氏清宣温化法	银翘散去牛蒡子元参加杏仁滑石方
相同	治法	疏解表邪，清暑化湿	
	方药组成	连翘、杏仁、甘草	
不同	方药组成	瓜蒌皮、陈皮、茯苓、制半夏、佩兰叶、荷叶	银花、桔梗、薄荷、竹叶、滑石、荆芥
	应用	困脾重者用，脘痞苔腻重者	表实里湿热重者用，寒热无汗，心烦，溲赤重者

暑湿寒交感二香薷饮比较

比较		黄连香薷饮	新加香薷饮
相同	功用	解表散寒，涤暑化湿	
	方药	香薷、厚朴、扁豆	香薷、厚朴、鲜扁豆花
不同	方药	黄连	银花、连翘
	功用	心烦口渴较重者	散寒透暑效果更佳

二、气分证治

湿热类温病的气分证候，多出现于病程的中期阶段。以中焦脾胃证候为主，湿热留恋气分，弥漫三焦的特性较为明显。据其湿热的偏重程度和病变的不同部位，临床主要从发热、面色、出汗、口渴、痞闷、呕恶、二便及舌苔脉象的具体表现进行辨识。治疗总以分解脾胃湿热为大法，兼以宣肺化湿，苦温燥湿、淡渗利湿等治法。

（一）湿重热轻

项目	内容		
证候	身热不扬，胸闷脘痞，腹胀纳呆，恶心呕吐，口不渴或渴不欲饮或渴喜热饮，大便溏泄，小便浑浊，苔白腻，脉濡缓		
病机	湿邪偏盛，遏郁中焦气分，病变偏于太阴脾		
辨证要点	身热不扬，脘痞腹胀，苔白腻		
治法	芳香宣化，燥湿运脾		
方药	雷氏芳香化浊法合三仁汤 雷氏芳香化浊法（《时病论》） 　藿香叶　佩兰叶　陈广皮　制半夏　大腹皮（酒洗）　厚朴（姜汁炒） 　鲜荷叶 三仁汤（见卫气分证治）		
加减法	兼湿浊蒙上	症见神识如蒙，头胀，呕逆，渴不多饮等，治宜芳香化浊，辟秽开窍	方用苏合香丸（《和剂局方》），药用苏合香、安息香、麝香、龙脑、沉香、檀香、丁香、乳香、青木香及香附芳香辟秽，开窍化浊；荜拨合诸香开郁散寒；犀角、朱砂清镇心神；白术健脾化浊；诃藜勒温敛而防香药耗气

项目			内容
加减法	兼湿痹大肠	症见大便不通，少腹硬满不痛，苔垢腻等，治宜清化湿浊	宣通气机，方用宣清导浊汤（《温病条辨》），药用晚蚕砂化肠道湿浊，皂荚子宣通肠道气机，猪苓、茯苓、寒水石利湿清热
	兼湿阻小肠	症见小便不通，呕逆加重等	茯苓皮汤（《温病条辨》），药用茯苓皮、生薏仁、猪苓、白通草、淡竹叶利湿泄热；大腹皮入小肠经，下气利水，助小便通行

（二）湿热并重

项目	内容
证候	发热汗出不解，口渴不欲多饮，脘痞呕恶，心中烦闷，或见白痦，便溏色黄，小溲短赤，苔黄滑腻，脉濡数
病机	湿热俱盛，交蒸中阻
辨证要点	身热汗出不解，脘痞呕恶，心中烦闷，苔黄腻
治法	辛开苦降，燥湿泄热
方药	王氏连朴饮（《霍乱论》） 川连　厚朴　石菖蒲　醋炒半夏　淡豆豉　炒山栀　芦根
加减法	若出现白痦，加连翘、淡竹叶、生薏仁、滑石轻清淡渗、泄热利湿；若津伤较甚而口渴，小便短赤显著者，可加芦根等生津之品

（三）热重湿轻

项目	内容
证候	壮热面赤，汗多口渴，烦躁气粗，脘痞身重，苔黄微腻，脉洪大滑数
病机	阳明气分热炽，兼太阴脾湿
辨证要点	高热汗出，口渴脘痞，苔黄微腻
治法	清泄胃热，兼燥脾湿
方药	白虎加苍术汤（《类证活人书》） 石膏　知母　甘草（炙）　粳米　苍术
加减法	若腹满加厚朴，呕逆加竹茹、半夏，溲短赤加鲜芦根；中焦湿邪较盛，可酌加藿香、佩兰、滑石、大豆卷、通草等芳化渗利之品

困阻中焦湿重于热、湿热并重、热重于湿比较

	湿重于热	热重于湿	湿热并重
证候特点	身热不扬，口不渴，或渴不欲饮，渴喜热饮 胸闷脘痞，腹胀纳呆，恶心呕吐， 大便溏泄，小便浑浊，苔白腻，脉濡缓	壮热面赤，汗多口渴 脘痞身重，烦躁气粗，苔黄微腻，脉洪大滑数	发热汗出不解，口渴不欲多饮 脘痞呕恶，心中烦闷，或见白痦，便溏色黄，小溲短赤，苔黄滑腻，脉濡数
治则方药	雷氏芳香化浊法合三仁汤加减 杏仁、滑石、白通草、白蔻仁、竹叶、生薏仁、厚朴、半夏、藿香叶、佩兰叶、广陈皮、大腹皮、鲜荷叶	白虎加苍术汤加减 石膏、知母、甘草（炙）、粳米、苍术	王氏连朴饮加减 川连、厚朴、石菖蒲、制半夏、淡豆豉、炒山栀、芦根
治法	芳香宣化，燥湿运脾	清泄胃热，兼燥脾湿	辛开苦降，燥湿泄热

湿重热轻，困阻中焦兼证证治

兼证	兼湿浊蒙上	兼湿阻大肠	兼湿阻小肠
兼见表现	神识如蒙，头胀，呕逆，渴不多饮等	大便不通，少腹硬满不通，苔垢腻等	小便不通，呕逆加重等
治法	芳香化浊，辟秽开窍	清化湿浊，宣通气机	通利湿浊
方药	苏合香丸	宣清导浊汤（晚蚕砂、皂荚子、猪苓、茯苓、寒水石）	茯苓皮汤（茯苓皮、生薏仁、猪苓、白通草、淡竹叶、大腹皮）

（四）湿热蕴毒

项目	内容
证候	发热口渴，咽喉肿痛，小便黄赤，或身目发黄，脘腹胀满，肢酸倦怠，苔黄腻，脉滑数
病机	湿热交蒸，热势较盛，蕴酿成毒，弥漫上下，充斥气分
辨证要点	除发热倦怠，脘腹胀满，苔黄腻等湿热内蕴常见表现外，可见咽喉肿痛或身目发黄等蕴毒外发之象
治法	清热化湿解毒
方药	甘露消毒丹（《温热经纬》） 飞滑石　绵茵陈　淡黄芩　石菖蒲　川贝母　木通　藿香　射干　连翘 薄荷　蔻仁

项目	内容		
加减法	口渴明显	酌加芦根、花粉	生津止渴
	大便不通者	酌加生大黄、槟榔	通便泄热
	咽喉肿痛明显	酌加玄参、桔梗、生甘草、僵蚕等	解毒利咽

（五）暑湿积滞，郁结肠道

项目	内容
证候	身热稽留，胸腹灼热，呕恶，便溏不爽，色黄如酱，苔黄垢腻，脉滑数
病机	暑湿郁蒸气分，困阻中焦，并与积滞互结，阻滞肠道
辨证要点	身便溏不爽，色黄如酱，苔黄垢腻
治法	导滞通下，清热化湿
方药	枳实导滞汤（《通俗伤寒论》） 　　枳实　生大黄（酒洗）　山楂　槟榔　川朴　川连　六曲　连翘 　　紫草　木通　甘草

（六）暑湿郁阻少阳

项目	内容
证候	寒热如疟，午后身热加重，入暮尤剧，天明得汗诸症稍减，但胸腹灼热始终不除，口渴心烦，脘痞呕恶，舌红苔薄黄而腻，脉弦数
病机	暑湿郁阻少阳，正邪往复交争
辨证要点	寒热如疟，脘痞苔腻，身热午后加重
治法	和解少阳，清热化湿
方药	蒿芩清胆汤（《通俗伤寒论》） 　　青蒿　黄芩　淡竹茹　仙半夏　枳壳　陈皮　赤苓　碧玉散（包）

（七）暑湿伤气

项目	内容
证候	身热自汗，烦渴胸闷，神疲肢倦，小便短赤，大便稀溏，苔腻，脉浮大无力或濡滑带数
病机	暑湿病邪内郁，损伤津液，伤及中气

续表

项目	内容
辨证要点	身热自汗，神疲肢倦，脉浮大无力
治法	清暑化湿，培元和中
方药	东垣清暑益气汤（《温病条辨》） 　黄芪　黄柏　麦冬　青皮　白术　升麻　当归　炙草　神曲　人参　泽泻 　五味子　陈皮　苍术　葛根　生姜　大枣
加减法	若暑热尚较盛，可去当归、苍术之温燥，以太子参或西洋参代人参

两清暑益气汤鉴别

	东垣清暑益气汤	王氏清暑益气汤
方药	黄芪　黄柏　麦冬　青皮　白术　升麻 当归　炙草　神曲　人参　泽泻　五味子 陈皮　苍术　葛根　生姜　大枣	西洋参　石斛　麦冬　黄连 竹叶　知母　荷梗　甘草　粳米 西瓜翠衣
应用	用于暑湿、湿温湿热内蕴而损及元气、或先有脾虚再感受暑湿或湿热，故有胸闷气短，大便溏薄，舌苔腻。	主要用于暑温，暑热伤及气阴证，而出现自汗，气短神疲，舌苔黄而干燥

（八）暑湿弥漫三焦

项目	内容		
证候	发热，汗出口渴，面赤耳聋，胸闷喘咳，痰中带血，脘痞腹胀，下利稀水，小便短赤，舌红苔黄滑，脉滑数		
病机	暑湿久蕴气分，弥漫三焦，肺气不畅，损伤肺络，脾失健运，小肠清浊不分，大肠传导失常，上、中、下三焦俱受其害		
辨证要点	除有脘痞腹胀等中焦脾胃见症外，必有大便溏下臭稀水、小便短赤之下焦大小肠见症，复有胸闷耳聋，咳痰咯血之上焦见症		
治法	清暑化湿，宣通三焦		
方药	三石汤（《温病条辨》） 　飞滑石　生石膏　寒水石　杏仁　竹茹（炒）　银花（花露更妙） 　金汁（冲）　白通草		
加减法	上焦	暑湿偏重于上焦而成暑湿蕴肺证，症见发热较高，汗出不解，口渴心烦，胸闷气喘，咳嗽痰多，苔白厚或黄腻，脉滑数	上焦见症明显加黄芩、连翘、蒌皮等
		治宜清透肺经气分暑湿	

续表

项目		内容	
加减法	上焦	方用杏仁汤（《温病条辨》） 　　药用桑叶、杏仁宣降肺气，透邪外出；黄芩、连翘苦寒清泄肺中暑热；茯苓、滑石通利水道，渗湿泄热；合以白蔻皮芳香化湿，梨皮甘寒清肺；共奏清透肺经暑湿之功	
	中焦	暑湿偏重于中焦，以困阻脾胃为主，致使纳运功能不健，升降之责失司，症见发热汗出，渴不多饮，脘腹痞胀，纳呆恶呕，大便溏薄，小便短赤，苔黄腻，脉濡数	中焦见症明显加黄连、厚朴、蔻仁等
		治宜清泄中焦暑湿	
		方用杏仁滑石汤（《温病条辨》） 　　杏仁、滑石、通草宣上渗下，使湿热有外达之机；黄连、黄芩苦寒清里，除热燥湿；厚朴、橘红、半夏、郁金畅中理气、运脾化湿；辛开苦降同用，则中焦蕴郁之湿热可得化解	
	下焦		下焦见症明显加苡仁、茯苓、车前子等

（九）湿热酿痰，蒙蔽心包

项目	内容
证候	身热不退，朝轻暮重，神识昏蒙，清醒之时，表情淡漠，耳聋目瞑，反应迟钝，问答间有清楚之词，甚则谵语乱言，苔浊腻，脉濡滑数
病机	气分湿热留恋不解，酿蒸痰浊蒙蔽心包
辨证要点	身热不退，朝轻暮重，神识昏蒙，苔黄腻
治法	清化湿热，豁痰开窍
方药	菖蒲郁金汤送服苏合香丸或至宝丹 菖蒲郁金汤（《温病全书》） 　　鲜石菖蒲　广郁金　炒山栀　青连翘　细木通　鲜竹叶　粉丹皮　淡竹沥　灯心　紫金片（即玉枢丹） 苏合香丸（《和剂局方》） 　　白术　青木香　犀角　香附　朱砂　诃黎勒　檀香　安息香　沉香　麝香　丁香　荜拨　龙脑　苏合香油　熏陆香 至宝丹（方见温热类温病证治）

续表

项目	内容		
加减法	湿偏盛	送服苏合香丸	
	热已盛	送服至宝丹	增强化浊开窍之力
	神昏程度加重，由神识昏蒙转为神昏谵语或昏愦不语，腻苔渐化，舌转红绛，乃湿热化燥，热陷心包，病变由气入营	清宫汤合"三宝"	清心开窍
	并见痉厥	加用全蝎、蜈蚣、地龙、僵蚕等	兼以息风止痉

湿热蒙蔽心包与热闭心包鉴别

	湿热蒙蔽心包	热闭心包
病因	湿热或痰热	邪热
病位	气分为主	心营
神志	神志昏蒙	神昏谵语，昏愦不语
舌象	舌苔腻	舌红绛无苔
治法	清热化湿，豁痰开窍	清心开窍
方药	菖蒲郁金汤合苏合香丸	清宫汤合温病"三宝"

三、营血分证治

　　湿热类温病的营血分证候，出现于病程的极期阶段，多由湿热化燥化火内陷营血而致。常表现为暑湿内陷心营，热瘀闭阻心脉和湿热化燥损伤肠络，病情较重，病势危急。治宜清营凉血，开窍通络为大法，但邪入营血而兼湿阻气机或失血过多而气随血脱者，则当忌用，以免滋助湿邪或耗散元气。

（一）暑湿内陷心营

项目	内容
证候	灼热烦躁，目合耳聋，神识不清，时有谵语或四肢抽搐，舌绛苔黄腻，脉滑数
病机	病之极期，系由暑湿内陷心营，蒙蔽清窍

续表

项目	内容
辨证要点	灼热烦躁,目合耳聋,神识不清,舌绛苔黄腻
治法	清心开窍,涤暑化湿
方药	清营汤合六一散,送服至宝丹 清营汤(方见温热类温病证治) 六一散(《宣明论方》) 　　滑石　甘草 至宝丹(方见温热类温病证治)

项目	内容			
加减法		湿邪较重	加菖蒲、半夏	助温开 燥湿
		抽搐明显	加羚羊角、钩藤或止痉散	凉肝息风 止痉
	卫营同病,外感引动伏暑发于心营	症见发热微恶寒,头痛少汗,口干不欲饮,心烦不安,舌质红绛,苔少脉浮细而数	方选清营汤合银翘散加减,银翘散有辛凉解表的功效,用治本证虽可疏透表邪,但凉营药力不足,故取清营汤中生地、丹皮、赤芍等药凉营养阴,共收解表凉营之效	透邪宣表、清营泄热
	心营热盛,下移小肠湿热郁蒸日久化燥,深入心营,邪热由脏下移入腑,致使泌别失司所致	症见身热夜甚,心烦不寐,或有谵语,口干不欲饮,小溲短赤热痛,甚则点滴不行,舌质红绛,脉细数	方选清营汤合导赤散或导赤清心汤(《通俗伤寒论》),导赤清心汤以生地、丹皮、麦冬凉营养阴,朱茯神、莲子芯、灯心草清心宁神,木通、竹叶、童便、益元散通利小便以泻邪热	清心凉营、养阴泻火

(二) 热闭心包,瘀阻血脉

项目	内容
证候	灼热不已,神昏谵语,口干漱水不欲咽,皮肤、黏膜出血斑进行性扩大,唇青肢厥,舌质深绛或紫晦,脉细数而涩
病机	多由暑湿内陷心营证发展而成,临床表现更为严重,不仅热势亢盛,而且邪热炼血为瘀,热瘀交结,闭塞心包
辨证要点	灼热不已,神昏谵语,皮肤黏膜出血斑,舌深绛或紫晦
治法	清心开窍,活血通络
方药	犀地清络饮(《通俗伤寒论》) 　　犀角汁(冲)　粉丹皮　青连翘(带心)　　淡竹沥(和匀)　鲜生地 　　生赤芍　原桃仁(去皮)　生姜汁(冲)　鲜茅根　灯心　鲜石菖蒲

续表

项目	内容			
加减法	热瘀互结，兼气阴两脱	症见身热面赤，皮肤、黏膜瘀斑，心烦躁扰，四肢厥冷，汗出不止，舌色暗绛，脉虚数	急予凉血化瘀，益气养阴固脱	方选犀角地黄汤合生脉散 　　药用犀角、地黄、赤芍、丹皮凉血散血，清热解毒，合以人参、麦冬、五味子益气敛阴以救虚脱
	热瘀互结，兼阳气外脱	症见肢厥大汗，息微喘喝，神疲倦卧，面唇青灰，舌淡暗，脉微	急予益气回阳固脱，兼以化瘀通络	方选参附汤加丹皮、赤芍、桃仁 　　药用人参补脾胃之中气，以固后天；配附子温壮元阳，大补先天，二药大温大补，回阳固脱；合以丹皮、赤芍、桃仁活血通瘀

（三）湿热化燥，伤络便血

项目	内容
证候	灼热烦躁，骤然腹痛，便下鲜血，腻苔剥脱，或转黑燥，舌质红绛
病机	湿热化燥，深入血分，损伤肠络
辨证要点	身灼热，烦躁，便下鲜血，舌红绛
治法	清火解毒，凉血止血
方药	犀角地黄汤合黄连解毒汤加味 犀角地黄汤（见前） 黄连解毒汤（《外台秘要》） 　　黄连　黄柏　黄芩　栀子
加减法	可加紫珠草、茜草根、地榆炭、侧柏炭、参三七等增强止血之效； 若出血量大，导致气随血脱，症见便血不止，面色苍白，汗出肢冷，舌淡脉微细，病势危急凶险，常因气脱阳亡而毙于倾刻，故首当益气固脱，急予独参汤或生脉散；如脱固气复，由于阴损及阳，多呈脾胃虚寒，阴血亏虚之象，症见面色㿠白，四肢欠温，倦怠乏力，仍有少量便血，舌淡脉缓无力，治用黄土汤温阳健脾，养血止血 黄土汤（《金匮要略》） 　　用灶中黄土、白术、附子温阳健脾以统血；地黄、阿胶养血止血；黄芩清泄肠道余热；甘草调和诸药，全方温阳而不伤阴，养血而不碍阳，具有扶阳益阴，气复血止之效

四、后期证治

湿热类温病在卫分、气分或营血分阶段，若经过积极准确的治疗，后期则病渐向愈，进入恢复期，此时多表现为余邪留恋，气阴两伤之候，治宜清涤余邪，醒胃扶正为主；但因湿邪黏腻淹滞之特性及脾胃功能未全恢复，应注重善后调治及饮食护理，防止"死灰复燃"。若在治疗过程中过用苦寒凉药、或误用攻下，或素体阳虚，或感受湿邪过重，湿热从湿化寒化，损伤阳气，则可出现湿胜阳微，肾虚失固等正衰邪留之后期表现，此实乃湿热类温病之变证，是在温病中较少见到的独特的病理转归，治宜温补扶正为大法，兼以祛邪逐湿。

（一）湿胜阳微

项目	内容		
证候	形寒肢冷，口渴胸痞，呕吐泄泻，舌淡苔白腻，脉沉细		
病机	素体中阳偏虚，邪从湿化，日久伤阳		
辨证要点	形寒肢冷，胸痞，苔白腻		
治法	温肾健脾，祛寒逐湿		
方药	薛氏扶阳逐湿汤（《温热经纬》） 人参 附子 益智仁 白术 茯苓		
加减法	肾阳衰微，水湿内停	症见形寒神疲，心悸气短，头目昏眩，小便不利，甚或面浮肢肿，四肢厥冷，腰膝酸软，舌淡，苔白滑腻，脉沉迟者	方用真武汤（《伤寒论》） 　药用辛热之附子温壮肾中元阳，破除寒湿阴凝；生姜温散水气；茯苓甘淡渗利以祛湿；白术苦温健脾以燥湿；白芍酸收以敛阴和阳，合之以温肾散寒，健脾利水	温阳利水
	阳虚至极而致脱亡者		应急投参、附等	回阳救逆

（二）肾虚失固

项目	内容
证候	小便频数量多，甚至遗尿，口渴引饮，腰膝酸软，头晕耳鸣，舌淡，脉沉弱
病机	伏暑病，邪气已退而肾气肾阳俱伤，肾虚不固
辨证要点	小便频数量多，腰膝酸软，舌淡，脉沉弱
治法	温阳化气，益肾缩尿
方药	右归丸合缩泉丸 右归丸（《景岳全书》） 　　熟地　山药　山茱萸　枸杞　鹿角胶　菟丝子　杜仲　当归　肉桂　制附子 缩泉丸（《妇人良方》） 　　乌药　益智仁

（三）余湿留恋

项目	内容
证候	身热已退，或有低热，脘中微闷，知饥不食，苔薄腻
病机	湿温病之恢复期，余湿未净，脾气不舒，胃气未醒
辨证要点	脘中微闷，知饥不食
治法	轻宣芳化，淡渗余湿
方药	薛氏五叶芦根汤（《湿热病篇》） 　　藿香叶　鲜荷叶　枇杷叶　佩兰叶　薄荷叶　芦根　冬瓜仁

（四）余邪留扰，气阴两伤

项目	内容
证候	身热已退，或有低热，口渴唇燥，神思不清，倦语，不思饮食，舌红苔少，脉虚数
病机	湿热类温病热重湿轻或化燥化火后期，邪势大解而气阴伤耗
辨证要点	神思不清，倦语，口渴，纳呆，舌红苔少
治法	清泄余热，扶中益虚
方药	薛氏参麦汤（《湿热病篇》） 　　人参　麦冬　石斛　木瓜　生甘草　生谷芽　鲜莲子
加减法	若有低热并见心烦喜呕者，可改用竹叶石膏汤

（五）余热未清

项目	内容
证候	低热，头目昏胀不清，口渴或咳，舌红苔薄腻
病机	暑湿恢复期，诸症大势已缓而余邪未尽
辨证要点	低热，头目不清，苔薄腻
治法	清涤余邪
方药	清络饮（《温病条辨》） 鲜荷叶边 鲜银花 西瓜翠衣 鲜扁豆花 丝瓜皮 鲜竹叶心 不必局限于暑湿未净之证，凡暑伤肺经气之轻证，皆可用之
加减法	若口渴明显，加石斛、花粉等甘寒生津；咳嗽较甚者，加杏仁、象贝理肺止咳

巩固与练习

一、填空题

1. 暑湿伤气，治宜＿＿＿＿＿＿＿，方用＿＿＿＿＿＿＿。

2. 蒿芩清胆汤是由青蒿，黄芩及＿＿＿＿＿＿＿＿＿＿＿＿组成。

3. 寒邪外束而暑湿内郁，治宜新加香薷饮，若症见汗出热退，应停用＿＿＿＿＿＿一药，因为该药有＿＿＿＿＿＿＿之弊。

4. 湿温初起，湿邪偏于卫表而化热尚不明显者，治疗宜选＿＿＿＿＿＿；湿中蕴热，湿渐化热者，治疗宜选＿＿＿＿＿＿。

5. 湿温病，湿热酿痰，蒙蔽心包证，宜用菖蒲郁金汤为主治疗，如属热偏炽盛者，可加服＿＿＿＿＿＿，如湿浊偏盛而热势不著者，可送服＿＿＿＿＿＿。

6. 湿温病，邪阻膜原，治疗宜＿＿＿＿＿＿，方用＿＿＿＿＿＿。

7. 湿温病，湿热困阻中焦，湿热并重，治宜＿＿＿＿＿＿，方用＿＿＿＿＿＿。

8. 甘露消毒丹的药物组成是：＿＿＿＿＿＿＿＿

9. 湿热（暑湿）挟滞，阻结肠腑时，治疗上应注意，连续攻下，但制剂宜轻，因势利导，不宜峻剂猛攻，这种下法温病中称＿＿＿＿＿＿。

10. 伏暑，温病身热稽留，胸腹灼热，呕恶，便溏不爽，色黄如酱，苔黄垢腻，脉滑数。其辨证是＿＿＿＿＿＿。方用＿＿＿＿＿＿。

11. 邪阻膜原，湿浊郁闭较甚，非一般化湿之剂所能为功，须投以_____之法，以开达____之邪。

12. 湿热蕴毒，蕴毒外发之"毒"症表现为_____。

13. 吴瑭《温病条辨》所述："既曰余邪，不可用重剂明矣，只以芳香轻药，清肺络中余邪足矣"。是指_____方而言。

二、选择题

（一）A 型题

14. 三仁汤，藿朴夏苓汤均可用于治疗湿温初起之证。其不同点在于后者较适用于：（　　）

    A. 邪遏卫气，湿邪偏重者

    B. 湿邪偏于卫表而化热尚不明显者

    C. 邪遏卫气，湿渐化热者

    D. 卫气同病，湿热并重者

    E. 邪在上焦，湿重热轻，肺气失宣者

15. 温病证见：恶寒少汗，身热不扬，午后热显，头重如裹，身重肢倦，胸闷脘痞，苔白腻，脉濡缓，最宜选用：（　　）

    A. 藿香正气散　　　　B. 藿朴夏苓汤　　　　C. 新加香薷饮

    D. 雷氏宣透膜原法　E. 羌活胜湿汤

16. 温病证见：恶寒少汗，身热不扬，午后热象较显，头重如裹，身重肢倦，胸闷脘痞，苔白腻，脉濡缓，治宜：（　　）

    A. 辛温发汗　　　　B. 辛凉解表　　　　C. 芳香化湿

    D. 清气化湿　　　　E. 燥湿化浊

17. 温病证见：寒热往来，寒甚热微，身痛有汗，手足沉重，呕逆胀满，苔白厚腻如积粉，脉缓。病机为：（　　）

    A. 湿浊偏盛，邪阻膜原，阳气受郁

    B. 湿热郁阻少阳，枢机不利，郁热偏重

    C. 湿热久留，阳气受伤，气机受郁

    D. 湿热郁伏，阳气受伤，湿盛阳微

    E. 寒湿郁表，卫阳受遏，邪正交争

18. 温病证见：发热，汗出不解，口渴不欲多饮，脘痞呕恶，心中

烦闷，便溏色黄，小便短赤，苔黄腻，脉濡数。治宜选用：（　　　）

    A. 三仁汤　　　　　　　B. 三石汤　　　　　　　C. 白虎加苍术汤

    D. 王氏连朴饮　　　　　E. 蒿芩清胆汤

19. 温病证见：发热，汗出不解，口渴，不欲多饮，脘痞呕恶，心中烦闷，便溏色黄，小便短赤，苔黄腻，脉濡数，治宜：（　　　）

    A. 芳香宣化，宣通表湿　　　　B. 清泄阳明，兼化脾湿

    C. 辛开苦降，清化湿热　　　　D. 辛淡开泄，渗利湿热

    E. 芳化为主，佐以清热

20. 温病证见：发热口渴，胸闷腹胀，肢酸倦怠，咽喉肿痛，小便黄赤，或身目发黄，苔黄而腻，脉滑数。治宜：（　　　）

    A. 芳香宣化，利咽解毒　　　　B. 辛开苦降，清化湿热

    C. 清热化湿，豁痰开蔽　　　　D. 清热化湿解毒

    E. 清泄阳明，兼化脾湿

21. 在甘露消毒丹中，选用何药以利湿泄热？（　　　）

    A. 车前子、泽泻、金钱草　　　B. 猪苓、茯苓、白通草

    C. 茯苓、泽泻、绵茵陈　　　　D. 山栀子、大黄、绵茵陈

    E. 木通、滑石、绵茵陈

22. 温病证见：发热汗出不解，口渴不欲多饮，脘痞呕恶，心中烦闷，便溏色黄，小便短赤，苔黄腻，脉濡数，其病机为：（　　　）

    A. 湿热并重，郁阻上焦　　　　B. 湿热并重，郁阻下焦

    C. 湿热俱盛，困阻中焦　　　　D. 热重湿轻，弥漫三焦

    E. 湿重热轻，郁阻中焦

23. 温病证见：发热口渴，腹胀胸闷，咽喉肿痛，小便黄赤，身目发黄，苔黄而腻，脉滑数，其病机为：（　　　）

    A. 湿热并重，郁阻上焦

    B. 湿热并重，困阻中焦

    C. 湿热俱盛，郁蒸肝胆

    D. 湿热蕴蒸，酿毒弥漫，充斥气分

    E. 热重湿轻，弥漫三焦

24. 五叶芦根汤中的五叶，除藿香、佩兰叶外尚有：（　　　）

A. 苏叶、荷叶、杷叶　　　　B. 薄荷叶、桑叶、苏叶

C. 竹叶、大青叶、龙利叶　　D. 桑叶、布渣叶、番泻叶

E. 荷叶、杷叶、薄荷叶

25. 温病证见：发热口渴，胸闷腹胀，肢酸倦怠，咽喉肿痛，小便黄赤，身目发黄，苔黄而腻，脉滑数，治宜选用：（　　　）

A. 三仁汤　　　　　　B. 白虎加苍术汤　　　C. 王氏连朴饮

D. 银翘散加板蓝根、射干　　E. 甘露消毒丹

26. 温病证见：身热不退，朝轻暮重，神识昏蒙，似清似昧，时或谵语，舌质黄腻，治宜选用：（　　　）

A. 先用苏合香丸，继用茯苓皮汤

B. 清宫汤送服至宝丹

C. 藿香正气散化裁，送服至宝丹

D. 菖蒲郁金汤为主，送服至宝丹

E. 清宫汤送服安宫牛黄丸

27. 温病证见：身热不退，朝轻暮重，神识昏蒙，似清似昧，时或谵语，舌质黄腻，脉濡滑而数，其病机为：（　　　）

A. 湿热郁阻卫气，上焦清窍被蒙

B. 热入营分，营阴受灼，干扰神明

C. 热入心包，清窍闭阻，神明失常

D. 邪入心包，痰热闭窍，神明失常

E. 湿热酿痰，蒙蔽心包，心神受扰

28. 在湿温病的治方中，以下方中哪个方属"辛开苦降"：（　　　）

A. 枳实导滞汤　　　B. 雷氏宣透膜原法　　C. 加减正气散

D. 王氏连朴饮　　　E. 甘露消毒丹

29. 温病证见：高热汗出，面赤气粗，口渴欲饮，脘痞身重，苔黄微腻，脉滑数，治宜：（　　　）

A. 蒿芩清胆汤　　　B. 三石汤　　　　　　C. 甘露消毒丹

D. 白虎加苍术汤　　E. 王氏连朴饮

30. 湿温病证见：灼热烦躁，骤然腹痛，便下鲜血，腻苔剥脱，或转黑燥，舌质红绛，治宜：（　　　）

  A. 清气凉营，清心开窍　　　B. 清火解毒，凉血止血

  C. 清心开窍，豁痰安神　　　D. 开窍清营解毒

  E. 清热化湿，豁痰开蔽

31. 温病证见：高热汗出，面赤气粗，口渴欲饮，脘痞身重，苔黄微腻，脉滑数，其病机为：（　　）

  A. 湿热俱盛，困阻中焦　　　B. 湿轻热重，弥漫三焦

  C. 湿热并重，弥漫三焦　　　D. 湿热蕴毒，弥漫上下

  E. 热盛阳明，湿困太阴

32. 湿温后期，使用黄土汤治疗的证型为：（　　）

  A. 湿热化燥，内陷营血，肠络出血之证

  B. 湿热化燥，入血动血，便血不止，气随血脱之证

  C. 湿热化燥，动血耗气，脾肾阳虚，气不摄血之证

  D. 湿热下注，肠络受伤，痢下不止之证

  E. 湿热化燥，热邪亢盛，肠热下痢之证

33. 湿温病中，形寒肢冷，口渴胸痞，呕吐泄泻，舌淡苔白腻，脉沉细，其病机为：（　　）

  A. 湿重热微，阳气受伤，寒湿困中

  B. 湿热郁久，中阳受伤，气虚欲脱

  C. 邪阻中焦，湿重热轻，运化失职

  D. 邪漫三焦，湿重热轻，气机宣降失职

  E. 湿从寒化，寒湿困中，脾肾阳虚

34. 湿温病中，形寒肢冷，口渴胸痞，呕吐泄泻，舌淡苔白腻，脉沉细。治宜选用：（　　）

  A. 藿朴夏苓汤　　　B. 雷氏宣透膜原法　　　C. 五加减正气散

  D. 四加减正气散　　　E. 薛氏扶阳逐湿汤

35. 湿温病，身热已退，脘中微闷，知饥不食，苔薄腻，治宜：（　　）

  A. 甘寒养胃，补益脾肺　　　B. 益气养阴，培补肺脾

  C. 健脾化湿，理气和胃　　　D. 轻宣芳化，淡渗余湿

  E. 甘淡利湿，清泄湿热

36. 暑天初起症见发热恶寒，头痛无汗，身形拘急，胸痞心烦，舌苔薄腻。为：（   ）

  A. 冒暑   B. 暑秽   C. 暑风

  D. 暑痫   E. 暑瘵

37. 对"轻法频下"下列哪个说法是错误的：（   ）

  A. 不宜峻剂猛攻 B. 大便转烂为度 C. 要连续攻下

  D. 用药量宜轻 E. 用于暑湿积滞，郁结肠道

38. 湿温病，身热已退，脘中微闷，知饥不食，苔薄腻，其证型属：（   ）

  A. 湿温初起，邪遏卫气，正不抗邪

  B. 湿温初起，邪微病轻，正能胜邪

  C. 湿热传中，气机郁阻，运化失健

  D. 湿热初退，余邪未净，脾胃未醒

  E. 湿热已解，邪气已净，脾胃功能未复

39. 湿温病证见：寒热往来，寒甚热微，呕逆胀满，身痛有汗，手足沉重，苔白厚腻浊如积粉，脉缓，治疗宜选：（   ）

  A. 藿香正气散 B. 藿朴夏苓汤 C. 温胆汤

  D. 雷氏宣透膜原法 E. 雷氏芳香化浊法

40. 初冬，一病人发热，微恶风寒，少汗，头痛，心烦不寐，口干，舌降少苔，脉浮细数，其辨证是：（   ）

  A. 表寒里热   B. 热入心包   C. 卫营同病

  D. 湿遏卫气   E. 卫气同病

41. 暑湿病，病人寒热似疟，心烦口渴，脘痞，身热，午后较甚，入暮尤剧，天明得汗诸症稍减，但胸腹灼热不除，苔黄白而腻，脉弦数。其辨证是：（   ）

  A. 暑湿郁阻少阳 B. 邪阻膜原   C. 暑伤心肾

  D. 暑湿余邪未净 E. 邪留阴分

42. 暑湿病，病人身热稽留，胸腹灼热，呕恶，便溏不爽，色黄如酱，苔黄垢腻，脉滑数，其辨证是：（   ）

  A. 湿热证   B. 暑湿困阻中焦 C. 邪干胃肠

D. 暑湿挟滞，阻结肠道　　　　E. 湿热困阻中焦

43. 初秋，病人身热夜甚，神昏谵语，口干而漱水不欲咽，皮肤，黏膜出血斑进行性扩大，斑色青紫，舌深绛或紫暗，其辨证是：（　　）

A. 热闭心包，伏热内闭　　　　B. 热陷心包

C. 暑入心营　　　　　　　　　D. 热闭心包，瘀阻血脉

E. 邪入气营

44. 温病后期小便频数量多，口渴引饮，腰酸肢软，头晕耳鸣，舌淡，脉沉细。治疗宜用：（　　）

A. 右归丸合缩泉丸加减　　　　B. 东垣清暑益气汤加减

C. 薛生白扶阳逐湿汤　　　　　D. 真武汤

E. 六味地黄丸

45. 下列哪个不属于伏暑热闭心包，血络瘀滞证型所有：（　　）

A. 发热夜甚　　　　B. 漱水不欲咽　　　　C. 神昏谵语

D. 舌红苔黄腻　　　E. 皮肤黏膜出血斑

46. 三石汤中的"三石"是指：（　　）

A. 滑石，石膏，磁石　　　　　B. 滑石，石菖蒲，石膏

C. 滑石，寒水石，石菖蒲　　　D. 石膏，寒水石，石菖蒲

E. 石膏，寒水石，滑石

47. 暑湿，身热面赤，耳聋，头眩晕，咳痰带血，不甚渴饮，胸闷脘痞，恶心呕吐，大便溏臭，小便短赤，舌红赤，苔黄腻，脉滑数。辨证是：（　　）

A. 邪干胃肠　　　　B. 暑湿困阻中焦　　　　C. 暑湿弥漫三焦

D. 暑伤肺络　　　　E. 暑湿伤气

48. 三石汤的组方下列哪一组是错误的：（　　）

A. 滑石，生石膏　　　B. 寒水石，白通草　　　C. 竹茹，银花

D. 杏仁，金汁　　　　E. 桃仁，金钱草

49. 暑湿病，身热面赤，耳聋，头眩晕，咳痰带血，不甚渴饮，胸闷脘痞，恶心呕吐，大便溏臭，小便短赤，舌红赤，苔黄腻，脉滑数。治宜：（　　）

A. 雷氏宣透膜原法　　B. 王氏连朴饮　　　　C. 白虎加苍术汤

D. 三石汤　　　　　　E. 甘露消毒丹

50. 新加香薷饮组方中哪一项是错误的：（　　　）

A. 银花　　　　　B. 扁豆花　　　　　C. 厚朴

D. 连翘　　　　　E. 薄荷

51. 暑湿在卫，证见发热无汗，恶寒，甚则寒战，身形拘急，胸脘痞闷，心中烦，时有呕恶，苔薄腻，脉浮弦。治宜：（　　　）

A. 卫分宣湿饮　　B. 新加香薷饮　　　C. 三仁汤

D. 藿香正气散　　E. 雷氏清凉涤暑法

52. 暑湿在卫，证见身热恶寒无汗，头痛胀重，胸中痞闷，心烦呕恶，应用新加香薷饮。若尿黄赤短而少者，可加入：（　　　）

A. 茯苓，陈皮　　　　　　B. 瞿麦，茯苓，泽泻

C. 泽泻，茯苓，猪苓　　　D. 藿香、佩兰、滑石、通草

E. 荷叶、青蒿、西瓜翠衣

53. 东垣清暑益气汤组成中哪一项是错误的：（　　　）

A. 黄芪，党参，苍术　　　B. 升麻，橘皮，白术

C. 泽泻，黄柏，麦冬　　　D. 黄芩，栀子，芦根

E. 当归，青皮，六曲

54. 暑湿病，身热自汗，心烦口渴，胸闷气短，四肢困倦，神疲乏力，小便短赤，大便溏薄，苔腻，脉濡滑带数。治宜：（　　　）

A. 王氏清暑益气汤　　　　B. 白虎加人参汤

C. 东垣清暑益气汤　　　　D. 白虎加苍术汤

E. 白虎汤

55. 暑湿病，身热自汗，心烦口渴，胸闷气短，四肢困倦，神疲乏力，小便短赤，大便溏薄，苔腻，脉濡滑而数。辨证为：（　　　）

A. 暑湿困阻中焦　　B. 暑湿弥漫三焦　　　C. 暑湿余邪未净

D. 暑湿伤气　　　　E. 暑湿困脾

56. 湿渐化热，湿热俱盛，蕴伏中焦证，治宜用：（　　　）

A. 三仁汤　　　　　B. 白虎加苍术汤　　　C. 甘露消毒丹

D. 王氏连朴饮　　　E. 藿朴夏苓汤

57. 暑湿病身热稽留，胸腹灼热，呕恶，便溏不爽，色如黄酱，苔

黄垢腻，脉滑。数。治宜：（　　）

    A. 王氏连朴饮 　　　B. 葛根黄芩黄连汤 　　C. 枳实导滞汤

    D. 三仁汤 　　　　　E. 蒿芩清胆汤

58. 下列哪些不是藿朴夏苓汤中的药物：（　　）

    A. 藿香、豆豉 　　　　　B. 半夏、厚朴、蔻仁

    C. 杏仁、苡仁 　　　　　D. 猪苓、赤苓、泽泻

    E. 竹叶

59. 温病身热稽留，大便溏而不爽，色黄如酱，其气臭秽，胸腹痞满灼热，舌苔黄而垢腻，其病机为：（　　）

    A. 湿热郁阻中焦 　　B. 肠热下利 　　　　C. 食滞内停

    D. 痰热结聚 　　　　E. 湿热挟滞交结肠道

60. 暑湿弥漫三焦证的首选方剂是：（　　）

    A. 三仁汤 　　　　　　B. 甘露消毒丹 　　　C. 三石汤

    D. 蒿芩清胆汤 　　　　E. 温胆汤

61. 湿温病，湿热蕴毒证，治宜：（　　）

    A. 普济消毒饮 　　　　B. 清瘟败毒饮 　　　C. 甘露消毒丹

    D. 五味消毒饮 　　　　E. 黄连解毒汤

62. 温病发热汗出不解，口渴不多饮，脘痞呕恶，心中烦闷，便溏色黄，尿短赤，苔黄滑腻，脉滑数。治宜：（　　）

    A. 雷氏芳香化浊法 　B. 王氏连朴饮 　　　C. 三石汤

    D. 三仁汤 　　　　　　E. 白虎加苍术汤

63. 三仁汤中包括下列哪组药物：（　　）

    A. 杏仁、冬瓜仁、薏苡仁 　　B. 杏仁、白蔻仁、薏苡仁

    C. 桃仁、杏仁、白蔻仁 　　　D. 杏仁、郁李仁、薏苡仁

    E. 杏仁、白蔻仁、麻仁

64. 温病湿热酿痰，蒙蔽心包，治宜：（　　）

    A. 王氏连朴饮 　　　　B. 清宫汤 　　　　　C. 藿朴夏苓汤

    D. 犀地清络饮 　　　　E. 菖蒲郁金汤

65. 湿温后期，身热已退，或有低热，脘中微闷，知饥不食，苔薄腻。治宜：（　　）

A. 沙参麦冬汤　　　B. 薛氏五叶芦根汤　　C. 薛氏参麦汤

D. 清络饮　　　　　E. 薛氏扶阳逐湿汤

66. 治疗伏暑湿郁阻少阳的最合适的方剂是：（　　）

A. 温胆汤　　　　　B. 三仁汤　　　　　　C. 小柴胡汤

D. 蒿芩清胆汤　　　E. 王氏连朴饮

67. 湿热病，发热口渴，胸闷腹胀，肢酸倦怠，咽喉肿痛，小便黄赤，或身目发黄，苔黄而腻，脉滑数。其辨证是：（　　）

A. 湿热困阻中焦　　B. 湿热郁阻少阳　　　C. 湿热困阻中焦

D. 湿热弥漫三焦　　E. 湿热蕴毒

68. 下列哪项不是湿温病后期余邪留扰　气阴两伤的表现：（　　）

A. 低热　　　　　　　　　B. 口渴唇燥

C. 神思不清、不思饮食　　D. 倦语

E. 舌淡苔白腻

69. 身热不解，渴不多饮，脘痞呕恶，心中烦闷，便溏色黄，小便黄短，苔黄腻，脉濡数。治宜：（　　）

A. 葛根芩连汤　　　B. 三仁汤　　　　　　C. 三石汤

D. 枳实导滞汤　　　E. 王氏连朴饮

70. 发热口渴，胸闷腹胀，肢酸倦怠，咽喉肿痛，小便黄赤，苔黄而腻，脉滑数。治宜：（　　）

A. 三仁汤　　　　　B. 枳实导滞汤　　　　C. 甘露消毒丹

D. 葛根芩连汤　　　E. 白虎加苍术汤

71. 湿温病，湿邪化燥，证见灼热烦躁，便下鲜血，舌质红绛。治宜：（　　）

A. 先服独参汤，继用黄土汤

B. 甘露消毒丹加地榆炭、侧柏炭

C. 犀地清络饮

D. 犀角地黄汤合黄连解毒汤加味

E. 葛根芩连汤加地榆、侧柏炭

72. 下列哪项不属于湿温邪遏卫气的表现：（　　）

A. 寒甚热微，身痛有汗　　B. 身热不扬，午后热势较显

C. 胸闷脘痞 　　　　　D. 头重如裹

E. 苔白腻，脉濡缓

73. 伏暑暑湿郁蒸气分，兼积滞结于肠道，其大便性状是：（　　）

A. 大便溏而不爽，色黄如酱

B. 下利稀便，色黄热臭，肛门灼热

C. 纯利秽臭稀水

D. 大便色黑易下

E. 大便初硬后溏

74. 患者在夏秋雨湿较盛季节，感受外邪，证见恶寒少汗，身热不扬，午后热甚，身重肢倦，胸腹痞闷，苔白腻，脉濡缓。前医用辛温之剂，服后病情加重，现身热不退，神识昏蒙，时清时昧，时或谵语，舌苔黄腻，脉濡滑而数。根据病情及证候，当诊断为：（　　）

A. 暑湿 　　　　B. 湿温 　　　　C. 暑温

D. 伏暑 　　　　E. 春温

75. 患者于6月24日来诊。诉二天前因上山砍柴时被雨所淋，周身湿透，下午回家后觉头昏头痛，全身不适，不思饮食。当晚即见发热，伴有恶寒，头身疼痛，胸脘痞闷，心烦，口渴但不多饮。次日曾在当地卫生站就诊，但效果不显。接诊时患者发热39.4℃，汗多，面赤而垢，心烦，口渴但不多饮，脘痞腹胀，间有腹痛，呕吐酸腐，恶闻食臭，四肢困倦，大便溏而不爽，每日2—3次，小便短赤，舌红苔黄厚腻，脉滑数。根据其证候表现应辨证为：（　　）

A. 邪遏卫气，湿重热轻 　　B. 湿热困阻中焦

C. 湿热蕴毒 　　　　　　　D. 暑湿困阻中焦，兼有食滞

E. 暑湿弥漫三焦

76. 患者，男，32岁，8月21日开始出现身热不扬，午后热势较显，恶寒，无汗或少汗，头重如裹，身重酸困，经治疗无好转，5天后出现发热口渴，咽喉肿痛，小便黄赤，身目发黄，脘腹胀满，肢酸倦怠，苔黄腻，脉滑数。其治疗应选用：（　　）

A. 藿朴夏苓汤 　　B. 王氏连朴饮 　　C. 三仁汤

D. 甘露消毒丹 　　E. 新加香薷饮

77. 患者，女，45岁，7月28日旅游回家后，次日即见身热不扬，胸闷脘痞，腹胀纳呆，恶心呕吐，口不渴或渴不欲饮或渴喜热饮，大便溏泄，小便浑浊，苔白腻，脉濡缓。其治疗应选用：（　　）

  A. 白虎加苍术汤   B. 王氏连朴饮

  C. 雷氏芳香化浊法合三仁汤   D. 甘露消毒丹

  E. 新加香薷饮

78. 患者，男，15岁，8月10日晚野外露营后，第二天见发热恶寒，头痛无汗，身形拘急，胸痞心烦，舌苔薄腻，脉浮紧。此患者辨证为：（　　）

  A. 暑湿内蕴，寒邪外束证   B. 湿重热轻，困阻中焦

  C. 风寒束表   D. 风热夹湿

  E. 湿热遏卫气

79. 患者，炎热之日野外工作，回家后当晚出现发热汗出口渴，面赤耳聋，胸闷喘咳，痰中带血，脘痞腹胀，下利稀水，小便短赤，舌红苔黄滑，脉滑数。其治法为：（　　）

  A. 和解少阳，清热化湿   B. 清暑化湿，宣通三焦

  C. 清热化湿解毒   D. 辛开苦降，燥湿泄热

  E. 芳香宣化，燥湿运脾

（二）B 型题

  A. 湿热郁蒸肌肤   B. 湿热痰蒙心窍   C. 邪偏上焦

  D. 邪偏中焦   E. 邪偏下焦

80. 证见恶寒发热，头胀重痛，胸闷等，为：（　　）

81. 证见：小便不利，大便不通，腹满等为：（　　）

82. 证见：脘腹胀满，呕恶不适，肢倦，苔厚腻，为：（　　）

  A. 宣肺化湿为主   B. 苦温燥湿为主   C. 淡渗利湿为主

  D. 轻清气热为主   E. 苦寒通导为主

83. 证见小便不利，或小便不通兼热蒸头胀，腹满等，治宜：（　　）

84. 证见恶寒发热，头胀重，胸痞闷等，治宜：（　　）

85. 证见：脘腹胀满，恶心呕吐，知饥不食，便溏不爽等治宜：（　　）

A. 身热，面赤气粗，口渴欲饮，身重脘痞，苔黄微腻

B. 身热不扬，面色淡黄，口淡不渴，身重肢倦，苔白腻

C. 身热汗出不解，心烦呕恶，渴不多饮，脘痞便溏，苔黄腻

D. 寒甚热微，呕逆胀满，身痛有汗，口不渴，苔白厚腻

E. 发热口渴，胸闷腹胀，咽喉肿痛，身目发黄，苔黄腻。

86. 王氏连朴汤证中有：（　　　）

87. 藿朴夏苓汤证中有：（　　　）

A. 藿朴夏苓汤　　　B. 王氏连朴饮　　　C. 三仁汤

D. 甘露消毒丹　　　E. 新加香薷饮

88. 湿温初起，邪遏卫气，湿重于热，表湿明显者，治疗宜选：（　　　）

89. 湿温初起湿中蕴热，里湿较甚者，治疗宜选：（　　　）

A. 至宝丹　　　　　B. 苏合香丸　　　　C. 紫雪丹

D. 行军散　　　　　E. 止痉散

90. 湿温病，湿热酿痰，蒙蔽心包证，宜用菖蒲郁金汤为主治疗，如属热偏炽盛者，可加服：（　　　）

91. 湿温病，湿热酿痰，蒙蔽心包证，宜用菖蒲郁金汤为主治疗，如湿浊偏盛而热势不著者，可送服：（　　　）

A. 黄芩、连翘、菱皮　　　B. 黄连、厚朴、蔻仁

C. 杏仁、厚朴、滑石　　　D. 苡仁、茯苓、车前子

E. 黄柏、连翘、黄连

92. 暑湿弥漫三焦，可据三焦各部暑湿轻重的不同而予加减。如上焦见症明显加：（　　　）

93. 暑湿弥漫三焦，可据三焦各部暑湿轻重的不同而予加减。如下焦见症明显加：（　　　）

A. 真武汤　　　　　B. 黄芩汤　　　　　C. 黄土汤

D. 生脉散　　　　　E. 桔梗汤

94. 湿温病，症见面色㿠白，四肢欠温，倦怠乏力，仍有少量便血，舌淡脉缓无力，治用：（　　　）

95. 湿温病，症见便血不止，面色苍白，汗出肢冷，舌淡脉微细，

治用：（　　）

    A. 清络饮　　　　　　B. 薛氏五叶芦根汤　　C. 真武汤

    D. 薛氏扶阳逐湿汤　E. 薛氏参麦汤

96. 湿温病，身热已退或有低热，口渴唇燥，神思不清，倦语，不思饮食，舌红苔少，脉虚数。选用：（　　）

97. 湿温病，身热已退，或有低热，脘中微闷，知饥不食，苔薄腻。选用：（　　）

    A. 雷氏清宣温化法　B. 雷氏宣疏表湿法　　C. 黄连香薷饮

    D. 新加香薷饮　　　E. 银翘散加杏仁、滑石、苡仁、通草

98. 适用于暑湿，表症较轻，而热象较显者，选用：（　　）

99. 适用于暑湿，表寒较甚里有暑湿，且暑热较甚而口渴，心烦较著者，选用：（　　）

（三）X 型题

100. 湿温，湿热酿痰，蒙蔽心包证的常见证候为：（　　）

    A. 身热灼手，燥扰不安

    B. 身热不退，朝轻暮重

    C. 神识昏蒙，似清似昧，或时清时昧

    D. 口干作渴，且欲饮冷

    E. 舌苔黄腻，脉濡滑数

101. 菖蒲郁金汤方中，除菖蒲郁金外尚有：（　　）

    A. 炒山栀子，青连翘　　　　B. 玉枢丹

    C. 鲜竹叶，淡竹沥　　　　　D. 木通，竹芯草

    E. 粉丹皮

102. 温病：热炽阳明，湿困太阴证的常见表现：（　　）

    A. 高热汗出　　　　　　　　B. 背微恶寒

    C. 面赤气粗，口渴欲饮　　　D. 脘痞身重

    E. 大便溏泻

103. 白虎加苍术汤中有：（　　）

    A. 生石膏　　　　　B. 知母　　　　　C. 寒水石

    D. 粳米　　　　　　E. 生甘草

104. 湿温病，湿热化燥化火，陷入营血，证候常见：（　　　）

    A. 身体灼热　　　　B. 心烦燥扰　　　　C. 身体发斑

    D. 大便下血　　　　E. 舌质红绛

105. 湿温病，湿盛阳微的辨证要点为：（　　　）

    A. 形寒肢冷　　　　B. 胸痞　　　　C. 面色潮红

    D. 低热　　　　E. 苔白腻

106. 薛氏扶阳逐湿汤的组成有：（　　　）

    A. 人参、附子　　　　B. 黄芪、肉桂　　　　C. 白术、茯苓

    D. 益智仁　　　　E. 北杏、苡仁

107. 湿温后期，湿热悉减，余邪留恋的常见表现为：（　　　）

    A. 形寒肢冷　　　　B. 身不发热　　　　C. 苔薄腻

    D. 脘中微闷　　　　E. 知饥不食

108. 雷氏宣透膜原法的组成，除有厚朴，槟榔，草果外，尚有：（　　　）

    A. 黄芩，甘草　　　　B. 知母，芍药　　　　C. 藿香

    D. 生姜，半夏　　　　E. 青蒿，柴胡

109. 三仁汤方的组成，除有杏仁，蔻仁，薏仁外，尚有：（　　　）

    A. 藿香，佩兰　　　　B. 厚朴，飞滑石　　　　C. 半夏，竹叶

    D. 黄芩　　　　E. 通草

110. 藿朴夏苓汤方的组成，除有藿香，厚朴，半夏，赤苓外，尚有：（　　　）

    A. 杏仁，生薏仁　　　　　　B. 滑石，通草

    C. 淡豆豉，白蔻仁　　　　　D. 猪苓，泽泻

    E. 竹叶，甘草

111. 温病，湿热并重，困阻中焦的辨证要点为：（　　　）

    A. 高热汗出不解　　　　B. 脘痞呕恶　　　　C. 脘痞呕恶

    D. 身目发黄　　　　E. 苔黄腻

112. 王氏连朴饮方，除有川连，厚朴外，尚有：（　　　）

    A. 醋炒半夏　　　　B. 石菖蒲　　　　C. 淡豆豉

    D. 黄芩　　　　E. 炒山栀子

113. 甘露消毒丹方的组成中有:(   )

   A. 蔻仁,藿香,薄荷   B. 绵茵陈,飞滑石,贝母

   C. 板蓝根,山豆根   D. 木通,石菖蒲,射干

   E. 黄芩,连翘

114. 湿温病,湿热蕴毒外发之象为:(   )

   A. 咽喉肿痛   B. 头面焮赤肿痛   C. 肌肤丹痧隐隐

   D. 身目发黄   E. 小便黄赤

115. 三仁汤、藿朴夏苓汤作用有似之处,它们均有:(   )

   A. 开上   B. 和解   C. 畅中

   D. 通下   E. 渗下

116. 湿温病,邪阻膜原的辨证要点是:(   )

   A. 寒热往来   B. 呕逆胀满   C. 肠鸣腹痛

   D. 大便溏泻   E. 苔白厚浊腻

117. 湿温病,邪偏于中焦者,证候多见:(   )

   A. 恶心,呕吐   B. 昏蒙谵语

   C. 脘腹胀满,知饥不食   D. 大便不通,小便不利

   E. 舌苔厚腻

118. 湿温病,邪偏于上焦部位者,证候常见:(   )

   A. 恶寒发热   B. 胸脘痞闷   C. 神志昏蒙

   D. 呕吐恶心   E. 小便不利,大便不通

119. 湿热类温病,湿重热轻的证候特点为:(   )

   A. 身热不扬,早轻暮重   B. 发热较高,汗出不解

   C. 头身重痛,口淡无味   D. 大便秘结,小便短赤

   E. 苔白滑腻,舌质略红

120. 湿温病中,湿轻热重的证候特点是:(   )

   A. 身热不扬,早轻暮重   B. 发热较高,汗出不解

   C. 口苦作渴,渴不欲饮   D. 大便秘结,小便短赤

   E. 苔黄腻,舌质红

121. 湿温病的初起证见:"午后热显,状若阴虚",与内科杂病"阴虚潮热"的鉴别点,在于后者有:(   )

A. 发病有季节性 　　B. 起病较缓 　　　C. 五心烦热

D. 舌红少苔 　　　E. 脉细

122. 暑温与湿温病的鉴别点，主要根据：（　　　）

A. 发病季节 　　　B. 起病缓急 　　　C. 初起证候

D. 传变快慢 　　　E. 病情轻重

123. 三石汤的组方有：（　　　）

A. 滑石，寒水石 　B. 石膏，银花 　　　C. 杏仁，白通草

D. 薏苡仁，竹叶 　E. 金汁，竹茹

124. 清络饮的组方有：（　　　）

A. 荷叶边，西瓜翠衣 　　　B. 银花，扁豆花

C. 冬瓜皮，薏苡仁 　　　D. 丝瓜络，绿豆

E. 竹叶，丝瓜皮

125. 下列哪些温病属于湿热性质的温病？（　　　）

A. 伏暑 　　　　　B. 春温 　　　　　C. 暑温

D. 暑湿 　　　　　E. 湿温

126. 新加香薷饮证属何气交杂：（　　　）

A. 寒 　　　　　　B. 痰 　　　　　　C. 湿

D. 暑 　　　　　　E. 燥

127. 枳实导滞汤有以下哪几组药物组成：（　　　）

A. 枳实、川朴、连翘 　　　B. 生大黄、川连

C. 甘草、紫草、木通 　　　D. 山楂、六曲、槟榔

E. 法夏、草果、黄芩

三、改错题

128. 初冬，病人发热恶寒，头痛，周身酸痛，无汗或少汗，心烦口渴，小便短赤，脘痞，苔腻，脉濡数。其诊断是：湿温。辨证：湿遏卫气。治疗选用藿朴夏苓汤或三仁汤。

129. 夏月感冒，证属暑、湿、寒三气交感，表里并困，方以三仁汤。

130. 暑湿积滞，郁结肠道，下之宜猛。

131. 三石汤的"三石"是指石决明、石斛、石菖蒲。

132. 暑湿耗伤元气，或元气素亏又伤暑湿者，用王氏清暑益气汤。

133. 王氏连朴饮的组成是连翘、厚朴、滑石、半夏、扁豆花、栀子、白茅根。

134. 湿热郁蒸日久化燥，深入心营，邪热由脏下移入腑，致使泌别失司所致。方选五苓散。

135. 湿热化燥，损伤肠络，导致气随血脱，症见便血不止，面色苍白，汗出肢冷，舌淡脉微细。急用黄土汤。

136. 后期证治，湿胜阳微，宜选用薛氏五叶芦根汤。

137. 薛氏五叶芦根汤与清络饮组方中均有薄荷叶。

四、简答题

138. 何谓膜原？

139. 何谓伏暑？

140. 何谓冒暑？

141. 试述伏暑郁阻少阳的证候，治法和常用方剂。

142. 何谓轻法频下？

143. 试述伏暑暑湿积滞，郁结肠道证候，治法和常用方剂。

144. 何谓"辛开苦降"？

五、问答题

145. 湿热酿痰，蒙蔽心包与热闭心包证治有何不同？

146. 湿温初起，三仁汤与藿朴夏苓汤如何区别运用？并说明其理由。

147. 王氏清暑益气汤与东垣清暑益气汤临床表现及药物组成有何不同？

六、病案分析

148. 李某，男，28 岁，工人，于 1992 所 4 月 23 日就诊。

病史：患者五天前，因野外作业，淋雨后当晚起病。初为恶寒少汗，身体微热，午后较重，头身酸重，肢倦乏力，胸闷脘痞，不欲饮食。在当地就诊，按"感冒"论治。投以中药辛温之剂及西药"百服宁"口服治疗。药后汗出，发热曾一度消失，但第二天又复如是，病情日渐加重。来诊时症见：恶寒消失，发热不退，朝轻暮重，神识模糊，似清似昧，时有谵语，不思饮食，小便色黄，舌质红苔黄腻，脉濡滑数。（答题要求：作出诊断、辨证、分析证候，拟出治法及方药）

149. 谢某，男，50岁，1998年8月4日来诊。

病史：因高热、头痛、身痛3天不解进院。患者于8月2日起病，初见发热，微恶风寒，头痛，身痛，胸闷脘痞，心烦尿黄，全身疲乏等。因插秧繁忙，未予就诊，自服解热止痛散，银翘解毒丸治疗。第二天，病情加重。恶寒消失，发热升高，持续不退，午后尤甚，汗出较多，心烦口渴，脘痞腹胀。就诊于当地卫生院，经用复方安基比林，四环素等，仍无改善。并见咳痰带血，大便溏烂，小便短赤，面赤，胸闷，舌红苔黄滑，脉滑数。（答题要求：作出诊断、辨证、分析证候，拟出治法及方药）

150. 朱某，女，32岁，就诊时间：2000年10月5日。

病史：患者两天前国庆出游，食街边凉粉后，当晚即感腹胀，阵发性腹痛，次日晨（4/10）出现发热，恶寒，纳呆，脘痞，自服"保济丸"2支后症状不见好转，至傍晚腹胀加剧，大便3次，即去医院就医。测体温T39℃，腹胀，不恶寒，恶心欲呕，自觉胸中闷热，大便溏色黄而臭，粘而不爽，色黄如酱，四肢关节疼痛重胀感明显，舌红，苔黄腻，脉滑数。（答题要求：作出诊断、辨证、分析证候，拟出治法及方药）

参考答案

一、填空题

1. 清暑化湿，培元和中　东垣清暑益气汤

2. 淡竹叶、仙半夏、枳壳、陈皮、赤苓、碧玉散

3. 香薷　发散有耗气

4. 藿朴夏苓汤　三仁汤

5. 至宝丹　苏合香丸

6. 疏利透达膜原湿浊　雷氏宣透膜原法

7. 辛开苦降，清化湿热　王氏连朴饮化裁

8. 滑石、茵陈、黄芩、石菖蒲、川贝母、木通、藿香、射干、连

翘、薄荷、蔻仁

9. 轻法频下

10. 暑湿挟滞，阻结肠道　枳实导滞汤

11. 疏利透达　湿浊

12. 咽喉肿痛或身目发黄

13. 清络饮

二、选择题

14. B　15. B　16. C　17. A　18. D　19. C　20. D　21. E　22. C

23. D　24. E　25. E　26. D　27. E　28. D　29. D　30. B　31. E

32. C　33. E　34. E　35. D　36. A　37. B　38. D　39. D　40. C

41. A　42. D　43. D　44. A　45. D　46. E　47. C　48. E　49. D

50. E　51. B　52. E　53. D　54. C　55. D　56. D　57. C　58. E

59. E　60. C　61. C　62. B　63. B　64. E　65. B　66. D　67. E

68. E　69. E　70. C　71. D　72. A　73. A

（二）A 型题

74. B　75. D　76. D　77. C　78. A　79. B　80. C　81. E　82. D

83. C　84. A　85. B　86. C　87. B　88. A　89. C　90. A　91. B

92. A　93. D　94. C　95. D　96. E　97. A　98. E　99. C

（三）X 型题

100. BCE　101. ABCDE　102. ACD　103. ABEF　104. ABCDE

105. ABE　106. ACDFG　107. BCDE　108. ACD　109. ACE

110. ACD　111. ABCE　112. ABCDE　113. ABDE　114. ADE

115. ACE　116. ABE　117. ACE　118. ABC　119. ACE　120. BCDE

121. CDE　122. BCD　123. ABCE　124. ABE　125. ADE　126. ACD

127. ACBD

三、改错题

128. 改为：其诊断是：伏暑，辨证：卫气同病。治疗选用雷氏清宣温化法。

答案分析：湿温发病以夏秋多见，初起见湿重热轻，而暑湿以暑热证候为突出，兼有暑湿内郁表现为临床特点，暑初起常见内有暑湿外有表邪，治疗疏解表邪，清暑化湿。

129. 改为：夏月感冒，证属暑、湿、寒三气交感，表里并困，方以新加香薷饮。

答案分析：三仁汤用于湿温初发，卫气同病，内外合邪，湿重热轻，湿渐化热者。本证与单纯感受寒邪或暑湿者不同。治宜疏表散寒，涤暑化湿。以新加香薷饮。

130. 改为：暑湿积滞，郁结肠道，下之宜缓。

答案分析：暑湿挟滞郁结肠道，非阳明腑实燥结，故不得用三承气汤苦寒下夺。若误投承气大剂峻攻行速，徒伤正气而暑湿仍然胶结不去，往往要连续攻下，但制剂宜轻，因势利导，即所谓"轻法频下"，不宜峻剂猛攻。

131. 改为：三石汤的"三石"是指滑石　生石膏　寒水石。

答案分析：三石汤组成：滑石、生石膏、寒水石、杏仁、竹茹、银花、金汁、白通草。

132. 改为：暑湿耗伤元气，或元气素亏又伤暑湿者，用东垣清暑益气汤。

答案分析：王氏清暑益气汤主要用于暑温，暑热伤及气阴；东垣清暑益气汤则用于暑湿，为暑湿内蕴而损及元气。

133. 改为：王氏连朴饮的组成是：川连、厚朴、石菖蒲、半夏、淡豆豉、炒山栀、芦根。

答案分析：王氏连朴饮由川连、厚朴、石菖蒲、半夏、淡豆豉、炒山栀、芦根组成。

134. 改为：湿热郁蒸日久化燥，深入心营，邪热由脏下移入腑，致使泌别失司所致。方选清营汤合导赤散或导赤清心汤。

答案分析：五苓散具有利水渗湿，温阳化气，不适合本病机。治宜清心凉营，养阴泻火。

135. 改为：急用独参汤或生脉散。

答案分析：黄土汤具有温阳健脾，养血止血作用，本证气脱阳亡而毙于倾刻，故首当益气固脱，急予独参汤或生脉散。

136. 改为：后期证治，湿胜阳微，宜选用薛氏扶阳逐湿汤。

薛氏五叶芦根汤具有轻宣芳化，淡渗余湿作用，用于余湿留恋。薛氏扶阳逐湿汤具有温肾健脾，祛寒逐湿作用。

137. 改为：薛氏五叶芦根汤与清络饮组方中均有荷叶。

答案分析：清络饮组成：鲜荷叶边　鲜银花　西瓜翠衣　鲜扁豆花　丝瓜皮　鲜竹叶心；薛氏五叶芦根汤组成：藿香叶　鲜荷叶　枇杷叶　佩兰叶　薄荷叶　芦根冬瓜仁。

四、简答题

138. 略　139. 略　140. 略　141. 略　142. 略　143. 略　144. 略

五、问答题

145. 略

146. 三仁汤，藿朴夏苓汤二方均有杏、蔻、苡、朴药物，均具开上，畅中，渗下功能，能宣化表里之湿而透泄邪热，故都可用于湿温初起，邪遏卫气之证。两者区别在于，藿朴夏苓汤中有藿、夏、二苓、豆豉，其芳香化湿透表之力较强，较适用于病变偏于卫表，而化热尚不明显者。三仁汤中则有通草，滑石，竹叶，重在渗泄湿中之热，故其清利湿热之力较强，更为适用于湿渐化热而表证较之藿朴夏苓汤证不大显著者。

147. 王氏清暑益气汤主要用于暑温，暑热伤及气阴而出现自汗，气短神疲，舌苔黄而干燥。东垣清暑益气汤则用于暑湿，为暑湿内蕴而损及元气，故有胸闷气短，大便溏薄，舌苔腻。王氏清暑益气汤的药物有：西洋参，石斛，麦冬，黄连，竹叶，知母，荷梗，甘草，粳米，西瓜翠衣。东垣清暑益气汤的药物有：黄芪，苍术，党参，升麻，橘皮，白术，泽泻，黄柏，麦冬，当归，六曲，五味子，甘草。

六、病案分析

148. 诊断：湿温

辩证：湿热酿痰，蒙蔽心包

分析：野外作业淋雨后发病、初起表现恶寒少汗，身体微热，午后较重，头身酸重，肢倦乏力，胸闷脘痞等湿邪郁遏卫气，应考虑诊断湿热类温病；结合发病季节为4月，及湿邪郁遏卫气之初起表现，可诊断为湿温。由于本病失治误治，并由卫转气，出现神志障碍。心包被痰浊所蒙，心神受痰浊蔽扰，则神识昏蒙，其特征为神志似清似昧，或时清时昧；身热不退，朝轻暮重，苔浊腻，脉濡滑数皆湿热交蒸，羁留不解征象。

治则：清利湿热，豁痰开蔽。

方药：菖蒲郁金汤送服至宝丹

石菖蒲10g、郁金10g、炒山栀15g、连翘10g、白通草10g、竹叶9g、丹皮10g、竹沥10g、灯芯6g

水煎服，日一剂，分两次服用。

另送服至宝丹一粒。

149. 诊断：暑湿

辨证：暑湿弥漫三焦

分析：8月长夏之季发病，初起出现发热，微恶风寒，头痛，身痛，胸闷脘痞等湿遏卫气症状，应考虑诊断湿热类温病。本病初起虽有湿热遏阻卫分的表现，但又有心烦尿黄之暑热见症，且湿热遏阻卫分的时间短，次日即恶寒消失，发热升高，故诊断为暑湿。暑湿蒸腾于外，故身热汗出口渴；炎灼清空则面赤；漫及上焦，肺气不畅，损伤肺络，故胸闷咳痰中带血；蕴阻中焦，脾失健运，故脘痞腹胀；注于下焦，小肠清浊不分，泌别失职，大肠传导失常，故大便溏烂，小便短赤；舌脉症象均为暑湿郁阻之征。

治法：清暑化湿，宣通三焦

方药：三石汤

飞滑石15g、生石膏（先煎）40g、寒水石（先煎）30g、杏仁10g、竹茹10g、银花10g、白通草10g、黄连6g、黄芩12g、橘红9g

水煎服，日一剂，分两次服用。

150. 诊断：伏暑

辨证：暑湿积滞，郁结肠道

分析：发病季节在秋季，发病急骤，初起见短暂恶寒，随即见高热，胸中烦闷等暑湿气分热盛，故可诊断为伏暑。食街边凉粉后，暑湿郁蒸气分，与积滞互结。暑湿积滞交结郁蒸，故身热稽留；邪结肠道，传导失司，故大便溏而不爽，色黄如酱；暑湿积滞蕴结于里，则胸腹灼热；四肢关节疼痛重胀感明显为暑湿阻滞经络；胃气不降，浊气上逆，则恶心呕吐；舌苔黄而垢腻、、脉滑数，均为里有暑湿积滞之象。

治法：导滞通下，清热化湿。

方药：枳实导滞汤

枳实10g、生大黄6g、山楂15g、槟榔10g、川朴6g、川连6g、六曲10g、连翘10g、紫草10g、白通草10g、甘草6g

水煎服，日一剂，分两次服用。

第九章　温毒类温病

温毒类温病是由温毒病邪所引起的一类急性外感热病，主要包括大头瘟、烂喉痧及喉科和儿科所述的缠喉风、痄腮等疾病。因其致病因素既有六淫温邪的性质，又有攻冲走窜和蕴结壅滞的特点，故这类温病除了具有一般急性外感热病的临床表现外，还具有局部红肿热痛，甚至溃烂，或发斑疹等特点。治疗既要针对病因审因论治，又要针对肿毒特征注意清热解毒。

温毒类温病主要病种鉴别：

病名	大头瘟	烂喉痧
发病季节	多于冬春两季	多于冬春两季
临床特征	初起见邪犯肺卫和热毒壅盛证候，临床常见憎寒壮热，头面或咽喉红肿热痛表现	咽喉肿痛糜烂，肌肤痧疹密布。本病具有较强的传染性，易引起流行
常见证型	1 风热毒邪犯卫证 2 毒盛肺胃证 3 毒壅肺胃，热结肠腑证 4 邪陷心包，内闭外脱证 5 胃阴耗伤证	1 温热毒邪犯卫证 2 毒壅上焦证 3 热盛动风证 4 毒燔气营证 5 邪陷心包，内闭外脱证 6 余毒伤阴证
治疗原则	疏风透邪，清热解毒	清泄热毒

第一节　大头瘟

【考点重点点拨】

1. 掌握本病的临床特点和辨证治疗原则。

2. 熟悉本病的病机特点。

3. 了解本病的概念、病因。

一、概念

大头瘟是感受风热时毒所致的急性外感热病。其特点为初起见邪犯肺卫和热毒壅盛证候，临床常见憎寒壮热，头面或咽喉红肿热痛表现。本病多发生于冬春两季。

二、病因病机

风热时毒侵袭人体是引起大头瘟发病的直接原因。根据中医发病学观点，风热时毒的产生与外界气候环境有密切关系，在冬季应寒反温、春月温风过暖的异常气候环境中容易形成并传播流行；同时体质条件在大头瘟的发病中也是重要间接因素，当人体正气不足，或气血阴阳失调时，风热时毒从口鼻吸入，内因外因相互作用，而发为本病。

$$\left.\begin{array}{c}\text{冬季应寒反温}\\ \text{春月温风过暖}\end{array}\right] \rightarrow \text{风热时毒} - \left[\begin{array}{c}\text{人体正气不足}\\ \text{气血阴阳失调}\end{array}\right] \rightarrow \text{发病}$$

三、疾病转归

病理传变图

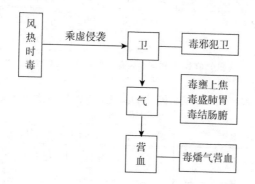

四、病机特点

风热时毒具有"风"的特性，故侵犯人体，从口鼻而入犯于肺卫，卫受邪郁而出现肺卫表证；因风性轻扬上窜，故风热时毒多上攻于头面咽喉而出现肿毒的表现，如《诸病源候论·诸肿候》说："肿之生也，皆由风邪、寒热、毒气客于经络，使血涩不通，壅结皆成肿也"；风热时毒同时又具热毒性质，故发病后发展急速，热毒较快深入而蒸迫气分，出现肺胃受病，肠胃热结阴伤等病理变化；若失治误治，风热时毒攻窜流走，可内陷营血，出现营分热盛，甚至耗血动血，闭窍动风等病理变化。但一般情况下出现营血分病变较为少见，而以发病较急，热盛气分，毒攻头面为病理发病特点。本病预后大多良好。

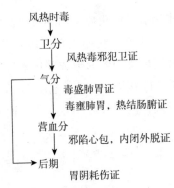

五、有关大头瘟的古籍记载

医家	著作	主要贡献
巢元方	《诸病源候论》	在丹毒病诸候、肿病诸候中有类似其临床表现的记述
孙思邈	《千金翼方·疮痈卷》	所论的丹毒，即包括本病在内
刘河间	《素问·病机气宜保命集》	根据本病有头面焮赤肿大的特点，称之为"大头病"
俞震	《古今医案按》	因本病发病之初有恶寒、发热等症状，类似伤寒，称为"大头伤寒"
江瓘	《名医类案》	因本病有一定的季节性和流行性，称之"大头天行"
张景岳	《景岳全书》	根据本病有一定传染性，把本病划属温疫范畴，并提出"大头瘟"之病名
俞根初	《通俗伤寒论》	因本病头面肿势发展迅速，有如风行，把本病称为"大头风"，并指出乃感受"风热时毒"所致
吴鞠通	《温病条辨》	将本病归于"温毒"之中，并谓本病"俗名大头温、虾蟆温"

六、诊断要点

1. 发病季节　多发于冬春两季。

2. 初起表现　起病急，初起可见憎寒壮热的肺卫表证。

3. 病变特点　具有特殊的局部表现，头面焮赤肿胀，呈斑块状鲜红突起，灼热疼痛，皮肤发硬，表面光亮，界线清楚。一般先由鼻旁、面颊肿起，向眼、耳、面部蔓延，甚则波及头皮。严重者可出现水疱。

七、辨证原则

症状	证型
初起憎寒发热，面肿咽痛	邪袭肺卫
头面焮赤肿痛，壮热口渴	热势渐增，深入气分，充斥肺胃，上攻头面
身热如焚，头面赤肿目赤，大便秘结	毒结肠腑
热退，头面焮肿消退，而口渴但欲饮，不欲食，咽干	胃阴耗伤

八、治疗原则

总则：疏风透邪，清热解毒。

证型	治则
邪犯肺卫	疏风透邪，兼以解毒消肿
毒壅肺胃	清热解毒为主
如局部红肿严重	以解毒消肿为主
兼毒结肠腑	配合攻下泄热以釜底抽薪
后期胃阴耗伤	滋养胃阴

此外，还可配合清热解毒、行瘀止痛之外敷方，以增强内服药之功效。

巩固与练习

一、填空题

1. 大头瘟是感受_____所致的急性外感热病。其特点为初起见_____和_____证候，临床常见_____表现。

2. 大头瘟一般先由_____肿起，向_____蔓延，甚则波及_____。

3. 大头瘟初起邪犯肺卫，邪偏卫表，宜_____，兼以_____。

二、选择题

（一）A 型题

4. 大头瘟的主要发病季节是(　　　)

　　A. 冬末　　　　　　B. 春初　　　　　　C. 夏秋

　　D. 初夏　　　　　　E. 冬春

5. 下列证候哪个不属于大头瘟的临床特征(　　　)

　　A. 发热恶寒　　　　B. 身痛酸楚　　　　C. 咽痛糜烂

　　D. 头面红肿　　　　E. 壮热口渴

6. 根据临床表现，西医中哪种疾病与大头瘟相类似(　　　)

　　A. 猩红热　　　　　B. 急性扁桃腺炎　　C. 白喉

　　D. 颜面丹毒　　　　E. 脓疱疮

7. 大头瘟的治疗原则是(　　　)

　　A. 疏风透邪，清热解毒　　　　B. 凉营透邪，清热解毒

　　C. 凉血活血，清热解毒　　　　D. 滋养胃阴，清热解毒

　　E. 滋养肺阴，清热解毒

8. 大头瘟的致病因素是(　　　)

　　A. 温热时毒　　　　B. 风热时毒　　　　C. 风热病邪

　　D. 温热病邪　　　　E. 疠气

9. 患者，19 岁，1 月 28 日突然出现恶寒发热，头痛，头面焮赤肿痛，全身酸楚，目赤，咽痛，口渴，舌苔薄黄，脉浮数。其诊断为(　　　)

　　A. 烂喉痧　　　　　B. 大头瘟　　　　　C. 风温

　　D. 春温　　　　　　E. 湿温

（二）B 型题

　　A. 《诸病源候论》　B. 《千金翼方》　　C. 《古今医案》

　　D. 《景岳全书》　　E. 《温病条辨》

10. 首先提出"大头瘟"病名的是(　　　)

11. 提出"肿之生也，皆由风邪，寒热、毒气客于经络，使血涩不通，壅结皆成肿也"的是（   ）

（三）**X** 型题

12. 大头瘟的诊断要点有（   ）

    A. 多发于冬春两季   B. 发病缓慢

    C. 初起见憎寒壮热的肺卫证   D. 有头面焮赤肿痛

    E. 易内传营血分

三、改错题

13. 大头瘟全身证候变化较多，易深入营血分。

四、简答题

14. 何谓"焮肿"？

五、问答题

15. 请论述"大头瘟"的病机演变过程。

参考答案

一、填空题

1. 风温时毒　邪犯肺卫　热毒壅盛　憎寒壮热，头面或咽喉红肿热痛

2. 鼻旁，面颊　眼、耳、面部　头皮

3. 疏风透邪　解毒消肿

二、选择题

（一）**A** 型题

4. E　5. C　6. D　7. A　8. A　9. B

（二）**B** 型题

10. D　11. A

（三）**X** 型题

12. ACD

三、改错题

13. 改为：大头瘟全身证候变化较少，一般不深入营血分。

答案分析：大头瘟是感受风热时毒，其以肺胃受病，肠胃热结阴伤等为主要病理变化。故全身证候变化较少，而以局部症状明显，一般不深入营血分。

四、简答题

14. 略

五、问答题

15. 风热时毒具有"风"的特性，故侵犯人体，从口鼻入侵，先犯卫分，出现邪犯肺卫证。卫分邪热不解，则邪热传入气分，而出现肺胃受病，肠胃热结阴伤等病理变化；若气分邪热不解，或因失治误治邪毒也可内陷营血，出现脉络热毒瘀滞，或耗血动血等病理变化，但邪入营血一般较为少见。病变后期，可出现胃阴耗伤证候。

第二节　烂喉痧

【考点重点点拨】

1. 掌握本病的临床特点和辨证治疗原则。
2. 熟悉本病的病机特点。
3. 了解本病的概念、病因。

一、概念

烂喉痧是感受温热时毒引起的急性外感热病。其临床特征为咽喉肿痛糜烂，肌肤痧疹密布。本病具有较强的传染性，易引起流行；多发生于冬春两季。

二、病因病机

温热时毒侵袭人体是引起烂喉痧发病的直接原因。根据中医发病学观点，其发病与冬春天时不正之气及人体正气不足或脏腑气血阴阳失调等因素有关，素体阴虚者尤易感邪为病。感受温热时毒的途径有与患者直接接触和经空气传染两种。陈耕道《疫痧草》说："其人正气适亏，口鼻吸受其毒而发者为感染；家有疫痧人，吸受病人之毒而发者为传染。所致虽殊，其毒则一也。"

$$\left.\begin{array}{l}\text{冬季应寒反温}\\\text{春月温风过暖}\end{array}\right]\to\text{温热时毒}-\left|\begin{array}{l}\to\text{人体正气不足}\\\to\text{素体阴虚}\end{array}\right]\to\text{发病}$$

三、疾病转归

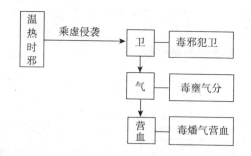

四、病机特点

温热时毒由口鼻侵入人体，直犯肺胃，热毒之邪蕴伏于肺胃，内外充斥，是烂喉痧病机的关键所在。咽喉为肺胃之门户，又因肺主皮毛，胃主肌肉，所以本病初起既有发热恶寒，头痛身楚等肺卫表证，又有咽喉肿痛和肌肤痧疹等局部临床特征。继则表证消失，热毒归于肺胃并进一步转盛，咽肿红肿糜烂，肌肤痧疹更为显著。故何廉臣说："疫痧时气，吸从口鼻，并入肺经气分则烂喉，并入胃经血分则发痧"。若感邪较轻，人体正气较强，通过积极治疗，肺胃气分热毒外解则病可痊愈；反之，感邪较甚，正气较弱，治疗不及时或不恰当，温热时毒可深入营血或迅速内陷心包；也有热毒内闭而正气外脱者，均为本病的危重证。所以《疫痧草·辨论疫邪所由来》云："疫毒直干肺脏，而咽烂气秽，盛者直陷心包，而神昏不救"。本病后期，多表现为余毒不尽而阴液耗伤证。

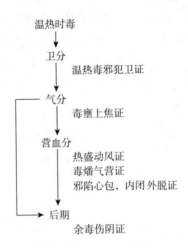

五、有关烂喉痧的古籍记载

医家	著作	原文	主要贡献
张仲景	《金匮要略》	"面赤斑斑如锦纹，咽喉痛，唾脓血"	描述"阳毒"为病，与本病有相似之处
巢元方	《诸病源候论》	"丹毒，人身体忽然焮赤，如丹涂之状"，"若病身重腰脊痛，烦闷，面赤斑斑，咽喉痛或下利狂走，此为阳毒"	症状叙述类似本病，并将其归属"时气"范围，认识到本病有一定季节性和传染性
孙思邈	《千金翼方》		列有"丹疹"的证治，亦与本病有关
叶天士	《临症指南医案·卷五·疫门》	记有数案"喉痛，丹疹，舌如碌，神躁暮昏"的病例，与本病酷似	是始见较为可靠的记载

六、诊断要点

1. 发病季节　多发生于冬春二季。

2. 接触史　多有与烂喉痧病人接触的病史。

3. 病变特点　①具有急性发热，咽喉肿痛糜烂，肌肤布满痧疹，舌红绛起刺如杨梅状等典型的临床表现。②病程中可因热毒深入而见气营（血）两燔及内闭外脱等重证。

七、辨证原则

症状	证候
初起憎寒发热，咽喉肿痛糜烂，肌肤痧疹密布	邪毒侵犯肺卫
壮热、口渴、烦躁，咽肿红肿糜烂，肌肤痧疹更为显著，舌红赤有珠	毒壅上焦
壮热，汗多，烦躁不安，甚则神昏谵语，痧疹密布，红晕如斑，赤紫成片，舌绛干燥，遍起芒刺，状如杨梅，脉细数	毒燔气营
后期咽喉糜烂渐减，但午后低热，口干唇燥，舌红而干，脉细数	余毒伤阴

八、治疗原则

总则：清泄热毒。

证型	治则
邪在肺卫	辛凉清解，以透邪外出
热极化火	清火解毒
毒壅上焦气分	苦寒泄热解毒，凉营退疹
热毒陷入营血	清营凉血
气营（血）两燔	清气凉营（血）
后期营阴津液耗伤，余邪未净	清营养阴

巩固与练习

一、填空

1. 烂喉痧的致病主因是_____，其感受途径有_____两种。

2. 丁甘仁提出"烂喉痧以_____为第一要义"。

3. 何廉臣说："疫痧时气，吸从口鼻，并入_____气分则烂喉，并入_____血分则发痧"。

二、选择题

（一）A 型题

4. 烂喉痧的病名记载见于(　　)

A. 唐代　　　　　　　B. 宋代　　　　　　　C. 元代

D. 明代   E. 清代

5. 烂喉痧的致病因素是(　　)

  A. 风热时毒   B. 温热时毒   C. 风热病邪

  D. 温热病邪   E. 疠气

6. 西医学中哪种疾病与烂喉痧相类似(　　)

  A. 猩红热   B. 流行性腮腺炎   C. 白喉

  D. 急性扁桃腺炎   E. 百日咳

7. 烂喉痧的治疗原则以下列何法为重(　　)

  A. 疏风透表   B. 凉营透疹   C. 凉血活血

  D. 清泄热毒   E. 养阴攻下

8. 患者，6 岁，初起憎寒发热，继而壮热烦渴，咽喉红肿疼痛，溃烂，肌肤丹痧隐隐，舌红绛起刺。其诊断为(　　)

  A. 暑温   B. 大头瘟   C. 风温

  D. 春温   E. 烂喉痧

（二）B 型题

  A. 叶天士   B. 陈耕道   C. 夏春农

  D. 何廉臣   E. 丁甘仁

9. 认为："疫毒直干肺脏，而咽烂气秽，盛者直陷心包，而神昏不救"者是(　　)

10. 认为"疫喉痧治法全重乎清也，而始终法程不离乎清透、清化、清凉攻下、清热育阴之旨也"者是(　　)

  A.《重订伤寒论》   B.《疫喉浅论》

  C.《喉痧丹痧辑要》   D.《疫痧草》

  E.《喉痧证治概要》

11. 夏春农所著(　　)

12. 陈耕道所著(　　)

（三）X 型题

13. 烂喉痧的病变脏腑主要是在(　　)

  A. 心   B. 肝   C. 胃

  D. 肺   E. 肾

14. 烂喉痧在历代的医学文献中有多种名称，常见的有(　　)

A. 丹痧　　　　　　B. 疫喉痧　　　　　　C. 虾蟆瘟

D. 丹毒　　　　　　E. 疫喉

三、改错题

15. 烂喉痧是风热病邪为患，局部以咽喉肿痛糜烂，头面焮赤肿痛为特征。

16. 烂喉痧的典型舌象为舌红绛少苔。

四、简答题

17. 烂喉痧的诊断要点是什么？

18. 烂喉痧病机的关键是什么？

五、问答题

19. 怎样判断烂喉痧的顺逆？

参考答案

一、填空题

1. 温热时毒　　与病人直接接触和经空气传染

2. 畅汗

3. 肺经　　胃经

二、选择题

（一）A 型题

4. E　5. B　6. A　7. D　8. E

（二）B 型题

9. B　10. C　11. B　12. D

（三）X 型题

13. CD　14. ABE

三、改错题

15. 改为：烂喉痧是温热病邪为患，局部以咽喉肿痛糜烂，肌肤丹痧密布为特征。

答案分析：风热病邪为风温之病因，而头面焮赤肿痛则为大头瘟的临床特征。

16. 改为：烂喉痧的典型舌象为舌红绛起刺如杨梅状。

答案分析：舌红绛少苔为热入营血证之舌象。

四、简答题

17. 略　18. 略

五、问答题

19. ①从病机而言：肺胃邪毒有外解之趋为顺证；肺胃邪毒内陷为逆证。②从症状而言：丹痧颗粒分明，颜色红活，咽喉浅表糜烂，神情清爽，脉浮数有力者为顺证；肌肤丹痧密布或紫赤交错，时隐时现，咽喉糜烂较深，烦躁甚至神昏，脉细数无力者为逆证。

第三节　温毒类温病主要论治

【考点重点点拨】

1. 掌握温毒类温病主要证候的临床表现和治法、方药。
2. 熟悉温毒类温病主要证候的临床变化和治疗方药的加减运用。
3. 了解温毒类温病病证结合、以证为主的临床思维方法。

一、卫分证治

（一）风热毒邪犯卫证

项目	内容
证候	恶寒发热，热势不甚，无汗或少汗头痛，头面红肿，全身酸楚，目赤，咽痛，口渴，舌苔薄黄，脉浮数
病机	风热时毒侵犯肺卫，攻窜头面
辨证要点	恶寒发热，全身酸楚，头面红肿

续表

项目	内容
治法	疏风透表，宣肺利咽
方药	葱豉桔梗汤（《重订通俗伤寒论》） 　　鲜葱白　苦桔梗　焦山栀　淡豆豉　鲜薄荷　青连翘　生甘草 　　淡竹叶 金黄散（《医宗金鉴》）（外敷） 　　大黄　黄柏　姜黄　白芷　南星　陈皮　苍术　厚朴　甘草　天花粉
加减法	可加牛蒡子、银花、大青叶增强其清热解毒利咽之功效；若咽阻喉痛者，可加紫金锭二粒磨冲

（二）温热毒邪犯卫证

项目	内容
证候	初起憎寒发热，继则壮热烦渴，咽喉红肿疼痛，甚或溃烂，肌肤痧疹隐隐，舌红赤，见珠状突起，苔白而干，脉浮数
病机	时毒外袭肌表、内侵肺胃，热毒上壅咽喉
辨证要点	憎寒发热，咽喉红肿疼痛，肌肤痧疹隐隐
治法	透表泄热，解毒利咽，凉营透疹
方药	清咽栀豉汤（《疫喉浅论》） 　　生山栀　香豆豉　银花　薄荷　牛蒡子　粉甘草　蝉蜕　白僵蚕 　　水牛角　连翘壳　苦桔梗　马勃　芦根　灯心　竹叶 玉钥匙（《三因极一病证方论》）（吹喉，功能清热利咽，定痛消肿，用于喉痧初起咽喉红肿而未糜烂者） 　　焰硝　硼砂　冰片　白僵蚕

二、气分证治

（一）毒盛肺胃证

项目	内容
证候	壮热口渴，烦躁不安，头面焮肿疼痛，咽喉疼痛加剧，舌红苔黄，脉数实
病机	肺胃热毒，上攻头面
辨证要点	壮热烦渴，头面焮肿疼痛明显，舌红苔黄
治法	清热解毒，疏风消肿

项目	内容
方药	普济消毒饮（《东垣十书》） 　　黄芩　黄连　玄参　连翘　板蓝根　马勃　牛蒡子　薄荷　僵蚕 　　桔梗　升麻　柴胡　陈皮　生甘草 三黄二香散（《温病条辨》）（外敷，清火解毒，消肿止痛） 　　黄连　黄柏　生大黄　乳香　没药

（二）毒壅肺胃，热结肠腑证

项目	内容
证候	身热如焚，气粗而促，烦躁口渴，咽痛，目赤，头面及两耳上下前后赤肿痛，大便秘结，小便热赤短少，舌赤苔黄，脉数
病机	风热时毒壅盛于肺胃及肠腑
辨证要点	身热如焚，头面焮赤肿痛，大便秘结
治法	清透热毒，攻下泄热
方药	通圣消毒散（《证治准绳》） 　　防风　川芎　白芷　银花　连翘　牛蒡子　焦山栀　滑石　芒硝　酒炒生大黄　苦桔梗　生甘草　水牛角　大青叶　薄荷　鲜葱白　淡香豉 三黄二香散（外敷）（方见前）

（三）毒壅上焦证

项目	内容
证候	壮热，口渴，烦躁，咽喉红肿糜烂，肌肤痧疹显露，舌红赤有珠，苔黄燥，脉洪数
病机	表邪已解，温热时毒壅于上焦气分，热毒蕴结不解，膜败肉腐
辨证要点	壮热不恶寒，咽喉红肿糜烂，肌肤痧疹显露
治法	清气解毒，凉营退疹
方药	余氏清心凉膈散（《温热经纬》） 　　连翘　黄芩　山栀　薄荷　石膏　桔梗　甘草　竹叶　生地　丹皮　赤芍 紫草锡类散（《金匮翼》）（吹喉） 　　象牙屑（焙）　珍珠（制）　青黛（飞）　冰片　壁钱（泥壁上者）　西牛黄　焙指甲 　　少许吹于患处，以清热解毒，化腐生新；如肿而不烂者仍用玉钥匙
加减法	痧疹显露，舌赤有珠，为肺胃之热波及营分，扰动血络之明征，故必须酌加生地、丹皮、赤芍、紫草等以凉营解毒；如大便燥结者，须仍用大黄、芒硝以通腑泄热

三、营分证治

（一）毒燔气营证

项目	内容		
证候	咽喉红肿糜烂，甚则气道阻塞，声哑气急，痧疹密布，红晕如斑，赤紫成片，壮热，汗多，口渴，烦躁，舌绛干燥，遍起芒刺，状如杨梅，脉细数		
病机	邪毒化火，燔灼气营（血）之危重证		
辨证要点	咽喉红肿糜烂明显，痧疹密布，赤紫成片，舌干绛遍起芒刺		
治法	清气凉营，解毒救阴		
方药	凉营清气汤（《丁甘仁医案》） 　　水牛角　鲜石斛　黑山栀　丹皮　鲜生地　薄荷叶　黄连　赤芍　玄参 　　生石膏　生甘草　连翘壳　鲜竹叶　茅芦根　金汁（冲服）		
加减法	痰多	加竹沥水、珠黄散（豆腐制珍珠、西牛黄）	
	神昏谵语，为热毒内闭心包	冲服安宫牛黄丸或紫雪丹	清心开窍
	肢冷、汗出、脉微等内闭外脱之象者	急用参附龙牡汤法	固脱救逆

（二）邪陷心包，内闭外脱证（证治与温热类温病类同，可参考）

四、后期证治

大头瘟、烂喉痧经过及时、正确治疗病情向愈，后期多见肺胃阴伤表现，由于致病温毒不同，临床表现有所差异，治疗亦有侧重。

（一）胃阴耗伤证

项目	内容
证候	身热已退，头面红肿消失，口渴，但欲饮，不欲食，咽干，目干涩，唇干红，舌干少津，无苔或少苔，脉细微数
病机	肺胃热毒已解，胃津耗损，胃阴不足，阴津不能上荣
辨证要点	热退肿消，口咽干，欲饮不欲食，唇舌干红少苔
治法	滋养胃阴

续表

项目	内容
方药	七鲜育阴汤（《重订通俗伤寒论》） 鲜生地　鲜石斛　鲜茅根　鲜稻穗　鲜鸭梨汁　鲜蔗汁（冲服） 鲜枇杷叶（去毛炒香）

（二）余毒伤阴证

项目	内容
证候	咽喉糜烂渐减，但仍疼痛，壮热已除，惟午后仍低热口干唇燥，皮肤干燥脱屑，舌红而干，脉细数
病机	邪毒已减，余邪未净，肺胃阴伤
辨证要点	咽喉糜烂渐减，午后低热，皮肤干燥脱屑，舌干红
治法	滋阴生津，兼清余热
方药	清咽养营汤（《疫喉浅论》） 　　西洋参　生地　茯神　麦冬　白芍　天花粉　天冬　玄参　知母 　　炙甘草
加减法	如余毒仍盛者加水牛角

巩固与练习

一、填空题

1. 温毒类温病的卫分证候是以_____为主症，并伴有_____特征。

2. 对温毒类温病治疗时，除按卫气营血辨证施治外，尤须强调_____法的运用，且在内服药治疗同时，配合_____法。

3. 烂喉痧初起咽喉红肿而未糜烂者，可用_____吹喉。

4. 锡类散具有_____之作用，适宜烂喉痧之_____者。

二、选择题

（一）A 型题

5. 将温毒作为九种温病之一，认为"诸温夹毒，秽浊太甚"的医家是（　　）

　　A. 吴又可　　　　　　　B. 张景岳　　　　　　　C. 丁甘仁

D. 吴鞠通　　　　　　　E. 叶天士

6. 恶寒发热，无汗头痛，头面红肿，全身酸楚，目赤，咽痛，口渴，舌苔薄黄，脉浮数，其治法是（　　　）

　　A. 疏风泄热　　　　　　　B. 化湿解毒

　　C. 清热解毒，疏风消肿　　D. 泻火解毒，疏风消肿

　　E. 疏风透表，宣肺利咽

7. 壮热口渴，烦躁不安，头面焮肿疼痛，咽喉疼痛，舌红苔黄，脉数实。其治疗最适宜的处方是（　　　）

　　A. 普济消毒饮　　B. 银翘白虎汤　　C. 黄连解毒汤

　　D. 清咽栀豉汤　　E. 黄芩汤

8. 身热如焚，气促而促，烦躁口渴，咽痛，目赤，头面及耳周红肿，大便秘结，小便热赤短少，舌赤苔黄，脉数，其治疗宜用（　　　）

　　A. 普济消毒饮　　B. 黄连解毒汤　　C. 清咽栀豉汤

　　D. 调胃承气汤　　E. 通圣消毒散

9. 大头瘟初起，头面红肿热痛而未成脓时，可使用下列何方外敷（　　　）

　　A. 碧玉散　　　　　　B. 金黄散　　　　　　C. 玉钥匙

　　D. 锡类散　　　　　　E. 珠黄散

10. 下列何药不是"三黄二香散"的组成药（　　　）

　　A. 黄连　　　　　　　B. 黄芩　　　　　　　C. 大黄

　　D. 黄柏　　　　　　　E. 没药

11. 壮热，口渴烦躁，咽喉红肿糜烂，肌肤丹痧显露，舌红赤有珠状物突起，苔黄燥，脉洪数。其辨证是（　　　）

　　A. 卫营同病　　　　　　　B. 邪在卫分，波及营分

　　C. 气分热毒波及营分　　　D. 气血两燔

　　E. 气营血证候俱全

12. 壮热，汗多，口渴，烦躁，咽喉红肿糜烂，气道阻塞，声哑气急，丹痧密布，赤紫成片，舌绛干燥，遍起芒刺，状如杨梅，脉细数，其治疗最适宜的处方是（　　　）

　　A. 普济消毒饮　　B. 清咽栀豉汤　　C. 黄连解毒汤

D. 清瘟败毒饮　　　　E. 凉营清气汤

13. 下列哪组药物是普济消毒饮组方成分（　　　）

A. 黄芩、大黄　　　B. 黄柏、黄连　　　　C. 黄芩、黄连

D. 黄柏、大黄　　　E. 黄柏、黄芩

14. 下列哪个不是大头瘟后期证的症状（　　　）

A. 头面红肿消失　　B. 口干唇干　　　　C. 皮肤干燥脱屑

D. 脉细数　　　　E. 舌干

15. 患者，35岁，壮热口渴，烦躁不安，头面焮肿疼痛，咽喉疼痛，舌红苔黄，脉数实。其诊断是（　　　）

A. 大头瘟，毒盛肺胃　　　B. 大头瘟，风热毒邪犯卫

C. 烂喉痧，毒燔气营（血）　D. 烂喉痧，温热毒邪犯卫

E. 烂喉痧，毒壅上焦

16. 患者，31岁，初憎寒壮热，继而头面红肿热痛，咽痛，经治疗证情好转，头面红肿热痛也消失，但仍有口渴欲饮，咽干，目干涩，唇干红，舌红少津，脉细微数，其治疗宜选用（　　　）

A. 调胃承气汤　　　B. 增液汤　　　　C. 增液承气汤

D. 七鲜育阴汤　　　E. 翘荷汤

17. 患者，5岁，咽喉红肿糜烂，气道阻塞，声哑气急，丹痧密布，红晕如斑，赤紫成片，壮热，汗多，口渴，烦躁，舌绛干燥，遍起芒刺，形如杨梅，脉细数，其诊断是（　　　）

A. 春温，气营（血）两燔　　B. 风温，气血两燔

C. 烂喉痧，毒燔气营（血）　D. 烂喉痧，毒壅上焦

E. 大头瘟，毒盛肺胃

18. 患者，6岁，初起憎寒发热，继而壮热烦渴，咽喉红肿疼痛溃烂，肌肤丹痧，经治疗后壮热已退，惟午后低热，口干唇燥，肌肤丹痧消退，而出现干燥皮屑，咽喉肿疼糜烂已渐减轻，舌红而干，脉细数。其诊断是（　　　）

A. 春温，邪留阴分　　　　B. 风温，肺胃阴伤

C. 大头瘟，胃阴耗伤　　　D. 春温，肝肾阴虚

E. 烂喉痧，余毒伤阴

（二）B 型题

　　A. 三黄二香散　　　B. 金黄散　　　　　C. 玉钥匙

　　D. 锡类散　　　　　E. 珠黄散

19. 大头瘟初起，头面红肿热痛而未成脓时，可使用外敷药为（　　）

20. 大头瘟热毒炽盛肺胃而头面红肿热痛时，可使用外敷药为（　　）

　　A. 普济消毒饮　　　B. 余氏清心凉膈散　　C. 清咽栀豉汤

　　D. 凉营清气汤　　　E. 通圣消毒散

21. 壮热口渴，烦躁不安，头面焮肿疼痛，咽喉疼痛，舌红苔黄，脉数实。宜选用（　　）

22. 壮热，口渴烦躁，咽喉红肿糜烂，肌肤丹痧显露，舌红赤有珠状物突起，苔黄燥，脉洪数。宜选用（　　）

　　A. 清气解毒凉营退疹　　　B. 清气凉营（血），解毒救阴

　　C. 宣肺泄热，凉营透疹　　　D. 清胃解毒，凉血化斑

　　E. 透表泄热，解毒利咽，凉营透疹

23. 初起憎寒发热，继而壮热烦渴，咽喉红肿疼痛，溃烂，肌肤丹痧隐隐，舌红赤，可见珠状突起，苔白而干，脉浮数，其治疗方法是（　　）

24. 壮热，汗多，口渴，烦躁，咽喉红肿糜烂，气道阻塞，声哑气急，丹痧密布，赤紫成片，舌绛干燥，遍起芒刺，壮如杨梅，脉细数，其治疗方法是（　　）

　　A. 舌红，苔薄黄

　　B. 舌红，苔薄白

　　C. 舌绛干燥，遍起芒刺，状如杨梅

　　D. 舌红，苔黄腻

　　E. 舌红而干

25. 温热时毒气分不解，深入营分，出现毒燔气营（血），其舌象可见（　　）

26. 温热时毒后期，余毒伤阴，其舌象可见（　　）

（三）X 型题

27. 通圣消毒散是由下列哪些药物组成(　　)

  A. 防风、川芎、白芷、银花、连翘

  B. 玄参、僵蚕、升麻、柴胡、陈皮

  C. 牛蒡子、山栀子、滑石、芒硝，生大黄

  D. 桔梗、甘草、犀角、葱白

  E. 大青叶、薄荷、淡豆豉

28. 大头瘟，毒盛肺胃的辨证要点有(　　)

  A. 壮热口渴　　　　　B. 丹痧密布　　　　　C. 头面焮肿疼痛

  D. 咽喉疼痛糜烂　　　E. 舌红苔黄

29. 烂喉痧、大头瘟后期证相同之处有(　　)

  A. 发热消失　　　　　B. 口干唇干　　　　　C. 皮肤干燥脱屑

  D. 脉细数　　　　　　E. 舌干

30. 温毒类温病邪在卫分，其治疗禁忌为(　　)

  A. 禁宣肺泄热　　　　B. 禁凉营透痧　　　　C. 忌疏风消肿

  D. 忌早用纯苦寒　　　E. 禁辛温发散

三、改错题

31. 普济消毒饮是由黄芩、黄连、玄参、连翘、大青叶、马勃、牛蒡子、薄荷、僵蚕、桔梗、升麻、柴胡、银花、生甘草等药组成。

32. 初起憎寒壮热，继而头面红肿热痛，咽痛，经治疗证情减轻。现身热已退，头面焮肿消失，口渴，欲饮，纳呆，咽干，目干涩，唇干红，舌干少津，苔少，脉细微数，其诊断为：烂喉痧，余毒伤阴，方用薛氏五叶芦根汤。

四、简答题

33. 何谓"肌肤丹痧"？

34. 请简述"大头瘟"风热毒邪犯卫的临床表现，治法和常用处方的方名。

35. 请简述温毒类温病与一般温病治疗上有何不同？

五、问答题

36. 请述三黄二香散、金黄散、玉钥匙、锡类散的临床运用。

37. 请述烂喉痧、大头瘟后期病机、证治之异同。

六、病案分析题

38. 病某，男性，9岁，1月4日突然出现恶寒发热，头面微红肿，咽痛。症状日渐加重，1月7日来诊时发热（T39.2℃）无恶寒，口渴烦躁头面掀肿疼痛，咽喉疼痛加甚，身无红疹，舌红，苔黄，脉数。

（请写出诊断，辨证，病情分析，提出治法，拟出处方。）

39. 病某，女性，8岁，1月2日突然发病，初起憎寒发热，继则壮热烦渴，咽喉红肿疼痛，溃烂，肌肤红色疹点隐约可见。1月4日来诊时，高热（T39.5℃），汗多，口渴欲饮，烦躁不安，咽喉红肿糜烂，气道阻塞，声哑气急，间见神昏谵语，喉间痰鸣，肌肤丹痧密布，赤紫成片，舌绛干燥，遍起芒刺，状若杨梅，脉细数。

（请写出诊断，辨证，病情分析，提出治法，拟出处方）

参考答案

一、填空题

1. 憎寒壮热　局部肿毒

2. 清热解毒　外治；

3. 玉钥匙

4. 清热解毒，化腐生新　咽喉红肿而糜烂

二、选择题

（一）A型题

5. D　6. E　7. A　8. E　9. B　10. B　11. C　12. E　13. C　14. C
15. A　16. D　17. C　18. E

（二）B型题

19. B　20. A　21. A　22. B　23. E　24. B　25. C　26. E

（三）X型题

27. ACDE　28. ACE　29. BDE　30. ABC

三、改错题

31. 改为：普济消毒饮是由黄芩、黄连、玄参、连翘、板蓝根、马

勃、牛蒡子、薄荷、僵蚕、桔梗、升麻、柴胡、陈皮、生甘草组成。

答案分析：普济消毒饮无大青叶、银花。

32. 改为：其诊断为：大头瘟，胃阴耗伤，方用七鲜育阴汤。

答案分析：头面红肿热痛属大头瘟的特征。薛氏五叶芦根汤则用于湿温病之湿热之邪未尽。

四、简答题

33. 略　34. 略　35. 略

五、问答题

36. 三黄二香散、金黄散、玉钥匙、锡类散均为温毒类温病的局部用方。其中，三黄二香散、金黄散用于大头瘟的局部外敷；玉钥匙、锡类散则用于烂喉痧之吹喉。金黄散多用于大头瘟初起，头面红肿热痛而未成脓之时，有清热消散之效；三黄二香散因具有清火解毒，消肿止痛作用，而用于大头瘟头面红肿热痛明显者。玉钥匙具有清热利咽，定痛消肿作用，可用于喉痧初起咽喉红肿而未糜烂者；锡类散则适宜喉痧之咽喉红肿而糜烂者，具有清热解毒，化腐生新之作用。

37. 略

六、病案分析题

38. 诊断：大头瘟。

辨证：毒盛肺胃。

分析：根据其发病季节在 1 月（冬季）和初起表现为风热毒邪犯卫，尤其具有头面红肿之局部症状，本病可诊为大头瘟。风热时毒侵犯肺卫，肺卫之邪不解，则内传气分，表现为邪热壅于肺胃。热毒炽盛，充斥肺胃则壮热口渴，烦躁不安，咽喉疼痛加剧；头为诸阳之会，风热时毒上窜，壅结头面脉络，则见头面焮肿疼痛；舌红苔黄，脉数实皆里热毒盛之征象。

治法：清热解毒，疏风消肿。

处方：普济消毒饮加减。

黄芩 8g，黄连 3g，玄参 12g，连翘 10g，板蓝根 15g，马勃 5g，牛蒡子 10g，薄荷 5g，僵蚕 6g，桔梗 5g，升麻 5g，柴胡 5g，陈皮 4g，甘草 4g。

另用三黄二香散局部外敷红肿处。

39. 诊断：烂喉痧

辨证：毒燔气营（血）

分析：病者为 8 岁患儿，发病于冬季，具有咽喉红肿糜烂及肌肤丹痧等特征，可诊为烂喉痧。气分邪毒炽盛，则见壮热，汗出，口渴，烦躁；营（血）分热毒炽盛，故见肌肤丹痧，红晕如斑；舌绛干燥，遍起芒刺，状如杨梅，脉细数等，为热灼营阴之征。故本病辨证为毒燔气营（血）。

治法：清气凉营，解毒救阴

方用凉营清气汤

水牛角 30g（先煎）、鲜石斛 10g、黑山栀 10g、丹皮 10g、鲜生地 15g、薄荷叶 6g、黄连 6g、赤芍 12g、玄参 10g、生石膏 30g（先煎）、生甘草 4g、连翘 10g、鲜竹叶 6g、茅根 10g、芦根 12g。另用锡类散吹喉。

第十章　温疫类温病

温疫类温病是指由疠气引起的一类急性外感热病，主要包括湿热疫和暑燥疫。这类温病虽然与温热类和湿热类温病在临床表现和证治等方面有部分相通之处，但因其致病因素——疠气致病暴戾，沿门阖户，故这类温病多发病急剧，病情险恶，复杂多变，具有强烈的传染性，甚至可迅速传播造成流行。所以，古代医家早有相关专著专论，一般认为吴又可《温疫论》所论之温疫为湿热疫，湿热性质疠气始伤遏伏膜原，以流连气分为多；而余师愚《疫疹一得》所论为暑燥疫，初起即见热毒燔炽阳明，充斥表里、上下、内外，甚至卫气营血几个阶段证候并见。

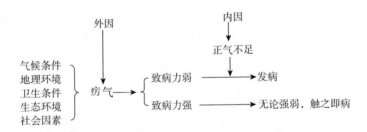

温疫类温病主要病种鉴别

病名	湿热疫	暑燥疫
发病季节	一般不拘年分、季节和地域，但以东南沿海和岭南一带、雨水较多湿热气候季节多见	具有剧烈的传染性和流行性，严重威胁人生命健康，夏暑季节多见
初起表现	初起以疠气遏伏膜原的表现为主要证候，临床常见寒热交作，苔白厚腻如积粉，脉不浮不沉而数等表现	初起即见热毒燔炽阳明，充斥表里、上下、内外，甚至卫气营血几个阶段证候并见，临床常见高热、头痛、身痛、斑疹、出血，甚至昏谵、痉厥等一派热毒极盛的表现

续表

病名	湿热疫	暑燥疫
病变特点	本病起病急骤，病情大多凶险，具有强烈传染性并能引起流行；疫气始伤，遏伏膜原，虽然传变无常，总以流连气分为多	比湿热疫发病更为急骤，传变更为迅速。若邪来凶猛，病变迅速，则无明显阶段过程，而诸候并见，病甚危笃
特征证型	1 邪遏膜原 2 清浊相干 3 疫秽郁闭中焦 4 疫困脾土 5 疫漫三焦 6 正气欲脱 7 正衰邪恋	1 卫气同病 2 邪传阳明 3 疫毒充斥
治疗原则	视可解之处，逐邪为主，兼顾气阴	选用针对疠气的有效药物，迅速祛除疠气，扭转病情

第一节　湿热疫

【考点重点点拨】

1. 了解湿热疫的概念、病因。
2. 熟悉湿热疫的病机特点。
3. 掌握湿热疫的辨证治疗原则。

一、概念

湿热疫是由湿热性质的疠气所引起的急性外感热病。病情险恶，复杂多变，具有强烈的传染性，甚至可迅速传播造成流行。发病一般不拘年分、季节和地域，但以东南沿海和岭南一带雨水较多湿热气候季节多见。

二、病因病机

湿热疫的外因是具有湿热性质的疠气。

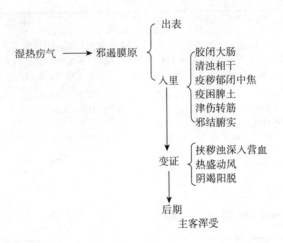

三、疾病转归

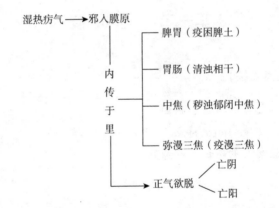

四、病机特点

其特点为初起以疠气遏伏膜原的表现为主要证候，临床常见寒热交作，苔白厚腻如积粉，脉不浮不沉而数等表现。湿热性质疠气始遏伏膜原，以流连气分为多；后可破溃蕴蒸全身。

五、有关湿热疫的古籍记载

医家	著作	原文
吴又可	《温疫论》	亲身经历了崇祯辛巳年间疫病的流行，将临床治疗体会写成一书，是第一部论述温疫的专著，主要阐述了湿热秽浊之疠气所引起的疫病在病因、病机、传变上的特点，并创立疏利透达法祛除疫邪，为温疫学说的建立做出了巨大贡献
		"感天地之疫气，在岁运有多寡，在方隅有厚薄，在四时有盛衰。此气之来，无论老少强弱，触之者即病。邪从口鼻而入，则其所舍，内不在脏腑，外不在经络，舍于夹脊之内，去表不远，附近于胃，乃表里之分界，是为半表半里，即《针经》所谓横连膜原是也" 认为湿热疫可见，湿热疫疠之邪来势凶猛，从口鼻而入，初起病机既非在表，亦非在里，而是在半表半里之膜原
		"温疫初起，先憎寒而后发热，后但热而无憎寒也。初得之二三日，其脉不浮不沉而数，昼夜发热，日晡益甚，头疼身痛。其时邪在夹脊之前，肠胃之后，虽有头疼身痛，此邪热浮越于经，不可认为伤寒表证，辄用麻黄、桂枝之类强发其汗，此邪不在经，汗之徒伤表气，热亦不减。又不可下，此邪不在里，下之徒伤胃气，其渴愈甚。宜达原饮主之" 描述了湿热疫初起表现和治疗，及其不可用伤寒法治疗本病的见解
戴天章	《广瘟疫论》	在《温疫论》基础上，对温疫的辨证施治广为发挥，特别在辨气、辨色、辨舌、辨脉、辨神、辨温病兼挟证等方面尤有心得，并立汗、下、清、和、补五法施治
刘奎	《松峰说疫》	沿袭吴又可温疫学说，新组"除湿达原饮"，明确以湿热相称，为温疫的分类奠定了基础

六、诊断要点

1. 流行特点 具有强烈的传染性和流行性。应依据流行特点作为重要诊断线索。

2. 初起表现 起病急，病情重，病初多见邪伏膜原证候。

3. 病变特点 病程中易见脾胃、大小肠，或流连三焦气分证候。

七、辨证原则

症状	证型	
初始多以先憎寒而后发热，头身疼痛，乏力，苔白腻为特点	苔薄白而腻，发热不甚，脉不数	病较轻
	身热持续，苔白腻厚如积粉，脉不浮不沉而数	病重
腹痛痞满，泻下极臭之物，状如黏胶	胶闭大肠	
剧烈吐泻，伤津耗液严重则显转筋	清浊相干	
腹中绞痛，欲吐不得吐，欲泻不得泻	疫秽郁闭中焦	
胁痛，腹胀，乏力	疫困脾土，肝木反乘	
身大热，烦躁，发黄，尿黄赤，苔黄腻，舌质红绛	疫漫三焦，波及营血	
躁扰谵妄，或嗜睡，或昏迷	邪入心脑	
壮热，口渴，脉洪大；或身热不退，腹满痛，舌黑起刺	化热内传阳明	
尿短赤，舌干红，脉细数	阴液耗竭	
身冷，汗出不止，脉微欲绝	阴竭阳脱	
后期，身热，肢体时疼，或神识不清，脉数	主客交浑	

八、治疗原则

总则：视可解之处，逐邪为主，兼顾气阴。

证型	治则
初起疬气遏伏膜原	疏利透达
胶闭大肠	导滞通腑逐邪，轻法频下
清浊相干	芳香化浊，分利逐邪
疫秽郁闭中焦	辟秽解毒，利气宣中
疫困脾土	渗利逐邪
疫漫三焦，波及营血	芳化解毒，渗利逐邪，清凉并施
邪入心脑	开窍为先
阳明热盛	清热生津
邪结肠腑	攻下逐邪
耗气亡阴	益气养阴，生津救逆
阴竭阳脱	益气固脱，回阳救逆

续表

证型		治则
化燥深入营血	气分为主兼入营血	治气分湿热为主，兼治营血
	营血证为主	参照暑燥疫证治
恢复期		参考湿热类温病调治

巩固与练习

一、填空题

1. 湿热疫是由_____引起的一类急性外感热病。其特点为初起以_____的表现为主要证候。

2. 一般认为吴又可《温疫论》所论温疫为_____，余师愚《疫疹一得》所论温疫为_____。

二、选择题

（一）A 型题

3. 吴又可认为湿热疫初起病机在（　　　）

    A. 肺　　　　　　　　B. 脾胃　　　　　　C. 三焦

    D. 膜原　　　　　　　E. 膀胱

4. 湿热疫的发病，其季节为（　　　）

    A. 春　　　　　　　　B. 夏　　　　　　　C. 秋

    D. 冬　　　　　　　　E. 不拘季节

5. 下列哪项不是湿热疫的诊断要点（　　　）

    A. 有强烈的传染性

    B. 起病急，病情重

    C. 病初多见肺卫证候

    D. 病程中易见脾胃、大小肠证候

    E. 病程中易见三焦气分证候

（二）B 型题

    A. 《温疫论》　　　　B. 《广瘟疫论》　　C. 《松峰说疫》

    D. 《寒温条辨》　　　E. 《疫疹一得》

6. 余师愚所著（　　）

7. 戴天章所著（　　）

　　A. 余师愚　　　　　B. 吴又可　　　　　C. 戴天章

　　D. 杨栗山　　　　　E. 刘奎

8. 对温疫立汗、下、清、和、补五法施治者为（　　）

9. 沿袭吴又可温疫学说，新组"除湿达原饮"者为（　　）

（三）X 型题

10. 湿热疫病程中易出现的证候为（　　）

　　A. 脾胃　　　　　　B. 大小肠　　　　　C. 三焦

　　D. 肝肾　　　　　　E. 肺

三、改错题

11. 湿热疫，初起疠气遏伏膜原，治宜清热利湿；胶闭大肠，治宜苦寒攻下。

12. 湿热疫邪遏膜原，出现身热持续，苔白腻厚如积粉，脉不沉不浮而数为病重，其中热势的高低是辨别轻重的关键。

四、简答题

13. 何谓"出表"。

14. 请述湿热疫的诊断要点。

五、问答题

15. 请述湿热疫病机传变

参考答案

一、填空题

1. 湿热性质的疠气　疠气遏伏膜原

2. 湿热疫　暑燥疫

二、选择题

（一）A 型题

3. D　4. E　5. C

（二）**B** 型题

6. E　7. B　8. C　9. E

（三）**X** 型题

10. ABC

三、改错题

11. 改为：初起疠气遏伏膜原，治宜疏利透达；胶闭大肠，治宜轻法频下。

答案分析：疠气遏伏膜原，清热恐疫邪郁伏；胶闭大肠，非燥结肠腑，故不能苦寒攻下，恐疫邪不去，反伤正气。

12. 改为：其中白苔薄与厚是辨别轻重的关键。

答案分析：苔薄与厚是湿热疫毒深浅的标志。

四、简答题

13. 略　14. 略

五、问答题

15. 略

第二节　暑　燥　疫

【考点重点点拨】

1. 了解暑燥疫的概念、病因。

2. 熟悉暑燥疫的病机特点。

3. 掌握暑燥疫的辨证治疗原则。

一、概念

暑燥疫是由暑燥淫热之疠气所引起的急性外感热病。其特点为初起即见热毒燔炽阳明，充斥表里、上下、内外，甚至卫气营血几个阶段证候并见，临床常见高热、头痛、身痛、斑疹、出血、甚至昏谵、痉厥等一派热毒极盛的表现。本病具有剧烈的传染性和流行性，严重威胁人民生命健康，夏暑季节多见。

二、病因病机

暑燥疫的外因是具有暑热性质的疠气，致病暴戾，沿门阖户，故这类温病多发病急剧，病情险恶，复杂多变，具有强烈的传染性，甚至可迅速传播造成流行。

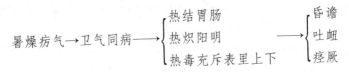

三、疾病转归

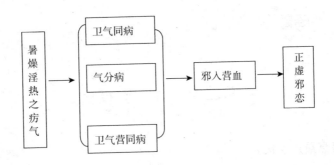

四、病机特点

本病比湿热疫发病更为急骤，传变更为迅速。由于疫邪性质不同，人的体质不同，温疫初起证候亦不同。暑燥疫为感受暑燥淫热之疠气所致，初起多为卫气同病，出现寒热，少汗，头项强痛，肢体酸疼等；入里可闭结胃肠或熏蒸阳明甚则见热毒充斥表里上下之证，见壮热头痛，两目昏瞀，狂躁谵语，骨节烦疼，甚则痉厥、吐衄发斑，舌绛苔焦；热毒深伏，可出现昏愦不语等。若邪来凶猛，病变迅速，则无明显阶段过程，而诸候并见，病甚危笃。

五、有关春温的古籍记载

主要有余师愚《疫疹一得》所论，全面论述了本病的病因、病机特点及治疗，拟清瘟败毒饮为本病治疗主方。得到后世拥戴，杨栗山、王孟英、丁甘仁等均有重要发挥，进一步完善了温疫学说。王孟英认为余氏"独识淫热之疫，别开生面，�

补昔贤之未逮，堪为仲景之功臣"。

六、诊断要点

流行特点	依据流行特点作为重要诊断线索，有强烈的传染性和流行性。
初起表现	起病急，病变发展迅速，病情重
病变特点	初起无论是否兼表，皆里热炽盛，邪毒进而充斥表里上下。常常同时出现卫气营血数个阶段证候并见

区别湿热疫与暑燥疫

		湿热疫	暑燥疫
病因		湿热性质的疠气所引起	暑燥淫热之疠气所引起
病理表现	初起	初起以疠气遏伏膜原的表现为主要证候，临床常见寒热交作，苔白厚腻如积粉，脉不浮不沉而数等表现	初起即见热毒燔炽阳明，充斥表里、上下、内外，临床常见高热、头痛、身痛、斑疹、出血，甚至昏谵、痉厥等一派热毒极盛的表现
	病程中	易见脾胃、大小肠，或流连三焦气分证候	常常同时出现卫气营血数个阶段证候并见

七、辨证原则

症状	证型
初起壮热、恶寒、头痛如劈、肌肉骨节烦疼	表里同病，热毒充斥内外
甚则昏谵、吐衄、项强、抽搐	热入营血，闭窍动风
	严重者蔓延脏腑，耗损津气，甚或正气溃败
后期低热、痴呆、瘫痪	正衰邪恋

八、治疗原则

总则：阳明胃热、解除疫毒为主，迅速祛除疠气，扭转病情。

证型	治则
暑燥疫热毒充斥表里	大剂清热解毒药以救阴
热毒亢盛而阴津将绝	大剂苦寒解毒药清热护阴
腑实、昏谵、痉厥	治疗与其他温病基本相同
后期，邪去正伤	清除余邪，恢复阴液

巩固与练习

一、填空题

1. 暑燥疫是由_____引起的一类急性外感热病。其特点为初起即见_____，甚至_____症候并见。

2. 暑燥疫临床常见_____的表现。

3. 暑燥疫后期可因正衰邪恋而留下_____症。

4. 暑燥疫总的原则是选用_____。

二、选择题

（一）A 型题

5. 《疫疹一得》所述疫疹一病，是指(　　　)
   A. 感受湿热特点的疠气而发　　B. 感受暑热特点的疠气而发
   C. 感受风热时毒而发　　　　　D. 感受温热时毒而发
   E. 感受温热病邪而发

6. 对温疫的治疗，强调清热解毒、凉血滋阴，制定清瘟败毒饮者为(　　　)
   A. 叶天士　　　　　B. 吴又可　　　　　C. 戴天章
   D. 薛生白　　　　　E. 余师愚

7. 暑燥疫，起病以何证为多见(　　　)
   A. 邪在卫分　　　　B. 卫气同病　　　　C. 卫营同病
   D. 邪在气分　　　　E. 气营同病

（二）B 型题

A. 杨栗山　　　　　B. 王孟英　　　　　C. 余师愚

D. 吴又可　　　　　E. 丁甘仁

8. 提出"昔有三人，冒雾早行，空腹者死，饮酒者病，饱食者不病"是（　　）

9. 被王孟英誉之为"独识淫热之疫，别开生面，泂补昔贤之未逮，堪为仲景之功臣"的医家是（　　）

（三）X 型题

10. 暑燥疫的临床常见（　　）

A. 高热　　　　　B. 斑疹　　　　　C. 头痛

D. 出血　　　　　E. 身痛

11. 暑燥疫的病机特点有（　　）

A. 起病急　　　　B. 病变发展迅速　　　C. 病情重

D. 具有剧烈的传染性　　　E. 无明显阶段过程

三、改错题

12. 湿热疫比暑燥疫发病更为急骤，传变更为迅速。

四、简答题

13. 请述暑燥疫的诊断要点。

五、问答题

14. 请述暑燥疫的病机传变。

15. 如何区别湿热疫与暑燥疫。

参考答案

一、填空题

1. 暑燥淫热之疠气　热毒燔炽阳明，充斥表里、上下、内外　卫气营血几个阶段

2. 高热、头痛、身痛、斑疹、出血、甚至昏谵、痉厥等一派热毒极盛

3. 低热、痴呆、瘫痪等后遗症

4. 针对疠气的有效药物，迅速祛除疠气，扭转病情

二、选择题

（一）A 型题

5. B　6. E　7. B

（二）B 型题

8. D　9. C

（三）X 型题

10. ABCDE　11. ABCDE

三、改错题

12. 改为：暑燥疫比湿热疫发病更为急骤，传变更为迅速。

答案分析：暑燥疫起病急骤，传变迅速，常常同时出现卫气营血数个阶段证候并见，而无明显阶段过程；湿热疫虽然亦起病急，但病程中则常见脾胃、大小肠，或流连三焦气分证候。

四、简答题

13. 略

五、问答题

14. 略

15. 湿热疫是由湿热性质的疠气所引起；暑燥疫是由暑燥淫热之疠气所引起。湿热疫初起以疠气遏伏膜原的表现为主要证候，临床常见寒热交作，苔白厚腻如积粉，脉不浮不沉而数等表现；暑燥疫初起即见热毒燔炽阳明，充斥表里、上下、内外，临床常见高热、头痛、身痛、斑疹、出血、甚至昏谵、痉厥等一派热毒极盛的表现。湿热疫病程中易见脾胃、大小肠，或流连三焦气分证候；暑燥疫则常常同时出现卫气营血数个阶段证候并见。

第三节　温疫类温病主要证治

【考点重点点拨】

1. 了解温疫类温病病证结合、以证为主的临床思维方法。

2. 熟悉温疫类温病主要证候的临床变化和治疗方药的加减运用。

3. 掌握温疫类温病主要证候的临床表现和治法、方药。

温疫病的治疗与四时温病不尽相同，总而概之，不外抗邪治疗与辨证论治合参。

一、卫气同病

项目	内容
证候	发热恶寒，无汗或有汗，头痛项强，肢体酸痛，口渴唇焦，恶心呕吐，腹胀便结，或见精神不振、嗜睡，或烦躁不安，舌边尖红，苔微黄或黄燥，脉浮数或滑数
病机	温疫疠气袭人，卫气奋起抗邪，内扰胃肠，内结肠腑，卫气同病
辨证要点	发热恶寒，头痛项强，肢体酸痛，腹胀便结
治法	表里双解
方药	增损双解散（《伤寒瘟疫条辨》） 　　僵蚕（酒炒）　滑石　蝉蜕　姜黄　防风　薄荷叶　荆芥穗　当归 　　白芍药　黄连　连翘　栀子　黄芩　桔梗　大黄（酒浸）　芒硝（冲服） 　　石膏　甘草
加减法	热象较甚可去当归；头痛较甚可加菊花、钩藤、葛根；呕吐甚者加竹茹、苏叶

二、邪遏膜原

项目	内容
证候	初始憎寒而后发热，后但热不寒，昼夜发热，日晡益甚，头疼身痛，脉不浮不沉而数，舌苔白厚腻如积粉，舌质红绛
病机	湿热疫初起，疫毒郁遏表里分界之膜原
辨证要点	昼夜发热，日晡益甚，苔白厚腻如积粉，脉不浮不沉而数
治法	透达膜原，疏利化浊
方药	达原饮（《温疫论》） 　　槟榔　厚朴　草果　知母　芍药　黄芩　甘草

续表

项目	内容				
加减法	秽浊内盛			选加藿香、苍术、菖蒲、六一散等	辟秽化浊渗泄之品
	疫毒游溢诸经	溢于少阳	胁痛、呕而口苦	加柴胡	随经引用，以助升泄
		溢于太阳	腰背项痛	加羌活	
		溢于阳明	目痛鼻干	加葛根	
		若治疗后，舌苔转黄，心腹痞满	加大黄下之		本方偏于温燥，用后苔减，病势有变，随即斟味酌量，甚或更方
	疫毒传脾，胶闭大肠			枳实导滞汤加减	

三、清浊相干

项目	内容
证候	发热较重，即见暴吐暴泻，甚则呕吐如喷，吐出酸腐物，夹有食物残渣，泻下物热臭，呈黄水样，甚如米泔水，头身疼痛，烦渴，脘痞，腹中绞痛阵作，小便黄赤灼热，舌苔黄腻，脉濡数；甚或转筋，肢冷腹痛，目陷脉伏
病机	湿热秽浊疫邪，由膜原直走中道，邪正清浊相干胃肠
辨证要点	暴吐暴泻，及其吐泻物的性状，腹部绞痛阵作，甚则转筋
治法	芳香化浊，分利逐邪
方药	燃照汤（《重订霍乱论》） 　　酒黄芩　焦山栀　制厚朴　佩兰　滑石　炒豆豉　制半夏　白蔻仁（后下） 蚕矢汤（《重订霍乱论》） 　　晚蚕砂（包）　木瓜　薏苡仁　制半夏　黄连　大豆黄卷　黄芩（酒炒）　通草　吴茱萸　焦山栀
加减法	脘闷较甚，汤药难进	可先服玉枢丹
	苔腻而厚浊者	去白蔻，加草果仁少许，煎服
	脘痞，干呕较甚	重用厚朴、白豆蔻，加竹茹
	热甚者	可用甘露消毒丹或白虎汤、竹叶石膏汤加减
	兼挟食滞	选神曲、焦山楂

续表

项目	内容		
加减法	小便短少	加通草、车前草	
	手足厥冷，腹痛自汗，口渴、口唇指甲青紫，小便黄赤，六脉俱伏，为热深厥深，真热假寒	应重用生石膏、竹叶、天花粉	清热生津，补益气阴

四、疫秽郁闭中焦

项目	内容
证候	发热，卒然腹中绞痛，痛甚如刀割，欲吐不得吐，欲泻不得泻，烦躁闷乱，甚则面色青惨，昏愦如迷，四肢逆冷，头汗如雨，舌淡苔白，脉沉伏
病机	湿热秽浊疫毒闭阻中焦气机所致，俗称"干霍乱"
辨证要点	腹中绞痛，欲吐不得吐，欲泻不得泻
治法	解毒辟秽，芳香开闭
方药	玉枢丹（《百一选方》）（方见湿热类温病证治） 行军散（《重订霍乱论》） 　　西牛黄　当门子　珍珠　冰片　硼砂　雄黄　火硝　金箔　姜粉
类方鉴别	玉枢丹具有辟秽化浊，开窍逐邪之功效，最宜治疗疫毒霍乱中道闭阻，欲吐不得吐，欲泻不得泻之证； 行军散解毒辟秽、芳香开闭，为窍闭神昏，厥逆脉伏之良药

五、疫困脾土

项目	内容
证候	大多起病缓慢，胁肋胀痛，脘痞腹胀，纳谷不馨，口不渴，身重乏力，便溏，或有发热，头痛，恶心呕吐，苔白腻
病机	内有脾湿，复感湿热性疠气所致。内外相引，困遏脾土，脾病及胃，水谷运化失司，气机升降失常
辨证要点	胁胀痛，脘腹痞胀，身重乏力，苔白腻
治法	解毒辟秽，运脾渗利

续表

项目	内容
方药	胃苓汤（《太平惠民和剂局方》） 　　苍术　厚朴　陈皮　甘草　生姜　大枣　桂枝　白术　泽泻　茯苓　猪苓
加减法	兼热象者，去桂枝加黄柏、茵陈、赤芍等；腻苔滑润，脉沉弱，为中阳素虚，可加制附子

六、疫漫三焦

项目	内容		
证候	身大热，烦躁，胸闷腹胀，呕吐，大便秘结，小便黄赤，黄疸迅速加深，舌质红绛，苔黄腻干燥，脉滑数，甚则神昏谵语，抽搐，便血，溺短赤等		
病机	疫毒热盛，内陷手足厥阴，气机郁滞，毒瘀互结，有深入营血之势		
辨证要点	身热，烦躁，黄疸，舌绛，甚则昏谵、抽搐		
治法	解毒逐邪，凉血护阴，清心开窍		
方药	甘露消毒丹（方见湿热类温病证治） 本方清宣芳化，通利三焦疫毒，适宜病在气分者 神犀丹（《温热经纬》） 　　水牛角　石菖蒲　黄芩　粪清　连翘　鲜生地　银花露　板蓝根　香豉 　　玄参　花粉　紫草		
加减法	高热持续，出血发斑	加西牛黄、焦栀子、丹皮	合紫草以清热解毒，凉血止血
	烦躁，时有谵语	加郁金	合菖蒲，痰瘀同治，开心窍以防内陷
	神昏抽搐，为内陷厥阴	"须用牛黄丸、至宝丹之类以开其闭"	

七、邪传阳明

项目	内容
证候	壮热口渴，大汗出，舌苔黄燥，脉洪大而数。或身热烦渴，午后热甚，鼻如烟煤，腹满硬痛，通舌变黑起刺
病机	疫毒化燥，燔炽于阳明气分，疫毒瘀结成实，腑气不通，有消亡阴液之势

续表

项目	内容
辨证要点	壮热，腹满硬痛，通舌变黑起刺
治法	清热生津或急下存阴
方药	白虎汤或大承气汤（方见温热类温病证治）

八、疫毒充斥

项目	内容
证候	身大热，头痛如劈，两目昏瞀，或狂躁谵妄，口干咽痛，腰如被杖，骨节烦疼，或惊厥抽搐，或吐衄发斑，舌绛苔焦或生芒刺，脉浮大而数或沉数，或六脉沉细而数。
病机	暑热疫疠毒邪充斥表里
辨证要点	身热，头痛如劈，及其舌脉
治法	解毒清泄，凉血护阴
方药	清瘟败毒饮（《疫疹一得》） 生石膏　生地黄　川黄连　水牛角　栀子　桔梗　黄芩　知母　赤芍 玄参　连翘　生甘草　丹皮　鲜竹叶

加减法	斑疹色青紫，紧束有根	加紫草、红花、归尾		通络行瘀
	斑疹外出不快，兼见腹满胀痛，大便秘结	合调胃承气法		祛气分之壅，畅血分之滞
	津伤而筋肉抽动	去桔梗	轻则加菊花、龙胆草	凉肝泻肝
			重则入羚羊角、钩藤	凉肝息风
	斑疹显露，神昏谵语	选加"三宝"		清心开窍

九、正气欲脱

项目	内容
证候	吐泻不止，目眶凹陷，指螺皱瘪，面色㿠白，呼吸短促，声嘶，疲软无力，心烦，口渴引饮，尿少或尿闭，舌质干红，脉细数；或恶寒倦卧，精神萎靡，呼吸微弱，语声低怯，汗出身凉，四肢厥冷，舌质淡白，脉沉细，甚则细微欲绝
病机	清浊相混，阴液大伤；气随液脱，以致亡阳
辨证要点	精神状态，呼吸，脉象及小便赤白多少为亡阴亡阳辨证的关键

项目		内容		
治法		亡阴须益气养阴、生津救逆；亡阳则益气固脱、回阳救逆		
亡阴	方药	生脉散、大定风珠（方见温热类温病证治）		
	加减法	疲软无力明显	酌加西洋参、白芍	益气护阴
		声嘶	加诃子	固肾开音
		呕吐	增入竹沥、竹茹、半夏	
		腹泻明显	加入五味子、乌梅	
		呼吸急促	加入五味子、鹅管石	
		尿少尿闭，阴液大伤	忌用淡渗，当用麦冬、生地、玄参	滋补阴液
亡阳	方药	通脉四逆汤（《伤寒论》） 炙甘草 熟附子 干姜 参附汤（《正体类要》） 人参（另炖） 熟附子		
	加减法	虚阳上浮 兼有面赤烦躁	加葱白	驱阴通阳
		阴盛格阳 下利不止，面赤	加猪胆汁之意	以咸寒苦降之品反佐于温阳药中，防其格拒热药
		腹痛甚者	加白芍	和阴、缓急止痛
		大汗不止者	增山萸肉	
		呕吐剧烈者	入生姜	
		下利，四肢厥逆，脉微欲厥，病势危重者	重用干姜	
		阴液内竭 下利而忽自止，肢厥怕冷，脉微	宜四逆汤，重用人参	益阴回阳救逆

十、正衰邪恋

项目	内容
证候	身热，口不渴，默默不语，神识不清，或胁下刺痛，或肢体时疼，脉数
病机	气钝血滞而疫毒不得外泄，深入厥阴，络脉凝滞
辨证要点	多见于素有内伤，复感疫毒，或疫病日久不解，默默不语，神识不清，或胁下刺痛，或肢体时疼，脉数
治法	扶正祛邪

续表

项目	内容
方药	三甲散（《温疫论》） 鳖甲 龟甲 穿山甲 蝉蜕 僵蚕 牡蛎 土鳖虫 白芍 当归 甘草
加减法	如若挟杂宿疾，当治新病为主，兼治旧病，随证加减

巩固与练习

一、填空题

1. 暑燥疫，发热恶寒，无汗，头痛项强，肢体酸痛，口渴唇焦，呕吐恶心，腹胀便秘，舌边尖红，苔黄燥，脉浮数。辨证为_____治法为_____。

2. 达原饮方的组成药物有_____。

3. 素有内伤，感受疫毒，而出现身热，口不渴，默默不语，神识不清，胁下刺痛，时有肢体疼痛，脉数。其辨证为_____，选方为_____。

4. 湿热疫，目陷脉伏兼见转筋者，选方为_____。

5. 干霍乱的临床特征为_____。

6. 通脉四逆汤是由_____所组成。

二、选择题

（一）A 型题

7. 湿热疫，邪遏膜原的舌象为（　　　　）

    A. 舌红苔黄燥 　　　　　　　B. 舌红绛苔白厚腻如积粉

    C. 舌红苔黄腻 　　　　　　　D. 舌红起刺苔黄厚腻

    E. 舌红绛苔少

8. 湿热疫，初始憎寒而后发热，后但热不寒，昼夜发热，午后尤甚，头身疼痛，脉不浮不沉而数，舌苔白厚腻如积粉，舌红绛。其选方为（　　　　）

    A. 三仁汤 　　　　B. 王氏连朴饮 　　　　C. 达原饮

    D. 藿香正气散 　　E. 蒿芩清胆汤

9. 素有内伤，感受疫毒，日久不解，正虚邪恋而身热，口不渴，

默默不语，神识不清，胁下刺痛，时有肢体疼痛，脉数。治宜（　　）

    A. 清络饮　　　　　　B. 薛氏五叶芦根汤　　　C. 青蒿鳖甲汤

    D. 三甲散　　　　　　E. 三甲复脉汤

10. 疫毒流行之时，患者突然出现发热，暴吐暴泻，吐出物酸腐热臭，混有食物残渣，泻下物热臭难闻，呈黄水便，甚至如米泔水，头痛身痛，烦渴，脘痞，腹中绞痛，小便黄赤灼热，舌苔黄腻，脉濡数。其辨证为（　　）

    A. 邪遏膜原　　　　　B. 清浊相干　　　　　C. 秽浊郁闭中焦

    D. 疫困脾土　　　　　E. 疫漫三焦

11. 霍乱转筋，治宜（　　）

    A. 连朴饮　　　　　　B. 通圣消毒散　　　　C. 达原饮

    D. 蚕矢汤　　　　　　E. 普济消毒饮

12. 燃照汤和蚕矢汤，两方组成中均共有（　　）

    A. 半夏、山栀、黄芩　　　　B. 制厚朴、佩兰

    C. 木瓜、薏苡仁、黄连　　　D. 滑石、豆豉

    E. 通草、吴茱萸、白蔻仁

13. 胃苓汤用于内有脾湿，复感湿热性疠气，其舌苔一般出现为（　　）

    A. 舌苔黄燥　　　　　B. 舌苔白腻　　　　　C. 舌苔黄腻

    D. 舌苔白燥　　　　　E. 舌苔少

14. 患者，38岁，旅游时经过疫区，8月3日回家后出现发热，头痛，胁肋胀痛，脘痞腹胀，恶心呕吐，口不渴，身重乏力，便溏，苔白腻，脉濡。治宜（　　）

    A. 胃苓汤　　　　　　B. 燃照汤　　　　　　C. 达原饮

    D. 蚕矢汤　　　　　　E. 神犀丹

15. 患者，女，41岁，近来其居住区周围有疫情出现，7月25日开始出现发热，烦躁，胸闷腹胀，呕吐，大便秘结，小便黄赤，身目发黄，舌质红绛，苔黄腻干燥，脉滑数。其辨证为（　　）

    A. 邪遏膜原　　　　　B. 邪正清浊相干胃肠　　　C. 疫困脾土

    D. 疫漫三焦　　　　　E. 秽郁闭中焦

（二）B 型题

A. 暑热疫疠毒邪充斥表里　　B. 暑热疫疠毒邪充斥三焦

C. 湿热秽浊郁闭中焦　　　　D. 湿热秽浊郁遏膜原

E. 湿热秽浊清浊相干胃肠，津液亡失

16. 霍乱转筋的病机为（　　）

17. 干霍乱的病机为（　　）

A. 大定风珠　　　　B. 三甲散　　　　　C. 神犀丹

D. 通脉四逆汤　　　E. 胃苓汤

18. 疫毒深入，出现吐泻不止，目眶凹陷，指螺皱瘪，面色㿠白，呼吸短促，声嘶，疲软无力，心烦，口渴引饮，尿少，舌质干红，脉细数。治宜（　　）

19. 疫毒深入，出现恶寒倦卧，精神萎靡，呼吸微弱，语声低怯，汗出身凉，四肢厥冷，舌质淡白，脉沉细，甚则细微欲绝。治宜（　　）

（三）X 型题

20. 发热，卒然腹中绞痛，痛甚如刀割，欲吐不得吐，欲泻不得泻，烦躁闷乱，甚则面色青惨，昏愦，四肢逆冷，头汗如雨，舌淡苔白，脉沉伏。方用（　　）

A. 行军散　　　　B. 紫雪丹　　　　　C. 玉枢丹

D. 猴枣散　　　　E. 安宫牛黄丸

21. 疫毒流行之时，患者突然出现发热，暴吐暴泻，吐出物酸腐热臭，混有食物残渣，泻下物热臭难闻，呈黄水便，甚至如米泔水，头痛身痛，烦渴，脘痞，腹中绞痛，小便黄赤灼热，舌苔黄腻，脉濡数。其治疗应选用（　　）

A. 连朴饮　　　　B. 蚕矢汤　　　　　C. 达原饮

D. 桂苓甘露饮　　E. 燃照汤

22. 蚕矢汤的组成有（　　）

A. 晚蚕砂、木瓜、薏苡仁　　B. 佩兰、滑石、白蔻仁

C. 黄芩、通草　　　　　　　D. 吴茱萸、焦山栀

E. 制半夏、黄连、大豆黄卷

23. 三甲散中的药物包括（　　）

    A. 川山甲   B. 龟甲   C. 牡蛎

    D. 土鳖虫   E. 鳖甲

24. 湿热疫毒遏伏膜原，治宜（　　　）

    A. 透达   B. 疏利   C. 汗散

    D. 苦泄   E. 化浊

25. 湿热疫毒遏伏膜原，其辨证要点有（　　　）

    A. 头身疼痛   B. 四肢抽搐

    C. 脉不浮不沉而数   D. 昼夜发热，午后尤甚

    E. 舌红绛苔白厚腻如积粉

26. 温疫类温病的特点有（　　　）

    A. 起病急骤   B. 传变迅速

    C. 常见疫邪犯及多个部位   D. 常见疫邪犯及多个层次

    E. 表现为卫气营血证交叠

27. 清瘟败毒饮乃下列几方组合（　　　）

    A. 小承气汤   B. 黄连解毒汤   C. 白虎汤

    D. 清营汤   E. 犀角地黄汤

三、改错题

28. 疫毒传脾，胶闭大肠，宜小承气汤加减。

29. 手足厥冷，腹痛自汗，口渴，口唇指甲青紫，小便黄赤，六脉俱伏，为寒邪内伏，阴盛格阳，应重用附子之品。

30. 玉枢丹具有辟秽化浊，开窍逐邪之功效，最宜治疗暑热疫疠毒邪充斥表里。

31. 清瘟败毒饮中石膏、生地、黄连、水牛角四味，可按脉浮大而数用大量，沉而数用中量，六脉沉细而数用小量。

脉浮大系疫毒游溢，沉数者为疫毒郁闭较深，如若六脉沉细而数，则属疫毒挟秽浊郁伏深重。

32. 行军散具有清热舒筋，和中利湿，解毒化浊的作用，适用于目陷脉伏兼见转筋拘挛者。

四、简答题

33. 何谓霍乱转筋。

34. 何谓干霍乱。

35. 请简述湿热秽浊疫邪，邪正清浊相干胃肠的辨证要点。

五、问答题

36. 请述治疗"干霍乱"的三种简便有效的方法。

六、病案分析题

37. 病某，女，42 岁。患者于 8 月 25 日下午，在大排档购食饭菜后，觉腹部不适，傍晚 6 时许突然出现吐泻交作，至 8 时来诊时已吐泻 20 多次。症见高热，吐泻交作，吐出酸腐物，夹有食物残渣，泻下物热臭，呈黄水样，近几次如米泔水，头身疼痛，烦渴，脘痞，腹中绞痛阵作，小便黄赤灼热，舌苔黄腻，脉濡数。（请指出诊断、辨证、分析病情、提出治法和处方。）

38. 病某，男，35 岁，农民，1998 年 6 月 2 日初诊。患者三天前无明显诱因而出现发热恶寒，头痛项强，肢体酸痛，口渴唇干，次日恶寒消失，热势增高，头身疼痛，面红目赤，既在当地医院治疗，病情未见好转。现见：高热，体温 39.8℃，头痛如劈，两目昏瞀，狂躁谵妄，口干咽痛，腰如被杖，骨节烦疼，时有鼻腔出血，胸背部可见红斑，舌绛苔焦干，脉浮大而数。（请指出诊断、辨证、分析病情、提出治法和处方。）

参考答案

一、填空题

1. 卫气同病　表里双解

2. 槟榔、厚朴、草果、知母、芍药、黄芩、甘草

3. 正衰邪恋　三甲散

4. 蚕矢汤

5. 腹中绞痛，欲吐不得吐，欲泻不得泻

6. 炙甘草、熟附子、干姜

二、选择题

（一）A 型题

7. B　8. C　9. D　10. B　11. D　12. A　13. B　14. A　15. D

（二）**B 型题**

16. E　17. C　18. A　19. D

（三）**X 型题**

20. AC　21. BE　22. ACDE　23. ABCDE　24. ABE　25. ACDE

26. ABCDE　27. BCE

三、改错题

28. 改为：疫毒传脾，胶闭大肠，宜枳实导滞汤加减。

答案分析：疫毒传脾，胶闭大肠，非阳明腑实燥结，故不得用承气汤苦寒下夺。若误投承气大剂峻攻行速，徒伤正气而疫毒湿邪仍然胶结不去。此证往往要连续攻下，但制剂宜轻，因势利导，故宜枳实导滞汤加减。

29. 改为：手足厥冷，腹痛自汗，口渴，口唇指甲青紫，小便黄赤，六脉俱伏，为热深厥深，真热假寒，应重用生石膏之品。

答案分析：自汗，口渴，小便黄赤均为热盛之象，口唇指甲青紫、六脉俱伏为邪毒郁伏深重之象，手足厥冷非寒盛或阳亡，而是热深厥深，真热假寒的表现，故不能使用附子，而要重用生石膏之清热之品。

30. 改为：玉枢丹具有辟秽化浊，开窍逐邪之功效，最宜治疗疫毒霍乱中道闭阻之证。

答案分析：疫毒霍乱中道闭阻，以腹中绞痛，欲吐不得吐，欲泻不得泻为主要特征，其治法为解毒辟秽 芳香开闭。暑热疫疠毒邪充斥表里，主要表现为身大热，头痛如劈，两目昏瞀，口干咽痛，腰如被杖，骨节烦疼，脉浮大而数等，治宜解毒清泄，凉血护阴，方用清瘟败毒饮。

31. 改为：可按脉浮大而数用小量，沉而数用中量，六脉沉细而数用大量。

答案分析：一般而言，脉浮大系疫毒游溢，沉数者为疫毒郁闭较深，如若六脉沉细而数，则属疫毒挟秽浊郁伏深重。故清瘟败毒饮中石膏、生地、黄连、水牛角四味，应依次从小剂量到大剂量。

32. 改为：蚕矢汤具有清热舒筋，和中利湿，解毒化浊的作用

答案分析：行军散解毒辟秽、芳香开闭，为窍闭神昏，厥逆脉伏之

良药，而不适用于目陷脉伏兼见转筋拘挛者。

四、简答题

33. 略　34. 略　35. 略

五、问答题

36. 可回答以下任何三点：①用烧盐放入热汤调服，以刺激咽喉探吐，一经吐出，不仅烦躁闷乱可减，而且可使下窍宣畅、二便通利。②用行军散或红灵丹搐鼻取嚏，以辟秽解毒，通闭开窍。③针刺十宣、委中出血，以通脉开窍，引邪外出。④用生大蒜捣烂，贴两脚心，或以吴萸研末，盐卤和，涂于两足心亦能取效。

六、病案分析题

37. 诊断：湿热疫

辨证：湿热秽浊疫邪，清浊相干胃肠

分析：本例发病于8月，时值夏秋之交，起病急骤，由于饮食不当而暴吐暴泻，伴有脘痞，苔黄腻，故可诊断为湿热疫。秽浊疫邪郁阻中焦，脾胃受伤，升降失常，即作暴吐暴泻；腐熟运化失司，则吐出物夹有食物残渣；下迫大肠，则泻下物呈黄水样并带有粘液和泡沫；发热乃疫毒所为；头身疼痛湿热秽浊郁滞；疫毒壅滞胃肠，气机郁阻而脘痞、腹中绞痛时作；心烦口渴、小便黄赤灼热、舌苔黄腻、脉濡数为疫病已趋化热伤津之势。故属于湿热秽浊疫邪，清浊相干胃肠。

治法：芳香化浊，分利逐邪

方药：燃照汤加减

黄芩15g、焦山栀10g、厚朴10g、佩兰15g、滑石15g、炒豆豉10g、法半夏10g、白蔻仁9g（后下）、黄连8g、竹叶10g、天花粉15g，日二剂。

38. 诊断：暑燥疫

辨证：暑热疫毒充斥，气营血同病

分析：本例发病于6月，时值夏季酷热之时；起病急骤，初期虽有恶寒等表证，但时间短暂，次日即出现气分证，可诊断为暑燥疫。疫毒传变迅速，以暑热疫疠毒邪充斥表里为表现。疫毒攻窜太阳、阳明则头痛如劈，两目昏瞀；游溢肾经故腰如被杖，骨节烦疼；疫疠热毒蒸腾，燔灼阳明，上干清窍则口干咽痛；热扰神明，故狂躁谵妄；苔焦起刺为耗津之象；舌绛，衄血发斑乃深入营血之征；其脉浮大系疫毒游溢。

治法：解毒清泄，凉血护阴

方药：清瘟败毒饮

生石膏 40g（先煎）、生地黄 20g、黄连 6g、水牛角 30g（先煎）、栀子 10g、桔梗 10g、黄芩 15g、知母 15g、赤芍 10g、玄参 15g、连翘 10g、生甘草 5g、丹皮 10g、鲜竹叶 10g，日二剂。

附　篇

原著选读

叶天士《温热论》

【考点重点点拨】

1. 掌握叶氏《温热论》关于温病的发生发展规律、卫气营血治疗原则的论述，及背诵原文第1至第10条。

2. 熟悉本论关于风温、湿温传变及治疗特点的论述。

3. 了解叶天士的主要著作，学术思想及其对温病学的贡献。

叶桂（1667~1746）	字天士，号香岩，清代江苏吴县人
叶天士主要著作	《温热论》《幼科要略》《临证指南医案》
《温热论》对温病学的主要贡献	1. 阐明温病发生、发展规律及其与伤寒的区别； 2. 创立卫气营血学说，作为温病学基本理论，指导温病的辨证论治，确定了温病的证治规律； 3. 丰富和发展了温病的诊断方法，包括辨舌验齿，辨斑疹、白痦等； 4. 论述了有关妇人温病的诊治。该书对温病学的发展起了承前启后的重要作用，被称为温病学的奠基之作

一、温病大纲

【原文】

★第1条：温邪上受，首先犯肺，逆传心包。肺主气属卫，心主血属营，辨营卫气血虽与伤寒同，若论治法则与伤寒大异也。

【分析】

1. 此条为温病证治总纲，论述温病的病因发病、传变及其与伤寒的区别

温病病因	温邪
感受途径	上受（从口鼻而入）
首犯部位	肺卫（肺居上焦，开窍于鼻，外合皮毛，与卫气相通，故邪气从外感受，从口鼻而入，先犯肺而出现肺卫表证）
顺传	阳明气分（指温邪自肺卫传入气分胃肠，也是病邪入里，病情发展的一种表现，但相对传变不太急剧，病情未至迅速转为危重）
逆传	心包（指温邪自肺卫而径陷心营的过程），因其病情严重、凶险，故称之为逆

2. 心、肺病变与卫气营血的关系

肺主气属卫	肺主一身之气，与卫相通而主表，故温邪犯肺，其病变与卫、气相关，病变轻浅者属卫分，病变较深者属气分
心主血属营	营血皆为心所主，应心之动而周行全身，以营养机体。其中营之奉心化赤则为血，可见营之化生在先，血之生成在后。温邪自肺卫逆传心包，必影响到营血，心包病变之轻者属营分，病变之重者属血分，故叶天士说："心主血属营"

3. 温病与伤寒之异同

		温病	伤寒
同		同为外感热病，均为外邪入侵，由表入里，损伤营卫气血正气。因而叶天士说："辨营卫气血虽与伤寒同"。	
异	病因	温邪	寒邪
	首犯部位	从口鼻而入首犯肺卫	皮毛而入，首犯足太阳膀胱经
	传变方式	卫气营血、三焦传变	六经传变
	初起治法	清热宣肺透邪	温散风寒透邪
	故叶天士说："若论治法则与伤寒大异也"（叶天士）		

【原文】

★第8条：大凡看法，卫之后方言气，营之后方言血。在卫汗之可也，到气方可清气，入营犹可透热转气，如犀角、玄参、羚羊角等物，

入血就恐耗血动血，直须凉血散血，如生地、丹皮、阿胶、赤芍等物。否则前后不循缓急之法，虑其动手便错，反致慌张矣。

【分析】

本条阐述温病卫气营血病机的浅深层次及其各阶段的治疗大法

	邪气	病情	治法	理解
卫 气	浅	轻	在卫汗之可也	温病邪在卫表，宜解表透邪，"汗之"的目的在于透邪外出。温邪性质属热，忌用大剂辛温之品而加重伤津，也不可早用寒凉而使热邪冰伏
			到气才可清气	卫分表邪不解而进入气分，则宜清解气热，透邪外达。叶氏"才可"说明温邪只有深入气分才可用清气法，若未至气分，遽用寒凉，尤其是过用苦寒沉降之品，必郁遏气机，使邪气不能外达而加重病情
营 血	深	重	入营犹可透热转气	温邪入营，凉营养阴，伍以透泄之品，令邪转气分，即所谓"透热转气"的治法，叶天士所举之犀角、玄参、羚羊角等，正是凉营养阴之意，然因缺乏轻清透泄之品而未尽透泄之意。故从风热陷者，还可加入连翘、竹叶、银花等，透热转气的代表方如清营汤
			入血就恐耗血动血，直须凉血散血	温邪深入血分，病情深重，邪气炼血为瘀，暗损阴血，迫血妄行。瘀热互结，全身脉络广泛阻滞。此时再营分之透泄已无济于事，故叶氏提出"直须凉血散血，如生地、丹皮、阿胶、赤芍等物。"以生地凉解血热，使血宁而不妄行；瘀血不去则新血妄行，用丹皮、赤芍化瘀通络，疏通壅滞，导邪归经；阴津不复则新血不生，用阿胶养阴生新，补充血耗。代表方如犀角地黄汤

二、邪在肺卫

【原文】

★第2条：盖伤寒之邪留恋在表，然后化热入里，温邪则热变最速，未传心包，邪尚在肺，肺主气，其合皮毛，故云在表。在表初用辛凉轻剂。挟风则加入薄荷、牛蒡之属，挟湿加芦根、滑石之流。或透风于热外，或渗湿于热下，不与热相搏，势必孤矣。

【分析】

本条阐述温邪未传心包邪尚在肺卫的治则，以及挟风挟湿的治疗方法。

1. 重申伤寒与温病治法不同是因为病因病机有异

叶天士在第 1 条中提出"若论治法，则与伤寒大异也"，其理由是

伤寒	温病
伤寒之邪，留恋在表，然后化热入里，因寒属阴邪，最善收引，首郁足太阳膀胱经之阳气，故有恶寒甚而无汗，身体疼痛，故当温散，用麻桂之剂。迨至阳郁不伸，逐渐化热入里，恶寒已解，热势转甚，始可凉解。可见，上述治法与温病不同。	温邪热变最速，易伤阴津，首宜辛凉解表，传入气分方可清气，深入营血当清营凉血，治疗过程中要刻刻顾护阴津。上述治法与伤寒大异。

2. 提出温邪在肺卫的基本治则

邪在肺卫的治则是：初用辛凉轻剂，大忌辛温表散。

3. 温邪挟风挟湿的治疗

温邪在表用辛凉轻剂	挟风	挟湿
加减	加薄荷、牛蒡之属	加芦根、滑石之流
理解	透风于热外，不与热相搏，易使风热分解而愈。因风属阳邪，其性疏泄升散，故在凉泄邪热的药物中，加入薄荷、牛蒡子等升散之品，随其性表而出之，则使风热两分而解。	以渗湿于热下，不与热相搏，使湿热两分而消解。温邪挟湿，既要凉解邪热，又要祛除湿邪，祛湿方法虽多，而淡渗利湿则为湿邪寻求出路的基本方法，即所谓祛湿不利小便非其治也。芦根、滑石淡渗利湿，兼能凉解邪热，为常用之品，可增入解表方中。

【原文】

★第 3 条：不尔，风夹温热而燥生，清窍必干，为水主之气不能上荣，两阳相劫也。湿与温合，蒸郁而蒙蔽于上，清窍为之壅塞，浊邪害清也。其病有类伤寒，其验之之法，伤寒多有变证，温热虽久，在一经不移，以此为辨。

【分析】

本条论述了温邪未传心包而邪尚在肺的两种变证。

温邪犯肺，未传心包，本应以辛凉轻剂透邪外达而解，若误用辛温升散，则可导致变证出现，挟风者形成两阳相劫；挟湿者形成浊邪害清。

1. 形成的变证

变证	机制	表现
两阳相劫	温邪挟风，两阳相合，风火交炽，津液受劫，清窍失于濡养的病机变化称为"两阳相劫。"正如叶天士说："风夹温热而燥生，清窍必干，谓水主之气不能上荣，两阳相劫也"	除有肺卫表症之外，主要是鼻燥、口干等
浊邪害清	浊邪害清是指湿与热搏，湿热相蒸，蒸灼上焦，蒙蔽清窍，出现鼻塞、耳聋等，此即叶天士说："湿与温合，蒸郁而蒙蔽于上，清窍为之壅塞，浊邪害清也"	除有肺卫表症之外，尚有鼻塞、头昏困重，甚至耳聋等

2. 温邪挟湿与伤寒的鉴别

湿属阴邪，而温邪挟湿，蒙蔽清阳，初起某些症状则类似伤寒，仅是类似，绝非本质相同。故叶天士将两者的传变作了比较鉴别，以免混淆。

温邪挟湿	伤寒
湿邪黏腻淹滞，转化较慢，虽有较长的病程而证候无显著变化，这就是叶氏所称的"温热（按：指温邪挟湿）虽久，在一经不移。"叶氏所言"在一经不移"，也不是绝对之词，仅是与伤寒相对而言的	伤寒初起，寒邪留恋在表，然后化热入里，始自太阳，再传少阳、阳明，或传入三阴，在其过程中，证候性质也相随发生变化，即所谓"伤寒多有变证"。

三、邪陷营血

【原文】

★第4条：前言辛凉散风，甘淡驱湿，若病仍不解，是渐欲入营也。营分受热，则血液受劫，心神不安，夜甚无寐，或斑点隐隐，即撤去气药。如从风热陷入者，用犀角、竹叶之属；如从湿热陷入者，犀角、花露之品，参入凉血清热中。若加烦躁，大便不通，金汁亦可加入，老年或平素有寒者，以人中黄代之，急急透斑为要。

【原文】

★第5条：若斑出热不解者，胃津亡也。主以甘寒，重则如玉女煎，轻则如梨皮、蔗浆之类。或其人肾水素亏，虽未及下焦，先自彷徨矣，必验之于舌，如甘寒之中加入咸寒，务在先安未受邪之地，恐其陷入易易耳。

【分析】

1. 原文第4条论述温邪传入营分的证候和治疗

营分证的形成与挟风、挟湿的不同处理

	治疗	挟风	挟湿	
温邪在表	清热透表，用辛凉轻剂	加薄荷、牛蒡之属，谓之辛凉散风	挟湿加芦根、滑石之流，称为甘淡驱湿病仍不解，欲入营也。	
温邪入营	凉血（营）清热，急急透斑为要	凉营清热，透邪外达。将水牛角、竹叶之类加入凉血（营）清热方中，既能凉解营热，又能将营分之热透转至气分而解。	宜清营（血）化湿，将水牛角、银花露掺入凉血（营）清热方中，水牛角能凉解营血分之邪热，银花露芳香化湿，透邪外达	表现：营分受热，则血液受劫，心神不安，夜甚无寐，或斑点隐隐

2. 原文第5条论述斑出热不解的证治

斑出热不解的机制	发斑多为阳明热毒内陷营血所致。斑出则邪热外透，邪热渐解；若斑出而邪热不解者，为胃津消灼，水不济火所致。
斑出热不解的治疗	胃津消灼，水不制火：甘寒以生津清热 　　　　　　　轻证：梨皮、蔗浆之类即可 　　　　　　　重证：玉女煎加减
	累及下焦： 非单纯甘寒可奏效，可于甘寒之中加入咸寒之品兼滋肾阴，以杜邪热深入，这就是叶天士说："务在先安未受邪之地，恐其陷入易易耳"

四、流连气分

【原文】

★第6条：若其邪始终在气分流连者，可冀其战汗透邪，法宜益胃，令邪与汗并，热达腠开，邪从汗出。解后胃气空虚，当肤冷一昼夜，待气还自温暖如常矣。盖战汗而解，邪退正虚，阳从汗泄，故渐肤冷，未必即成脱证。此时宜令病者，安舒静卧，以养阳气来复，旁人切勿惊惶，频频呼唤，扰其元神，使其烦躁，但诊其脉，若虚软和缓，虽倦卧不语，汗出肤冷，却非脱证；若脉急疾，躁扰不卧，肤冷汗出，便为气脱之证矣。更有邪盛正虚，不能一战而解，停一二日再战汗而愈者，不可不知。

【分析】

1. 战汗的机制和表现

战汗的机制		温邪由卫入气，既不外解，又不深传营分，始终在气分流连，邪正相峙，若此时正气奋起鼓邪外出，则可出现战汗。战汗是气分邪解的重要方式，戴北山说："战则邪正相争，汗则正逐邪出"
战汗的表现		病人先见全身战栗而后身热汗出的表现，为邪正相争激烈，正气奋起鼓邪外解的现象。
如何配合战汗	原则	法宜益胃，令邪与汗并，热达腠开，邪从汗出
	具体方法	清气生津，宣展气机，并灌溉汤液，使气机宣通，腠理开泄，热达汗出，邪随汗解，此即王孟英所说："可见益胃者，在疏瀹其枢机，灌溉汤水，俾邪气松达，与汗偕行，则一战可以成功也"

2. 战汗的转归及处理

战汗的三种转归	表现	处理
邪气消退，正气暂虚	战汗后体温复常，脉虚软和缓、倦卧、不语	此时需加强护理，以养阳气。如叶氏所说："此时宜令病者安舒静卧，以养阳气来复，旁人切勿惊惶，频频呼唤，扰其元神，使其烦躁"
邪盛正虚，不能一战而解	战汗后体温尚未复常、脉数、心烦等	是当期再战，战汗前仍须"益胃"
正不胜邪，元气外脱	其标志为：①脉急疾。②躁扰不卧。③肤冷汗出	益气固脱，回阳救逆，方用独参汤、生脉散、参附龙牡汤等

五、邪留三焦

【原文】

★第7条：再论气病有不传血分，而邪留三焦，亦如伤寒中少阳病也。彼则和解表里之半，此则分消上下之势，随证变法，如近时杏、朴、苓等类，或如温胆汤之走泄。因其仍在气分，犹可望其战汗之门户，转疟之机括。

【分析】

1. 邪留三焦的病机、治疗及转归

邪留三焦的病机	气分温邪（湿热性质）久羁，既不外解，又不深传营血分，则可留滞于三焦半表半里之处，涉及上、中、下三部位
邪留三焦的表现	寒热起伏，胸满腹胀，尿短少，苔垢腻等
邪留三焦的治疗	疏通三焦、分消上下 常用杏仁开上，厚朴宣中，茯苓导下，或用温胆汤宣气化湿
邪留三焦的转归	用分消走泄，可使病邪外解；或转疟而通过战汗而解

2. 温病邪留三焦与伤寒少阳病鉴别

	温病邪留三焦	伤寒少阳病
病邪	湿热	伤寒
机制	由上而下，影响三焦机能	由表入里，影响少阳半表半里。
表现	寒热起伏，胸满腹胀，尿短少，苔垢腻等	寒热往来，口苦咽干目眩，胸胁苦满，嘿嘿不欲饮食，干呕，舌白，脉弦
治疗	疏通三焦，分消上下	和解少阳半表半里
方药	杏、朴、苓等类，或如温胆汤之走泄	小柴胡汤

六、里结阳明

【原文】

★第10条：再论三焦不得从外解，必致成里结。里结于何，在阳明胃与肠也。亦须用下法，不可以气血之分，就不可下也。但伤寒邪热在里，劫烁津液，下之宜猛；此多湿邪内搏，下之宜轻。伤寒大便溏为邪已尽，不可再下；湿温病大便溏为邪未尽，必大便硬，慎不可再攻也，以粪燥为无湿矣。

【分析】

论述湿热与积滞搏结肠腑的病机、治法及其与伤寒阳明腑实证的区别。

1. 邪结肠腑的病机与治疗

湿热邪结肠腑的病机	湿热与肠道糟粕积滞相搏，肠道传导失司
湿热积滞搏结肠腑的表现	大便溏垢不爽，如败酱，如藕泥，身热不退，脘腹胀满，呕恶，舌苔黄浊或黄腻，脉滑数等。
湿热积滞搏结肠腑的治疗	消导积滞，轻下缓下

2. 伤寒阳明腑实与温病湿热积滞搏结肠腑的区别

	湿热积滞搏结肠腑	伤寒阳明腑实
病邪	湿热	伤寒
病机	"湿邪内搏"，邪积肠道	伤寒化热入里，劫灼津液，而成腑实阴伤
治疗	通导湿热积滞，宜轻下、缓下、反复多次	急下存阴，可用承气汤峻下猛下，力求一下即已
邪尽标志	大便溏为邪未尽，必大便硬，慎不可再攻也，以粪燥为无湿矣	大便溏为邪已尽，不可再下

七、论湿

【原文】

★第9条：且吾吴湿邪害人最广，如面色白者，须要顾其阳气，湿胜则阳微也，法应清凉，然到十分之六七，即不可过于寒凉，恐成功反弃，何以故耶？湿热一去，阳亦衰微也；面色苍者，须要顾其津液，清凉到十分之六七，往往热减身寒者，不可就云虚寒而投补剂，恐炉烟虽熄，灰中有火也，须细察精详，方少少与之，慎不可直率而往也。又有酒客里湿素盛，外邪入里，里湿为合。在阳旺之躯，胃湿恒多；在阴盛之体，脾湿亦不少，然其化热则一。热病救阴犹易，通阳最难，救阴不在血，而在津与汗，通阳不在温，而在利小便，然较之杂证，则有不同矣。

【分析】

1. 阐述湿热为病与体质的关系及其治疗的有关问题

	湿热兼阳虚	湿热兼阴虚
	湿为阴邪，其性重着，容易损伤人体阳气，为害最广，江南水乡地域湿邪为患尤多。湿热为患与体质有关	
患者体质	凡体丰面白之人，大多阳气不足	阴虚火旺体质多面色苍而形体瘦削
病机	感受湿热之邪，因湿胜阳微，湿热之邪多从湿化	易动内火，使湿随热化
治疗	清热祛湿，兼顾阳气。清热祛湿要掌握分寸，运用寒凉之品需适可而止，至邪热渐退，就不可过用，以免造成阳气的衰亡	清热化湿，兼顾津液，切忌温补。即使在病之后期，出现热减身凉，也不可骤用温补，避免余邪未尽而致复发，这就是叶天士说的："恐炉烟虽熄，灰中有火也"

2. 外邪入里，里湿为合是湿热病形成的主要机制

内外之湿结合而发病	外湿即人外界感受之时令之湿邪。湿邪四时俱有，随时都有可能入侵人体，但以长夏季节为盛。内湿多由脾胃健运失司而内生，凡嗜好饮酒之人，大多有湿邪内蕴。外湿的入侵，与里湿相应合即酿成湿热病。故叶天士称湿热病的形成是"酒客里湿素盛，外邪入里，里湿为合"
以脾胃为病变重心，随体质不同而转化	由于脾为湿土之脏，胃为水谷之海，而湿为土之气，湿土之气同类相召，故湿邪为患，多以中焦脾胃为重心。中阳的盛衰不同，决定着病机的不同转化，在阳旺之人，湿邪多从热化，而归阳明，病为热重湿轻；在阴盛之体，则邪多从湿化，而留恋于太阴脾，成为湿重热轻证候。这就是气分湿热的两大类型证候。勿论湿重热轻，或热重湿轻，其湿邪都有可能燥化及化热

3. 关于热病救阴及湿热病通阳及治疗

热病救阴较易	热病伤阴是温病的一般规律，养阴、救阴属正治之法，其治疗相对较易
湿热病通阳最难	湿中蕴热的湿热病既有湿邪郁滞气机，阻遏阳气而不能布达的一面，又有邪热伤阴的一面。通阳犹恐伤阴，若养阴不当，则恋湿助邪，更碍阳气通达。故叶天士说："热病救阴犹易，通阳最难"
救阴不在血而在津与汗	救阴的目的不在于滋补阴血，而是在于生津充液，防止汗泄过多而损伤津液

通阳不在温而在利小便	湿为阴邪，容易闭郁气机，阳气因而不能布达，故治疗在于宣展气机，淡渗利尿，使湿邪尽从小便而去，湿去气通，阳气自然布达。这就是叶天士说的："通阳不在温而在利小便"
热病救阴、湿病通阳与内科杂病中养阴、通阳治法不相同	热病邪热伤阴，其治疗在于撤热存阴，以及对被损耗的阴津予以充养，如甘寒生津，酸甘化阴等；内伤杂病多暗伤阴血，故治疗在于养血生血，即陈光淞说的："补血为养阴"。至于湿病通阳，在于驱除导致阳气郁阻的湿邪，而对湿邪的驱除，又重在利尿，在利尿的同时，还要注意宣展气机。湿去气通，阳气亦通。而内科杂病的通阳，在于温通，这是因为杂病的阳气不布，多源于阳气衰少，故其治疗重在温补阳气及振通阳气。所以叶天士说："然较之杂证，则有不同也"

巩固与练习

一、填空题

1. 叶天士《温热论》中提到："温邪上受，首先犯＿＿＿，逆传＿＿＿＿。肺主＿＿＿属＿＿＿，心主＿＿＿属＿＿＿。"

2. 叶天士《温热论》认为："在卫＿＿＿之可也，到气才可＿＿＿＿＿，入营犹可＿＿＿＿＿＿＿，……入血就恐＿＿＿＿＿＿＿，直须＿＿＿＿＿＿＿＿。"

3. 叶天士《温热论》提到："温邪则热变最速。未传心包，邪尚在肺，肺主气，其合皮毛，故云在表。在表初用＿＿＿＿＿＿＿。挟＿＿＿＿＿则加入薄荷、牛蒡之属，挟＿＿＿＿＿加芦根、滑石之流。或＿＿＿＿＿＿＿于热外，或＿＿＿＿＿＿＿于热下，不与热相搏，势必孤矣。"

4. 叶天士《温热论》指出："风挟温热而燥生，清窍必干，为水主之气不能上荣，＿＿＿＿＿＿＿也。湿与温合，蒸郁而蒙蔽于上，清窍为之壅塞，＿＿＿＿＿＿也。"

5. 叶天士认为"若其邪始终在气分流连者，可冀其＿＿＿＿＿＿透邪，法宜＿＿＿＿＿＿，令邪与＿＿＿＿并，热达腠开，邪从汗出。"

6. 叶天士《温热论》："再论气病有不传血分，而邪留三焦，亦如伤寒中少阳病也。彼则＿＿＿＿＿＿＿之半，此则＿＿＿＿＿＿＿之势，随证变法，如近时杏、朴、苓等类，或如温胆汤之＿＿＿＿＿＿。因其仍在气分，犹可望其＿＿＿＿＿＿之门户，转疟之机括。"

7. 对于下法的运用，叶天士指出："伤寒邪热在里，劫烁津液，下之宜____；此（湿温病）多湿邪内搏，下之宜____。伤寒大便溏为_____，不可再下；湿温病大便溏为_____，必大便____，慎不可再攻也"

8. 叶天士认为："且吾吴湿邪害人最广，如面色白者，须要顾其_____，湿胜则____微也，法应_____"。

9. 对于湿邪为患，叶天士《温热论》中提到："在阳旺之躯，_____恒多，在阴盛之体，_____亦不少，然其_____则一"

10. 对于湿热病的治疗，叶天士《温热论》中提到："救阴犹易，通阳最难，救阴不在____，而在_____，通阳不在____，而在_____"

11. 叶天士《温热论》中提到："营分受热，则_____受劫，_____，夜甚无寐，或_____，即撤去气药。"

12. 叶天士《温热论》中提到："营分受热，则血液受劫，……如从_____陷入者，用犀角、竹叶之属；如从_____陷入者，犀角、花露之品，参入凉血清热方中，……急急_____为要。"

13. 叶天士《温热论》中提到："若斑出热不解者，胃津亡也，主以_____，重则如玉女煎，轻则如梨皮、蔗浆之类。或其人肾水素亏，虽未及下焦，先自彷徨矣。必验之于舌，如甘寒之中加入_____，务在_____，恐其陷入易易耳。"

二、选择题

（一）A 型题

14. 叶天士认为湿热病证患者若其人"面色白者"，治疗须顾其（　　）：

　　A. 阴液　　　　　　B. 阳气　　　　　　C. 津液
　　D. 气　　　　　　 E. 血

15. 叶天士认为湿热病证患者若其人"面色苍者"，治疗须顾其（　　）：

　　A. 阴液　　　　　　B. 阳气　　　　　　C. 津液
　　D. 气　　　　　　 E. 血

16. 叶天士《温热论》认为：痰湿内结于胃，脘中痞闷，苔白而不燥者，治宜（　　）：

    A. 开泄　　　　　　B. 苦泄　　　　　　C. 通泄

    D. 透泄　　　　　　E. 渗泄

17. 叶天士认为温热挟痰湿之邪留滞三焦，治宜（　　）：

    A. 辛凉散风　　　　B. 甘渗驱湿　　　　C. 透风于热外

    D. 渗湿于热下　　　E. 分消走泄

18. 邪留三焦之证，处于哪一阶段（　　）：

    A. 卫分　　　　　　B. 气分　　　　　　C. 营分

    D. 血分　　　　　　E. 气营同病

19. 《温热论》中"战汗"的机理是（　　）：

    A. 热邪逗留气分，正气奋起鼓邪外出

    B. 气分热炽，迫津外泄

    C. 湿热郁蒸

    D. 阳气受伤，卫虚不固

    E. 阳气欲脱

20. 最易流连气分的病邪是（　　）：

    A. 暑热病邪　　　　B. 湿热病邪　　　　C. 燥热病邪

    D. 温热病邪　　　　E. 风热病邪

21. 叶天士认为：温病斑出热不解，若其人素体肾水亏，治宜（　　）：

    A. 甘寒　　　　　　　　　　B. 苦寒

    C. 甘寒之中加入咸寒　　　　D. 苦寒之中加入咸寒

    E. 甘寒之中加入苦寒

22. 叶天士认为：温病若从湿热陷入营分者，宜在凉血清热方中加入（　　）：

    A. 犀角，地黄　　　B. 犀角，花露　　　C. 犀角，人中黄

    D. 犀角，银花　　　E. 犀角，竹叶

23. 叶天士认为：温病若从风热陷入营分者，宜在凉血清热方中加入（　　）：

    A. 犀角，地黄　　　B. 犀角，花露　　　C. 犀角，人中黄

D. 犀角，银花　　　E. 犀角，竹叶

24. 叶天士认为：温邪在表初用辛凉轻剂，挟湿则加入（　　）：

A. 芦根，牛蒡　　　B. 芦根，滑石　　　C. 芦根，薄荷

D. 薄荷，牛蒡　　　E. 薄荷，滑石

25. 叶天士认为：温邪在表初用辛凉轻剂，挟风则加入（　　）：

A. 芦根，牛蒡　　　B. 芦根，滑石　　　C. 芦根，薄荷

D. 薄荷，牛蒡　　　E. 薄荷，滑石

26. 《温热论》所谓"水主之气不能上荣"中"水主之气"是指（　　）：

A. 肾气　　　　　　B. 肾阴　　　　　　C. 肾精

D. 水气　　　　　　E. 津液

27. 叶天士所谓"两阳相劫"中的两阳是指（　　）：

A. 风邪与热邪　　　B. 风邪与暑邪　　　C. 阳明与少阳

D. 太阳与阳明　　　E. 太阳与少阳

28. 叶天士所述"泻南补北"一法是指（　　）：

A. 温补肾阳，祛寒救逆　　　B. 滋肾救阴，清心泻火

C. 通腑泄热，急下存阴　　　D. 甘寒滋润，清养肺胃

E. 清心凉营，生津养液

29. 《温热论》中所云："斑出热不解者"的病机是（　　）

A. 胃津亡　　　　　B. 肺津伤　　　　　C. 肾阴枯

D. 热毒盛　　　　　E. 心阴虚

30. 《温热论》中所述"分消上下"是指（　　）：

A. 清上泄下　　　　B. 宣肺攻下　　　　C. 凉膈通腑

D. 清胃泄热　　　　E. 以上均不是

31. 叶天士认为用苦泄法治疗湿热痰浊内结于胃，胃脘痞闷的舌象应是（　　）：

A. 白而不燥　　　　B. 灰白不燥　　　　C. 或黄或油

D. 黄白相兼　　　　E. 黄而干燥

32. 温病战汗后，若出现气脱，叶氏认为临床表现是（　　）：

A. 汗出肤冷，倦卧不语，脉虚和缓

B. 肤冷汗出，躁扰不卧，脉弦而数

C. 肤冷汗出，躁扰不卧，脉象急数

D. 肤冷汗出，躁扰不卧，脉虚而缓

E. 汗出肤冷，倦卧不语，脉象细数

33.《温热论》中所论"通阳"法是指（　　）：

    A. 温补肾阳　　　　B. 温补脾阳　　　　C. 通阳补气

    D. 化气利湿，通利小便　　　E. 温补肺气

34. 叶天士所谓"浊邪害清"的临床表现是（　　）：

    A. 口鼻咽唇干燥　　　B. 耳聋目暝鼻塞　　　C. 昏谵舌謇

    D. 溲短尿浊　　　　E. 以上都不是

35. 下列除哪项外，均属叶氏所论胃脘痞闷宜用开泄法的适应范围（　　）：

    A. 外邪未解，里先结者　　　B. 痰湿内阻，并无热象

    C. 邪郁未伸，气机不利　　　D. 素属中冷，阴邪内聚

    E. 舌苔或黄或浊

36. 叶天士所述"入营犹可透热转气"是指（　　）：

    A. 凉营药中伍以辛温透表之品

    B. 凉营药中伍以辛凉透表之品

    C. 凉营药中伍以辛寒清气之品

    D. 凉营药中伍以凉血散血之品

    E. 凉营药中伍以轻清透泄之品

37. 叶天士所说"逆传心包"是指（　　）：

    A. 邪由卫分内陷营分　　　B. 邪由上焦传入下焦

    C. 邪由肺卫内陷心包　　　D. 邪由气分内传心包

    E. 以上均不是

38. 叶天士提出，若斑出热不解者，治宜（　　）：

    A. 苦寒清热泄火　　　B. 辛寒清气泄热　　　C. 甘寒清热生津

    D. 咸寒凉血养阴　　　E. 咸寒软坚增液

39.《温热论》中的"浊邪害清"之浊邪是指（　　）：

    A. 痰饮　　　　　　B. 湿热　　　　　　C. 湿浊

D. 瘀血　　　　　　　E. 以上均不是

40. 《外感温热篇》中"浊邪害清"之中的清是指(　　)：

A. 清阳　　　　　B. 津液　　　　　　C. 清窍

D. 胃气　　　　　E. 正气

41. 对于温病斑疹的病机的论述，哪项语出叶天士(　　)：

A. 斑为阳明热毒，疹为太阴风热

B. 斑属血者恒多，疹属气者不少

C. 热邪在胃，本属气分，见斑则属血者多矣；疹从血络而出，本属血分，然邪由气而闭其血，方成疹也

D. 斑由阳明胃而发，疹因太阴肺热而生

E. 以上都不是

（二）B 型题

A. 阴液　　　　　B. 阳气　　　　　　C. 津液

D. 气　　　　　　E. 血

42. 湿邪害人，若其人"面色白者"，须顾其(　　)：

43. 湿邪害人，若其人"面色苍者"，须顾其(　　)：

A. 汗出肤冷，倦卧不语，脉虚和缓

B. 肤冷汗出，躁扰不卧，脉弦而数

C. 肤冷汗出，躁扰不卧，脉象急数

D. 肤冷汗出，躁扰不卧，脉虚而缓

E. 汗出肤冷，倦卧不语，脉象细数

44. 战汗后气虚正安的主要表现为(　　)：

45. 战汗后气脱的主要表现为(　　)：

A. 犀角、地黄　　　B. 犀角、花露　　　C. 犀角、人中黄

D. 犀角、银花　　　E. 犀角、竹叶

46. 叶天士认为：温病若从湿热陷入营分者，宜在凉血清热方中加入(　　)：

47. 叶天士认为：温病若从风热陷入营分者，宜在凉血清热方中加入(　　)：

A. 玉女煎　　　　　B. 梨皮，蔗浆　　　C. 金汁

D. 化斑汤　　　　　　E. 知母，阿胶，龟板

48. 叶天士《温热论》中指出：若斑出热不解，因为胃津亡，轻者可选用(　　)：

49. 叶天士《温热论》中指出：若斑出热不解，因为胃津亡，重者可选用(　　)：

A. 芦根，牛蒡　　　B. 芦根，滑石　　　C. 芦根，薄荷

D. 薄荷，牛蒡　　　E. 薄荷，滑石

50. 叶天士《温热论》认为：温邪在表挟湿治宜辛凉轻剂加入(　　)：

51. 叶天士《温热论》认为：温邪在表挟风治宜辛凉轻剂加入(　　)：

A. 吴又可　　　　　B. 叶天士　　　　　C. 薛生白

D. 吴鞠通　　　　　E. 余师愚

52. 《温热论》的作者是(　　)：

53. 《温疫论》的作者是(　　)：

54. 《幼科要略》的作者是(　　)：

55. 《疫病篇》的作者是(　　)：

A. 湿热积滞，胶结胃肠　　　B. 燥热内结，腑气不通

C. 湿阻肠道，传导失司　　　D. 湿热痰浊，内结胃脘

E. 气机郁滞，痰湿阻遏

56. 叶天士所论"三焦不得从外解，必致成里结"的病机是(　　)：

57. 叶天士所论邪结胃脘可与小陷胸汤或泻心汤治疗的病机是(　　)：

(三) X型题

58. 叶天士认为能开泄湿浊，宣通气滞，以达归于肺的药物有哪些(　　)：

A. 杏仁　　　　　　B. 蔻仁　　　　　　C. 苡仁

D. 橘皮　　　　　　E. 桔梗

59. 《温热论》认为：温邪在表初用辛凉轻剂，挟湿则加

入（　　）：

    A. 芦根　　　　　　　B. 滑石　　　　　　　C. 牛蒡

    D. 薄荷　　　　　　　E. 竹叶

60.《温热论》认为：温邪在表初用辛凉轻剂，挟风则加

入（　　）：

    A. 芦根　　　　　　　B. 滑石　　　　　　　C. 牛蒡

    D. 薄荷　　　　　　　E. 竹叶

61. 叶天士的著作有（　　）：

    A.《温病条辨》　　　　　　B.《温热论》

    C.《临证指南医案》　　　　D.《幼科要略》

    E.《温疫论》

62.《温热论》中"益胃"一法是指（　　）：

    A. 和胃降逆　　　　　B. 补益胃气　　　　　C. 清气生津

    D. 宣展气机　　　　　E. 灌溉汤液

63. 叶天士认为三焦不得从外解，必致成里结，里结于何（　　）：

    A. 脾　　　　　　　　B. 胃　　　　　　　　C. 膜原

    D. 大肠　　　　　　　E. 肺

64. 叶天士对伤寒与湿温病运用攻下法的区别的论述包括（　　）：

    A. 伤寒下之宜猛

    B. 湿温病下之宜轻

    C. 伤寒大便溏为邪已尽，不可再下

    D. 湿温病大便硬为邪已尽，不可再攻

    E. 伤寒当苦寒攻下

65. 湿热痰浊结于胃脘，可以见到哪些脘腹部症状表现（　　）：

    A. 按之痛　　　　　　B. 按之硬　　　　　　C. 自痛

    D. 痞胀　　　　　　　E. 腹中鸣

66. 叶天士认为邪结胃脘，若出现哪些舌苔表现，"虽有脘中痞闷"，不宜用苦泄法治疗（　　）：

    A. 苔白不燥　　　　　B. 苔黄　　　　　　　C. 苔浊

    D. 苔灰白不渴　　　　E. 苔黄白相兼

67. 《温热论》中论述的营分受热，血液受劫的临床表现可有哪些(　　)：

    A. 心神不安　　　　　B. 无寐　　　　　　　C. 斑点隐隐

    D. 斑疹隐隐　　　　　E. 神昏

68. 《温热论》中对邪留三焦的治疗所用药物有(　　)：

    A. 蒿芩清胆汤　　　　B. 温胆汤　　　　　　C. 泻心汤

    D. 杏、朴、苓　　　　E. 杏、蔻、橘、桔

三、改错题

69. 透热转气常用的药物为犀角、玄参、羚羊角之类。

70. 《温热论》中所说的"湿与温合，蒸郁而蒙蔽于上"，是指湿热酿痰蒙蔽心包。

71. 叶天士认为若邪气始终在气分流连者，可冀其战汗透邪，法宜开泄。

72. 湿温病邪结胃肠使用下法，当下至大便干结，表示邪已尽，不必再下。

73. 《温热论》中所谓"益胃"之法是指补益胃气。

74. 叶天士对于斑出热不解者强调"急急透斑为要"，是指尽早使用升提透达之品。

75. 叶天士认为邪留三焦的治疗当和解少阳。

四、简答题

76. 何谓甘守津还？

77. 何谓"救阴不在血而在津与汗"？

78. 何谓开泄？

79. 何谓苦泄？

80. 何谓浊邪害清？

81. 何谓两阳相劫？

82. 何谓泻南补北？

83. 何谓逆传心包？

84. 如何理解"在卫汗之可也"？

85. 如何理解"到气才可清气"？

86. 如何理解"入营犹可透热转气"？

87. 如何理解"入血就恐耗血动血，直须凉血散血"？

88. 简述《温热论》中邪留三焦的治疗及代表方。

89. 简述叶天士《温热论》中温邪在卫表的治法。

五、问答题

90. 如何理解叶天士所说：辨营卫气血虽与伤寒同，若论治法则与伤寒大异也？

91. 湿热流连气分的治疗及转归是如何？

92. 《温热论》中："先安未受邪之地"的原意和引申意是指什么？

93. 叶天士《温热论》中里结阳明有哪些证型，湿热里结与伤寒里结运用下法有何不同？

94. 为什么叶天士说温病"救阴尤易，通阳最难"？

95. 如何理解"救阴不在血而在津与汗，通阳不在温而在利小便"？

参考答案

一、填空题

1. 肺 心包 气 卫 血 营

2. 汗 清气 透热转气 耗血动血 凉血散血

3. 辛凉轻剂 风 湿 透风 渗湿

4. 两阳相劫 浊邪害清

5. 战汗 益胃 汗

6. 和解表里 分消上下 走泄 战汗

7. 猛 轻 邪已尽 邪未尽 硬

8. 阳气 阳 清凉

9. 胃湿 脾湿 化热

10. 血 津与汗 温 利小便

11. 血液 心神不安 斑点隐隐

12. 风热 湿热 透斑

13. 甘寒 咸寒 先安未受邪之地

二、选择题

（一）A 型题

14. B 15. C 16. A 17. E 18. B 19. A 20. B 21. C 22. B
23. E 24. B 25. D 26. E 27. A 28. B 29. A 30. E 31. C
32. C 33. D 34. B 35. E 36. E 37. C 38. C 39. B 40. A
41. B

（二）B 型题

42. B 43. C 44. A 45. C 46. B 47. E 48. B 49. A 50. B
51. D 52. B 53. A 54. B 55. E 56. A 57. D

（三）X 型题

58. A、B、D、E 59. A、B 60. C、D 61. B、C、D
62. C、D、E 63. B、D 64. A、B、C、D 65. A、C、D
66. A、D、E 67. A、B、C 68. B、D

三、改错题

69. 可改为：凉营泄热常用的药物为犀角、玄参、羚羊角之类。

答案分析：所谓透热转气指热入营分的治疗方法，即在清养营阴药物中配以轻清透泄之品，而使营分邪热转出气分而解。叶氏列举的药物如犀角（今以水牛角代之）、玄参、羚羊角等作用是清营热、滋营阴，欲使营分邪热转出气分而解，当配合银花、连翘、竹叶等轻清透泄之品，以达透热转气的目的。

70. 可改为："湿与温合，蒸郁而蒙蔽于上"，是指湿热之邪蒙蔽上焦清阳，壅塞清窍。

答案分析：叶氏所谓"湿与温合，蒸郁而蒙蔽于上"，主要出现耳聋、鼻塞、头目昏胀、甚或神识昏蒙等症状，如薛生白所言"湿热证，初起壮热口渴，脘闷懊憹，眼欲闭，时谵语，浊邪蒙闭上焦"，虽可有轻度的神志异常。但与湿热酿痰蒙蔽心包之神志昏蒙、时清时昧，有轻重之别；亦与热入心包之昏愦谵语、舌质绛不同。参见34、40题答案分析。

71. 可改为：叶天士认为若邪气始终在气分流连者，可冀其战汗透邪，法宜益胃。

答案分析：邪气始终在气分流连，虽不能外解，也不能内陷营血，说明正气尚未虚衰，但邪热内滞，闭阻气机，劫灼胃津。此时可冀其战汗透邪，法宜益胃，益胃之法包括清气生津，宣展气机，并灌溉汤液等方面。开泄法虽能起到一定宣展气机的作用，但无益胃法法全面，不能最终达到鼓舞正气，战汗透邪的目的。参见 62 题答案分析。

72. 可改为：湿温病邪结胃肠使用下法，当下至大便通畅成形不溏，表示邪已尽，不必再下。

答案分析：虽然叶天士说"湿温病大便溏为邪未尽，必大便硬，慎不可再攻也，以粪燥为无湿矣"。但所谓"大便硬"应理解为大便通畅成形，而不是大便干燥硬结，临床不可能也没必要下至大便干结。

73. 可改为：《温热论》中所谓"益胃"之法是指清气生津，灌溉汤液，宣展气机。

答案分析：王孟英认为："益胃者，在疏瀹其枢机，灌溉汤水，俾邪气松达，与汗偕行，则一战可以成功也"。可通过清气生津，宣展气机，并灌溉汤液等"益胃"手段，鼓舞正气，宣通气机，正气奋起鼓邪外出，而出现战汗透邪外解。不可片面理解为补益胃气。

74. 可改为：叶天士对于斑出热不解者强调"急急透斑为要"，是指尽早使用清热凉血解毒之法。

答案分析：叶氏认为"斑属血者恒多"，即斑的出现多因阳明胃热内陷营血所致。那么透斑即需清热凉血解毒，甚者下之，使热得以清透外泄而斑随之外透，而不是用升散透发之法，若误用辛温升透之品则有助热伤阴之弊。

75. 可改为：叶天士认为邪留三焦的治疗当分消上下之势。

答案分析：和解少阳是伤寒少阳病的治法，而叶氏在此是指湿热病邪留滞三焦不解，导致三焦气机升降出入及通利水道的功能失调，所以应使用"分消走泄"使湿热之邪从上中下三焦分道而消解。

四、简答题

76. 是针对胃燥气伤的治疗方法。指在滋润药中加甘味之品以养胃生津，使胃气恢复则津液容易生还。

77. "救阴不在血而在津与汗"是指湿热热病救阴不可妄用补血粘

腻之品，因阴血难以速生，况且滋补阴血之品易碍湿恋邪，而是用甘寒生津之品，速回其津液，留得一分阴液，便有一份生机。且要防止汗泄过多，勿使津液流失。

78. 是针对湿邪痰浊阻于胃脘，尚未化热的一种治法。即用杏、蔻、橘、桔等宣展气机之品，开通气滞，泄化痰湿浊邪。

79. 是针对湿热痰浊互结于胃脘的一种治法，即取苦辛通降之品以宣通气机，化湿泄热，因势利导，达邪下行。

80. 出自叶天士《温热论》："湿与温合，蒸郁而蒙蔽于上，清窍为之壅塞，浊邪害清也"。湿为阴邪，重浊粘腻，热为阳邪，其性炎上，湿热相搏，热蒸湿动，蒙蔽于上，壅塞清窍，而出现头昏目胀、眼欲闭、耳聋、鼻塞等症状，即叶氏所说"浊邪害清"。

81. "两阳相劫"出自叶天士《温热论》："风挟温热而燥生，清窍必干，为水之气不能上荣，两阳相劫也。"风邪与热邪俱属阳邪，两阳相遇，风火交炽，必劫耗津液，而造成"清窍必干"等津液不能上荣的证候。

82. 指清心泄火、滋肾救阴。

83. 指温邪侵犯肺卫以后，不顺传阳明气分，而直陷心包，迅即出现高热，神昏，舌蹇，肢厥，脉数等证。

84. 指温邪在卫分，以辛凉透达之剂，意在宣肺透解，使邪热外透，此时往往汗出热达，并非辛温发汗之意。

85. 已经在确定邪入气分后，方可用清气法，不可早用，滥用，以防寒凝之弊。

86. 应理解为邪热入营当以清营为主，尚可加入透泄之品，透邪外达，使营分邪热转出气分而解。

87. 邪热进入血分，可耗伤营血，甚至迫血妄行，故当治以凉血散血之品，清血分热毒，控制血热妄行，并防热毒瘀结。

88. 邪留三焦是由于湿热阻滞，气机升降失司而致。治疗主要是分消走泄，药用杏、朴、苓开泄上焦，宣通中焦，导渗下焦。分消上下之病邪，或用温胆汤以宣气化湿，分消走泄。

89. 叶天士《温热论》认为：温邪在表初用辛凉轻剂。挟风则加入薄荷，牛蒡之属，挟湿则加芦根，滑石之流。或透风于热外，或渗湿于热下，不让其相结为患。

五、问答题

90. 叶天士在《温热论》开始就提出伤寒与温病两者均属外感热病范围，在病机传变上均为由表入里，由浅入深的规律，在临床上的辨证意义是相同的。但由于感邪性质和感邪以后病理变化不同，故治疗上伤寒初期用辛温解表法，而温病初期用辛凉解表法，所以治法大异。

91. 温邪既不外解，又不内传营血，始终在气分流连，邪虽未去而正气尚未虚衰，邪正相持，叶氏提出以"益胃"之法，即通过清气生津，宣展气机，并灌溉汤液等方法，鼓舞正气，宣通气机，正气奋起鼓邪外出，达到战汗透邪目的。

温病过程中出现战汗，多为邪正剧烈交争的过程，可能出现两种转归，一是战汗之后，胃中水谷之气亏乏，卫阳外泄，肌肤一时失却温养，致汗出肤冷，若脉象虚弱和缓、神清安卧，是邪退气虚正安的表现，一俟阳气恢复，肌肤即可温暖如常。若战汗后脉象急疾，或沉伏，或散大不还，或虚而结代，神志不清，躁扰不安，肤冷汗出，则为正不胜邪，正气外脱的危重表现，即"气脱"之证。所以叶氏强调"益胃"以助战汗，以及战汗之后，保持环境安静，让患者安卧休息，以促使阳气逐渐恢复。切不可频频呼唤，扰其元神，不利机体恢复。

92. 原意是指热陷营分，斑出而热不解，其热仍不透发，知其胃津亡也，如平素肾水不足，此时病虽未及下焦，当防其陷入，其辨证要点是舌绛而热不解，知其肾水已亏，治疗用药应在其寒之中加入咸寒以滋肾阴。其引申意为强调以防为主，采取各种手段来阻止病情发展，来防止疾病的深入。

93. 温病里结证根据理解部位可分为里结在胃和急结在肠：里结在胃又称痞，主症是按之心下痛，或痞胀。痞证根据是否化热，分别可用开泄和苦泄之法，凡苔白，或黄白相兼均以开泄气机，宣通湿邪；凡苔黄或浊均以苦寒泄降，清化痰浊，代表方小陷胸汤，泻心汤之类。里结在肠则可分燥热内结，与湿热内滞不同，属燥热内结相当于伤寒阳明燥热内结证，必见腹胀痛，苔老黄，渴甚等症，沿用承气类，通泄实热；

如属湿热内滞者，仅见便溏滞不爽，或胶闭难下，治以轻下湿热以逐邪，治用枳实导滞汤之类。湿热积滞运用下法与伤寒燥热内结不同，燥热者治宜下法，而应猛下，下至便溏为燥热邪尽，湿热内滞者治用下法，目的是为逐邪而设，故可轻下频下，下至便硬为湿邪已去。

94. 热病救阴尤易的原因主要是因救阴之品多属清凉之品，治温热属正治，治疗较易取效，其次温病学家认为温病初起即用养阴生津甘寒濡润之品，其阴伤不甚，治之易生效；通阳难主要体现在，辨证难，湿热证易与伤寒、阴虚、积滞等证混淆，辨证极难，治疗当然无从下手，再有选药亦是一难点，温病中只有湿温需通阳，既不能过于苦温，易伤津液；而苦寒则易致湿邪内结，甘寒、咸寒之品则恋邪，惟选辛开、甘淡合用，使三焦气化得行，阳气得通，湿邪自去矣。

95. "救阴不在血而在津与汗"是指湿热病救阴不可用补血粘腻之品，因阴血难以速生，况且滋补阴血，易碍湿恋邪，使湿热之邪不易消解。而是用甘寒生津之品，速回其津液，留得一分阴液，便有一份生机。且要防止汗泄过多，勿使津液流失。

"通阳不在温而在利小便"是指湿热病通阳不全在使用温通阳气的药物，更不在于温补阳气，而是宣展气机，淡渗利尿，迫至气机宣展，小便通利，湿浊外泄，阳气自无阻遏而外达。

薛生白《湿热病篇》

【考点重点点拨】

1. 掌握本篇关于湿热病篇的病因、病理、证候、辨证规律，用药特点的论述。

2. 理解背诵《湿热病篇》原文1、2、3、8、9、10、13条的内容。

3. 了解薛生白的主要著作，学术思想及其对温病学的贡献。

薛生白 (1681~1770)	薛雪，字生白，自号一瓢，晚年号"扫叶老人"、"牧牛老朽"。系江苏吴县（苏州）人。薛氏博学多才，工画兰，善拳勇，精于医学，尤其擅长湿热病的治疗
主要医著	《湿热病篇》、《医经原旨》、《扫叶庄医案》等
《湿热病篇》 简介	是论述湿热病的专著，约成书于1770年以前，初刊于1831年。版本有多种不同，条文多少互有出入（原本无从获见）。该篇采用条辨的方式，对湿热病的病因、病机、传变、诊断、治疗等进行了全面、系统、深入的论述，使湿热病证治在温病学中自成体系；同时还附有暑病、寒湿、下利等病的辨治与湿热病的鉴别比较等内容，独有见地。本篇对诊治湿热病有重要的指导意义，广为后世所宗，被列为医家必读之书

一、湿热病提纲

【原文】

★ 1. 湿热证，始恶寒，后但热不寒，汗出胸痞，舌白，口渴不引饮。(1)

自注：此条乃湿热证之提纲也。湿热病属阳明太阴经者居多，中气实则病在阳明，中气虚则病在太阴。病在二经之表者，多兼少阳三焦，病在二经之里者，每兼厥阴风木。以少阳厥阴同司相火，阳明太阴湿热内郁，郁甚则少火皆成壮火，而表里上下充斥肆逆，故是证最易耳聋、干呕、发痉、发厥。而提纲中不言及者，因以上诸症，皆湿热病兼见之变局，而非湿热病必见之正局也。始恶寒者，阳为湿遏而恶寒，终非若寒伤于表之恶寒，后但热不寒，则郁而成热，反恶热矣。热盛阳明则汗出，湿蔽清阳则胸痞，湿邪内盛则舌白，湿热交蒸则舌黄，热则液不升而口渴，湿则饮内留而不引饮。然所云表者，乃太阴阳明之表，而非太阳之表。太阴之表四肢也，阳明也；阳明之表肌肉也，胸中也。故胸痞为湿热必有之证，四肢倦怠，肌肉烦疼，亦必并见。其所以不干太阳者，以太阳为寒水之腑，主一身之表，风寒必自表入，故属太阳。湿热之邪从表伤者十之一二，由口鼻入者十之八九。阳明为水谷之海，太阴为湿土之脏，故多阳明、太阴受病。膜原者，外通肌肉，内近胃腑，即三焦之门户，实一身之半表半里也。邪由上受，直趋中道，故病多归膜原。要之湿热之病，不独与伤寒不同，且与温病大异。温病乃少阴，太阳同病，湿热乃阳明、太阴同病也。而提纲中不言及脉者，以湿热之证脉无定体，或洪或缓，或伏或细，各随证见，不拘一格，故难以一定之脉拘定后人眼目也。

湿热之证，阳明必兼太阴者，徒知脏腑相连，湿土同气，而不知当与温病之必兼少阴比例。少阴不藏，木火内燔，风邪外袭，表里相应，故为温病。太阴内伤，湿饮停聚，客邪再至，内外相引，故病湿热。此皆先有内伤，再感客邪，非由腑及脏之谓。若湿热之证不挟内伤，中气实者其病必微，或有先因于湿，再因饥劳而病者，亦属内伤挟湿，标本同病。然劳倦伤脾为不足，湿饮停聚为有余，所以内伤外感孰多孰少，孰实孰虚，又在临证时权衡矣。

【分析】

1. 湿热证主要证候机制及治疗原则

湿热病的主要症状	湿热证，始恶寒，后但热不寒，汗出胸痞，舌白，口渴不引饮。上六证是原文所述，但临床常并见四肢倦怠，肌肉烦痛，纳呆，便溏等
湿热病的感邪途径及起病形式	薛氏自注中指出："湿热之邪从表伤者，十之一二，由口鼻入者，十之八九。"临床上以湿热郁滞中焦脾胃，外渍肌表的起病形式为多见。由于膜原处于特殊的位置，"外通肌肉，内近胃腑"，上受之湿热病邪，亦可"直趋中道，故病多归膜原"，临床上还可有湿热秽浊困阻膜原的初起形式

续表

湿热病的发病及病机	薛氏自注中指出："太阴内伤，湿饮停聚，客邪再至，内外相引，故病湿热。"强调湿热病多为"先有内伤，再感客邪"所致。脾胃内伤，运化失职，内湿停滞，又外感湿热病邪，同气相召，故病湿热。脾胃内伤可因于饮食不节、饥劳过度所伤，或素体脾胃虚弱、运化失常所致。"中气实则病在阳明，中气虚则病在太阴"
湿热病治疗原则	注意分消湿热病邪。始终应遵循"清热、祛湿、宣通气机"并进的治疗原则
湿热病的正局	因湿热病邪蕴蒸于太阴阳明所致的表里困滞的临床表现，如原文所列的六种症状
湿热病的变局	蕴蒸于太阴阳明之湿热，郁而化火，表里上下充斥肆逆，可窜及少阳或厥阴，导致胆火横逆上冲而见耳聋、干呕；火热引动肝风而见发痉；火郁心包而见发厥等；此乃湿热病中的或然证，而非湿热病必见之证候

2. 湿热表证与伤寒表证的区别

湿热表证	伤寒表证
太阴阳明之表，即四肢、肌肉、胸中，所以湿热病初起必见身热不扬、四肢倦怠、肌肉烦痛、胸脘痞闷等湿热郁滞中焦气机之病变	伤寒为寒邪束表之太阳表证，所以临床上见恶寒发热、头痛无汗、全身疼痛等寒束卫表之病变

3. 湿热病与春温病之区别

湿热病	春温病
湿热病为阳明太阴同病，临床上必见身热不扬、四肢倦怠、肌肉烦痛、胸脘痞闷等湿热郁滞中焦气机之病变	春温为少阴太阳同病，临床上见高热、烦渴，舌红苔黄，脉数甚则神昏痉厥等里热亢盛，内外蒸迫之病变

薛氏云："温病乃少阴太阳同病，湿热乃阳明太阴同病也。……少阴不藏，木火内燔，风邪外袭，表里相应，故为温病。"

此处温病是指新感引发之伏邪温病，实为春温。故薛氏说："要之湿热之病，不独与伤寒不同，且与温病大异。"

从以上分析可见，本条文及其自注，讨论了湿热病的主要证候、感邪途径、起病形式、发病及病理机制、治疗原则，湿热病的正局和变局，湿热表证与伤寒表证的区别，湿热病与春温病之区别等各方面的问题，是辨治湿热病的重要理论基础；正如薛氏自注中说："此乃湿热证之提纲也。"

二、邪在卫表

【原文】

2. 湿热证，恶寒无汗，身重头痛，湿在表分。宜藿香、香薷、羌活、苍术皮、薄荷、牛蒡子等味。头不痛者去羌活。(2)

自注：身重恶寒，湿遏卫阳之表证。头痛必挟风邪，故加羌活，不独胜湿，且以祛风。此条乃阴湿伤表之候。

【分析】

阴湿及其治疗

阴湿的概念	薛氏所谓的"阴湿"是指：湿未化热者，以湿为主的病邪，与寒湿近似；所致病证见于湿温初起，湿邪未化热，湿重于热阶段
阴湿伤表的主要证候	恶寒无汗、身重头痛如裹、苔白腻
阴湿伤表的治疗	湿未化热伤表者，治疗宜辛温香燥之品，祛除卫表之湿。药物可选用：藿香、香薷、羌活、苍术皮、薄荷、牛蒡子等

【原文】

★3. 湿热证，恶寒发热，身重关节疼痛，湿在肌肉，不为汗解。宜滑石、大豆黄卷、茯苓皮、苍术皮、藿香叶、鲜荷叶、白通草、桔梗等味。不恶寒者，去苍术皮。(3)

自注：此条外候与上条同，惟汗出独异。更加关节疼痛，乃湿邪初犯阳明之表。而即清胃脘之热者，不欲湿邪之郁热上蒸，而欲湿邪之淡渗下走耳。此乃阳湿伤表之候。

【分析】

阳湿及其治疗

阳湿的概念	薛氏所谓的"阳湿"是指：湿已化热者，即湿中蕴热之病邪，是导致湿热病的主要病因。在本条自注中说："此条外候与上条同，惟汗出独异。……此乃阳湿伤表之候。"阳湿是相对阴湿而言，在病程中阴湿内郁，可化为阳湿。判断阴湿、阳湿所致的表证，可从临床表现来推测
阳湿伤表的主要证候	恶寒发热，身重关节疼痛、汗出、苔黄腻

附 篇 **333**

阳湿伤表的治疗	治宜清热祛湿并进，不可偏废。选用芳香、疏散、透泄的药物为主，佐以淡渗利湿之品；此时香薷、羌活等辛温燥烈之品不宜用，更不可辛温发汗，误汗可助热邪而耗心液。药物可选用：滑石、大豆黄卷、茯苓皮、苍术皮、藿香叶、鲜荷叶、白通草、桔梗等

三、邪在中焦

【原文】

★4. 湿热证，寒热如疟，湿热阻遏膜原，宜柴胡、厚朴、槟榔、草果、藿香、苍术、半夏、干菖蒲、六一散等味。自注："疟由暑热内伏，秋凉外束而成。……而寒热有定期，如疟发作者，以膜原为阳明之半表半里，湿热阻遏，则营卫气争，证虽如疟，不得与疟同治，故仿又可达原饮之例。盖一由外凉束，一由内湿阻也。（8）

【分析】

膜原和湿热阻遏膜原的主要症状与治疗

膜原的概念	薛氏在第1条自注中指出："膜原者，外通肌肉，内近胃腑，即三焦之门户，实一身之半表半里也"
湿热阻遏膜原的主要症状	寒热如疟，脘腹满闷，舌苔白腻或垢浊，甚则如积粉
湿热阻遏膜原的治疗	宜宣透膜原，辟秽化浊。仿又可达原饮

【原文】

★5. 湿热证，初起发热，汗出胸痞，口渴舌白，湿伏中焦。宜藿梗、蔻仁、杏仁、桔梗、郁金、苍术、厚朴、草果、半夏、干菖蒲、佩兰叶、六一散等味。（10）

自注：浊邪上干则胸闷，胃液不升则口渴。病在中焦气分，故多开中焦气分之药。此条多有挟食者，其舌根见黄色，宜加瓜蒌、楂肉、莱菔子。

【分析】

湿重于热的主要症状	身热不扬、胸脘痞闷、口渴不欲饮、舌苔白腻、脉濡缓等
湿重于热证的治疗原则	开中焦气分，宣化畅中、清热利湿
常用药物	宜藿梗、蔻仁、杏仁、桔梗、郁金、苍术、厚朴、草果、半夏、干菖蒲、佩兰叶、六一散等味

【原文】

★6. 湿热证，舌根白，舌尖红，湿渐化热，余湿犹滞。宜辛泄佐清热，如蔻仁、半夏、干菖蒲、大豆黄卷、连翘、绿豆衣、六一散等味。（13）

自注：此湿热参半之证。而燥湿之中，即佐清热者，亦所以存阳明之液也。上二条凭验舌以投剂，为临证时要诀。盖舌为心之外候，浊邪上熏心肺，舌苔因而转移。

【分析】

湿热并重的主要症状	发热、汗出热不解、胸脘痞闷、口渴口苦、小便短赤、舌苔黄腻、脉濡数
湿热并重证的治疗原则	清热利湿、宣畅气机
常用药物	蔻仁、半夏、干菖蒲、大豆黄卷、连翘、绿豆衣、六一散等味

四、邪在下焦

【原文】

★7. 湿热证，数日后自利，溺赤，口渴，湿流下焦，宜滑石、猪苓、茯苓、泽泻、草薢、通草等味。（11）

自注：下焦属阴，太阴所司。阴道虚故自利，化源滞则溺赤，脾不转津则口渴。总由太阴湿盛故也。湿滞下焦，故独以分利为治，然兼证口渴胸痞，须佐入桔梗、杏仁、大豆黄卷开泄中上，源清则流自洁，不可不知。

湿热之邪不自表而入，故无表里可分，而未尝无三焦可辨，犹之河间治消渴亦分三焦者是也。夫热为天之气，湿为地之气，热得湿而愈炽，湿得热而愈横。湿热两分，其病轻而缓，湿热两合，其病重而速。湿多热少则蒙上流下，当三焦分治，湿热俱多则下闭上壅而三焦俱困矣。犹之伤寒门二阳合病、三阳合病也。盖太阴湿化、三焦火化，有湿无热只能蒙蔽清阳，或阻于上，或阻于中，或阻于下，若湿热一合则身中少火悉化为壮火，而三焦相火有不起而为虐者哉？所以上下充斥，内外煎熬，最为酷烈。兼之木火同气，表里分司，再引肝风，痉厥立至。胃中津液几何，其能供此交征乎？至其所以必属阳明者，以阳明为水谷之海，鼻食气，口食味，悉归阳明。邪从口鼻而入，则阳明为必由之路。其始也，邪入阳明，早已先伤其胃液，其继邪盛三焦，更欲资取于胃液，则阳明为必由之路。其始也，邪入阳明，早已先伤其胃液，其继邪盛三焦，更欲资取于胃液，司命者可不为阳明顾虑哉？

【分析】

湿热下注，泌别失职的主要证候与治疗

湿热下注，泌别失职的主要证候	身热不扬，脘闷纳呆，口渴尿赤，大便泄泻，苔腻脉濡
湿热下注，泌别失职治疗原则	渗湿清热
常用药物	滑石、猪苓、茯苓、泽泻、萆薢、通草等味

五、瘥后调理

【原文】

★8. 湿热证，数日后脘中微闷，知肌不食，湿邪蒙绕三焦。宜藿香叶、薄荷叶、鲜荷叶、枇杷叶、佩兰叶、芦尖、冬瓜仁等味。(9)

自注：此湿热已解，余邪蒙蔽清阳，胃气不舒。宜用极轻清之品，以宣上焦阳气。若投味重之剂，是与病情不相涉矣。

【分析】

余湿蒙绕三焦的主要证候与治疗

余湿蒙绕三焦的主要证候	低热多发于午后，脘中微闷，知饥不食，舌淡苔薄腻等
余湿蒙绕三焦的治疗原则	轻清芳化，涤除余邪
常用药物	藿香叶、薄荷叶、鲜荷叶、枇杷叶、佩兰叶、芦尖、冬瓜仁等味

六、湿热病的变证

薛氏在湿热证提纲自注中说："病在二经之表者，多兼少阳三焦，病在二经之里者，多兼厥阴风木。……故是证最易耳聋、干呕、发痉、发厥。皆湿热证兼见之变局。"可见变证指湿热之邪波及少阳三焦、厥阴而产生的证候，临床多见痉厥、呕吐等症。以下举例分析常见之变证。

变证 1. 湿热致痉

【原文】

★9. 湿热证，口渴，舌黄起刺，脉弦缓，囊缩舌鞭，谵语昏不知人，两手撮搐，津枯邪滞。宜鲜生地、芦根、生首乌、鲜稻根等味。若脉有力，大便不通，大黄亦可加入。(35)

自注：胃津劫夺，热邪内踞，非润下以泄邪，则不能达，故仿承气之例，以甘凉易苦寒，正恐胃气受伤，胃津不复也。

【分析】

湿热化燥，热结阴伤之痉厥的主要证候与治疗

湿热化燥，热结阴伤之痉厥的主要证候	身热，口渴，神昏痉厥，大便不通，舌红苔黄起刺，脉沉有力
湿热化燥，热结阴伤之痉厥的治疗原则	滋阴通便，即所谓"增水行舟"
常用药物	宜鲜生地、芦根、生首乌、鲜稻根等味。若脉有力，大便不通，大黄亦可加入

变证 2. 湿热致呕

【原文】

★10. 湿热证，四五日，口大渴，胸闷欲绝，干呕不止，脉细数，舌光如镜，胃液受劫，胆火上冲。以西瓜汁、金汁、鲜生地汁、甘蔗汁，磨服郁金、木香、香附、乌药等味。(15)

自注：此营阴素亏，木火素旺者。木乘阳明，耗其津液，幸无饮邪，故一清阳明之热，一散少阳之邪。不用煎者，取其气全耳。

【分析】

湿热证，胃阴大伤，胆火上逆而呕的主要证候与治疗

湿热证，胃阴大伤，胆火上逆而呕的主要证候	低热不退，口大渴，胸闷欲绝，干呕不止，脉细数，舌光如镜
湿热证，胃阴大伤，胆火上逆而呕的治疗原则	滋养胃阴，疏利肝胆，清热降火
常用药物	以西瓜汁、金汁、鲜生地汁、甘蔗汁，磨服郁金、木香、香附、乌药等味

七、湿热病的类证

湿热病类证是指暑湿或寒湿内侵所致的疾病，常见暑病、寒湿、下利等。以下举例分析常见之类证。

类证 1. 暑病

【原文】

★11. 湿热证，湿热伤气，四肢困倦，精神减少，身热气高，心烦溺黄，口渴自汗，脉虚者，用东垣清暑益气汤主治。(38)

自注：同一热渴自汗而脉虚神倦，便是中气受伤而非阳明郁热。清暑益气汤乃东垣所制，方中药味颇多，学者当于临证时斟酌去取可也。

【分析】

湿热证，湿热未净，津气已虚证主要证候与治疗

湿热证，湿热未净，津气已虚证主要证候	四肢困倦，神疲倦怠，身热息高，心烦溺黄，口渴自汗，脉虚
湿热证，湿热未净，津气已虚证的治疗原则	益气化湿
常用药物	用东垣清暑益气汤主治

类证 2. 寒湿

【原文】

★12. 湿热证，身冷脉细，汗泄胸痞，口渴舌白，湿中少阴之阳，宜人参、白术、附子、茯苓、益智等味。(25)

自注：此条湿邪伤阳，理合扶阳逐湿。口渴为少阴证，乌得妄用寒凉耶。

【分析】

寒湿证的主要证候与治疗

寒湿证的主要证候	身冷脉细，汗泄胸痞，口渴舌白
寒湿证的治疗原则	扶阳逐湿
常用药物	用人参、白术、附子、茯苓、益智等味

类证 3. 下利

【原文】

★13. 湿热证，十余日后，左关弦数，腹时痛，时圊血，肛门热痛，血液内燥，热邪传入厥阴之证，宜仿白头翁法。(23)

自注：热入厥阴而下利，即不圊血，亦当宗仲景治热利法。若竟逼入营阴，安得不用白头翁汤凉血而散邪乎。设热入阳明而下利，即不圊血，又宜师仲景治下利谵语用小承气汤之法矣。

【分析】

湿热郁滞肠道，挟肝经邪热而下利证的主要证候与治疗

湿热郁滞肠道，挟肝经邪热而下利证的主要证候	身热胸痞，腹时痛，下坠窘迫，时圊血或脓血，肛门热痛或里急后重，舌红苔黄腻，脉弦数
湿热郁滞肠道，挟肝经邪热而下利证的治疗原则	清热解毒，理气祛湿，凉血止利
常用药物	仿白头翁法

巩固与练习

一、填空题

1. 薛生白在《湿热病篇》湿热证提纲中指出："湿热证，始恶寒，后_____，_____，_____，_____。"

2. 薛生白《湿热病篇》指出："湿热病属阳明太阴经者居多，中气实则病在_____，中气虚则病在_____。"

3. 薛生白《湿热病篇》指出："湿热病属阳明太阴经者居多，_____则病在阳明，_____则病在太阴。"

4. 薛生白《湿热病篇》指出："湿热证，恶寒无汗，身重头痛，湿在表分。宜_____、_____、_____、_____、_____等味。"

5. 薛生白《湿热病篇》指出："湿热证，_____，_____，_____。宜藿香、香薷、羌活、苍术皮、薄荷、牛蒡子等味。"

6. 薛生白《湿热病篇》指出："湿热证，_____，_____，_____，_____。宜滑石、大豆黄卷、茯苓皮、苍术皮、藿香叶、鲜荷叶、白通草、桔梗等味。"

7. 薛生白《湿热病篇》指出："湿热证，恶寒发热，身重关节疼痛，湿在肌肉，不为汗解。宜_____、_____、_____、_____、_____、_____、_____、_____等味。"

8. 薛生白《湿热病篇》指出："湿热证，寒热如疟，湿热阻遏膜原，宜_____、_____、_____、_____、_____、_____、_____、_____等味。"

9. 薛生白《湿热病篇》指出："湿热证，_____，_____，宜柴胡、厚朴、槟榔、草果、藿香、苍术、半夏、干菖蒲、六一散等味。"

10. 薛生白《湿热病篇》指出："湿热证，初起_____，_____，_____，_____。宜藿梗、蔻仁、杏仁、枳壳、桔梗、郁金、苍术、厚朴、草果、半夏、干菖蒲、佩兰叶、六一散等味。"

11. 薛生白《湿热病篇》指出："湿热证，初起发热，汗出胸痞，口渴舌白，湿伏中焦。宜_____、_____、_____、_____、_____、_____、_____等味。"

12. 薛生白《湿热病篇》指出："湿热证，_____，_____，_____，_____。宜辛泄佐清热，如蔻仁、半夏、干菖蒲、大豆黄卷、连翘、绿豆衣、六一散等味。"

13. 薛生白《湿热病篇》指出："湿热证，舌根白，舌尖红，湿渐化热，余湿犹滞。宜_____，如蔻仁、半夏、干菖蒲、大豆黄卷、连翘、绿豆衣、六一散等味。"

14. 薛生白《湿热病篇》指出："湿热证，数日后_____，_____，_____。宜藿香叶、薄荷叶、鲜荷叶、枇杷叶、佩兰叶、芦尖、冬瓜仁等味。"

15. 薛生白《湿热病篇》指出："湿热证，数日后脘中微闷，知饥不食，湿邪蒙绕三焦。宜_____、_____、_____、_____、_____、_____、_____等味。"

二、选择题

（一）A₁型题

16. 湿热证，胸痞发热，肌肉微疼，始终无汗者，腠理暑邪内闭。治宜选用（　　）。

　　A. 六一散　　　　　　B. 碧玉散　　　　　　C. 益元散

　　D. 导赤散　　　　　　E. 鸡苏散

17. 鸡苏散治疗"腠理暑邪内闭"，其中滑石除取其清利湿热的作用外，还有一个主要作用是（　　）

　　A. 配合甘草、甘寒生津止渴　　B. 滑利大肠、痛便泄热

　　C. 取其质重、重镇安神　　　　D. 取其性寒、泄热开窍

　　E. 滑利毛窍、配合薄荷透泄表邪

18. 下列哪种情形一般有出汗的表现？（　　）

　　A. 阳湿伤表　　　　　B. 阴湿伤表　　　　　C. 风寒表实

　　D. 腠理暑邪内闭　　　E. 以上均是

19. "湿热证，壮热口渴，自汗，身重，胸痞，脉洪大而长者，此太阴之湿与阳明之热相合"，治宜（　　）。

　　A. 白虎汤　　　　　　B. 白虎加苍术汤　　　C. 白虎加桂枝汤

　　D. 白虎加人参汤　　　E. 白虎加柴胡汤

20. "湿热证，舌根白，舌尖红，湿渐化热，余湿犹滞"，治宜（　　）。

　　A. 辛开　　　　　　　B. 开泄　　　　　　　C. 辛泄

　　D. 辛泄佐清热　　　　E. 涌泄

21. "湿热证，舌遍体白，口渴，湿滞阳明"，治宜（　　）。

　　A. 辛开　　　　　　　B. 开泄　　　　　　　C. 辛泄

　　D. 辛泄佐清热　　　　E. 涌泄

22. "阴湿伤表"和"阳湿伤表"临床主要鉴别点在于（　　）。

　　A. 有无发热　　　　　B. 有无恶寒　　　　　C. 有无口渴

　　D. 有无汗出　　　　　E. 有无头痛

23. 湿滞阳明，湿邪盛极，尚未蕴热，治宜辛开，选用下列哪组药物为宜（　　）。

A. 藿香、香薷、羌活、薄荷

B. 滑石、甘草、薄荷、葛根

C. 枳壳、桔梗、豆豉、栀子

D. 厚朴、草果、半夏、干菖蒲

E. 茯苓、猪苓、泽泻、通草

24. 湿热证，按法治之，诸证皆退，惟目瞑则惊悸梦惕，为（　　）。

A. 湿邪蒙绕三焦　　　　　B. 阴津受伤、余邪留滞经络

C. 余邪内留、胆气不舒　　D. 中气亏损、升降悖逆

E. 胃气不舒、肺气不布、元气大亏

25. 湿热证，曾开泄下夺，恶候皆平，独神思不清，倦语不思食，溺数，唇齿干，为（　　）。

A. 湿邪蒙绕三焦　　　　　B. 阴津受伤、余邪留滞经络

C. 余邪内留、胆气不舒　　D. 中气亏损、升降悖逆

E. 胃气不舒、肺气不布、元气大亏

26. 湿热证，数日后脘中微闷，知饥不食，为（　　）。

A. 湿邪蒙绕三焦　　　　　B. 阴津受伤、余邪留滞经络

C. 余邪内留、胆气不舒　　D. 中气亏损、升降悖逆

E. 胃气不舒、肺气不布、元气大亏

27. 湿热证，十余日，大势已退，唯口渴汗出，骨节痛，为（　　）。

A. 湿邪蒙绕三焦　　　　　B. 阴津受伤、余邪留滞经络

C. 余邪内留、胆气不舒　　D. 中气亏损、升降悖逆

E. 胃气不舒、肺气不布、元气大亏

28. 薛氏五叶芦根汤中的"五叶"是（　　）。

A. 藿香叶、薄荷叶、鲜荷叶、枇杷叶、佩兰叶

B. 藿香叶、淡竹叶、薄荷叶、鲜荷叶、枇杷叶

C. 藿香叶、淡竹叶、薄荷叶、鲜荷叶、佩兰叶

D. 藿香叶、枇杷叶、淡竹叶、鲜荷叶、佩兰叶

E. 藿香叶、枇杷叶、淡竹叶、薄荷叶、佩兰叶

29. 湿热证，湿热已解，余邪蒙蔽清阳，胃气不舒，宜选用（　　）。

    A. 五叶芦根汤　　　　B. 清络饮　　　　　　C. 元米汤泡于术

    D. 六一散加薄荷叶　E. 清暑益气汤

30. 《湿热病篇》的作者是（　　）。

    A. 叶天士　　　　　　B. 薛生白　　　　　　C. 吴鞠通

    D. 王孟英　　　　　　E. 吴又可

31. 《湿热病篇》所谓阴湿伤表之候是（　　）。

    A. 恶寒无汗，身重头痛

    B. 恶寒发热，身重关节疼痛，不为汗解

    C. 发热，汗出胸痞，口渴舌白

    D. 恶寒发热，肌肉微疼，始终无汗

    E. 舌根白，舌尖红

32. 《湿热病篇》所谓阳湿伤表之候是（　　）。

    A. 恶寒无汗，身重头痛

    B. 恶寒发热，身重关节疼痛，不为汗解

    C. 发热，汗出胸痞，口渴舌白

    D. 恶寒发热，肌肉微疼，始终无汗

    E. 舌根白，舌尖红

33. 认为膜原"外通肌肉，内近胃腑，即三焦之门户，实一身之半表半里"的医家是（　　）。

    A. 叶天士　　　　　　B. 吴又可　　　　　　C. 张景岳

    D. 余师愚　　　　　　E. 薛生白

34. 指出"湿热病属阳明太阴经者居多，中气实则病在阳明，中气虚则病在太阴"的医著是（　　）。

    A.《温疫论》　　　　B.《温热论》　　　　C.《湿热病篇》

    D.《温病条辨》　　　E.《温热经纬》

35. "湿热证，初起壮热口渴，脘闷懊侬，眼欲闭，时谵语"，证属（　　）。

    A. 浊邪蒙闭上焦　　　　　　　B. 湿热酿痰，蒙蔽心包

C. 暑邪入于肺络　　　　　　　D. 湿热阻闭中上二焦

E. 腠理暑邪内闭

36. "湿热证，咳嗽昼夜不安，甚至喘不得眠者"，证属（　　）。

A. 浊邪蒙闭上焦　　　　　　B. 湿热酿痰，蒙蔽心包

C. 暑邪入于肺络　　　　　　D. 湿热阻闭中上二焦

E. 腠理暑邪内闭

37. "湿热证，湿热伤气，四肢困倦，精神减少，身热气高，心烦溺黄，口渴自汗，脉虚者"，治宜（　　）。

A. 补中益气汤　　　B. 薛氏扶阳逐湿汤　　　C. 薛氏生脉汤

D. 王氏清暑益气汤　　E. 东垣清暑益气汤

38. 薛生白治疗"邪入厥阴，主客浑受"证，所用方为（　　）。

A. 仿张仲景桃核承气汤　　　B. 仿吴又可达原饮

C. 仿吴又可桃仁承气汤　　　D. 仿张仲景小柴胡汤

E. 仿吴又可三甲散

39. "湿热证，初起即胸闷不知人，瞀乱大叫痛"，证属（　　）。

A. 浊邪蒙闭上焦　　　　　　B. 湿热酿痰，蒙蔽心包

C. 暑邪入于肺络　　　　　　D. 湿热阻闭中上二焦

E. 腠理暑邪内闭

40. "湿热证，数日后自利，溺赤，口渴，湿流下焦"，治宜（　　）。

A. 辛开　　　　　B. 开泄　　　　　　　C. 辛泄

D. 分利　　　　　E. 涌泄

41. "湿热证，数日后自利，溺赤，口渴，湿流下焦"，薛生白认为口渴的原因主要是（　　）。

A. 脾不转津　　　B. 湿热化燥伤阴　　　C. 下利伤阴

D. 化源滞　　　　E. 以上均不是

42. "湿热证，数日后自利，溺赤，口渴，湿流下焦"，薛生白认为自利的原因是"阴道虚"，对"阴道虚"正确的理解是（　　）。

A. 阴虚　　　　　B. 阳虚　　　　　　　C. 肾虚

D. 肠道功能失常　　E. 生殖功能障碍

43. 对于"湿热证，四五日，忽大汗出，手足冷，脉细如丝或绝，口渴，茎痛，而起坐自如，神清语亮"者，薛生白治以"五苓散去术加滑石、酒炒川连、生地、芪皮等味"，体现了哪种治疗原则(　　　)。

    A. 治下焦如权，非重不沉　　B. 分解湿热

    C. 通阳不在温，而在利小便　D. 三焦分治

    E. 救阴不在血，而在津与汗

44. 对于"湿流下焦"的湿热病证，薛生白指出其治疗在分利的同时常须佐入"桔梗、杏仁、大豆黄卷"，目的是为了(　　　)。

    A. 宣肺透邪　　　　B. 开泄中上　　　C. 防母病传子

    D. 透热转气　　　　E. 以上均不是

45. "湿热证，恶寒无汗，身重头痛，湿在表分。宜藿香、香薷、羌活、苍术皮、薄荷、牛蒡子等味。头不痛者"，去(　　　)。

    A. 香薷　　　　　　B. 羌活　　　　　C. 苍术皮

    D. 薄荷　　　　　　E. 牛蒡子

(二) B 型题

    A. 肌肉、四肢　　B. 阳明、四肢　　C. 肌肉、胸中

    D. 肌肉、阳明　　E. 四肢、胸中

46. 薛生白认为阳明之表在(　　　)。

47. 薛生白认为太阴之表在(　　　)。

    A. 叶天士　　　　　B. 薛生白　　　　C. 吴鞠通

    D. 王孟英　　　　　E. 吴又可

48. 明确提出导致湿温病的原因是"内不能运水谷之湿，外复感时令之湿"的医家是(　　　)。

49. 明确提出导致湿温病的原因是"太阴内伤，湿饮停聚，客邪再至，内外相引"的医家是(　　　)。

    A. 中阳偏旺　　　　B. 胃家实　　　　C. 中焦气机壅滞

    D. 脾胃健运　　　　E. 中阳偏虚

50. "中气实则病在阳明，中气虚则病在太阴"，其中"中气实"的最佳解释是(　　　)

51. "若湿热之证，不挟内伤，中气实者，其病必微"，其中"中

气实"的最佳解释是( )。

52. "中气实则病在阳明，中气虚则病在太阴"，其中"中气虚"的最佳解释是( )

    A. 湿热浊邪蒙闭上焦   B. 湿热秽浊阻闭中焦

    C. 湿热秽浊阻闭下焦   D. 湿热秽浊阻闭中上二焦

    E. 湿热秽浊阻闭上中下三焦

53. 湿热证，初起壮热口渴，脘闷懊憹，眼欲闭，时谵语，证属( )。

54. 湿热证，初起即胸闷不知人，瞀乱大叫痛，证属( )。

    A. 湿邪蒙绕三焦   B. 阴津受伤、余邪留滞经络

    C. 余邪内留、胆气不舒   D. 中气亏损、升降悖逆

    E. 胃气不舒、肺气不布、元气大亏

55. 湿热证，按法治之，诸证皆退，惟目暝则惊悸梦惕，为( )。

56. 湿热证，曾开泄下夺，恶候皆平，独神思不清，倦语不思食，溺数，唇齿干，为( )。

57. 湿热证，数日后脘中微闷，知饥不食，为( )。

58. 湿热证，十余日，大势已退，唯口渴汗出，骨节痛，为( )。

    A. 辛开   B. 辛泄   C. 涌泄

    D. 开泄   E. 发汗

59. 湿热证，舌根白，舌尖红，湿渐化热，余湿犹滞，宜( )佐清热。

60. 湿热证，舌遍体白，口渴，湿滞阳明，宜用( )。

    A. 舌根白，舌尖红

    B. 恶寒发热，身重关节疼痛，不为汗解

    C. 发热，汗出胸痞，口渴舌白

    D. 恶寒发热，肌肉微疼，始终无汗

    E. 恶寒无汗，身重头痛

61. 阳湿伤表之候为( )。

62. 阴湿伤表之候为(　　　)。

(三) X 型题

63. 薛生白治疗湿热证邪入厥阴，主客浑受，用药仿吴又可三甲散，包括下列哪些药物(　　　)。

  A. 鳖甲　　　　　　B. 龟甲　　　　　　C. 穿山甲

  D. 牡蛎　　　　　　E. 地鳖虫

64. 下列哪些情形一般无出汗的表现?(　　　)

  A. 阳湿在表　　　　B. 阴湿在表　　　　C. 伤寒表实

  D. 腠理暑邪内闭　　E. 湿热余邪留滞经络

65. 薛生白仿吴又可达原饮之例治疗湿热阻遏膜原证，选用了达原饮中哪些药物(　　　)。

  A. 黄芩　　　　　　B. 厚朴　　　　　　C. 槟榔

  D. 草果　　　　　　E. 知母

66. 湿热流注下焦，阻滞气机，致尿赤、自利，当用分利，若兼见口渴、胸闷，可选用下列哪些药物开泄中上(　　　)。

  A. 桔梗　　　　　　B. 栀子　　　　　　C. 杏仁

  D. 大豆黄卷　　　　E. 淡豆豉

67. 薛生白对湿热病发病特点的论述有(　　　)。

  A. 邪由口鼻而入者十之八九

  B. 邪从表伤者十之一二

  C. 太阴内伤，湿饮停聚，客邪再至，内外相引，故病湿热

  D. 有先因于湿，再因饥劳而病者

  E. 内不能运水谷之湿，外复感时令之湿

68. 薛生白认为阳明之表包括(　　　)。

  A. 四肢　　　　　　B. 皮毛　　　　　　C. 肌肉

  D. 胸中　　　　　　E. 膜原

69. 薛生白治疗阴湿伤表的常用药物有(　　　)。

  A. 藿香、香薷　　　B. 羌活、苍术皮　　C. 银花、连翘

  D. 半夏、厚朴　　　E. 薄荷、牛蒡子

70. 薛生白治疗暑邪入于肺络的常用药物有(　　　)。

A. 葶苈子　　　　　B. 滑石　　　　　　C. 枇杷叶

D. 甘草　　　　　　E. 桑白皮

71. 薛生白对"湿渐化热，余湿犹滞"证的治疗方法包括（　　）。

A. 芳化　　　　　　B. 淡渗　　　　　　C. 清热

D. 辛开　　　　　　E. 辛泄

72. "湿热证，忽然大汗出，手足冷，脉细如丝或绝，口渴，茎痛，而起坐自如，神清语亮"。其病机包括哪些方面（　　）。

A. 真阳外脱　　　　B. 卫阳暂亡　　　　C. 里阳被郁

D. 湿热结于下焦　　E. 湿热化为寒湿

三、改错题

73. 区别阳湿伤表和阴湿伤表的关键在于发热与否。

74. 湿热病概禁汗法。

75. "湿热证，初起壮热口渴，脘闷懊侬，眼欲闭，时谵语"，为湿热酿痰，蒙蔽心包证。

76. 湿热之证，其脉必濡。

77. "湿热证，恶寒无汗，身重头痛"，为阳湿伤表之候。

四、简答题

78. 何谓阴湿？

79. 何谓阳湿？

80. 使用分利法为何常加入桔梗、杏仁？

81. 何谓分利？

82. 湿热浊邪蒙闭上焦，如何根据舌象区别宜吐和不宜吐？

83. 如何理解"湿热之邪不自表而入，故无表里之分"？

84. 何谓主客浑受？

85. 何谓下泉不足？

86. 湿热病的提纲是什么？

五、问答题

87. 结合《湿热病篇》原文第 10 条，分析薛生白治疗中焦湿热证的思路。

88. 为什么说"湿热病属阳明太阴经者居多"？

89. 为什么说湿热病"中气实则病在阳明，中气虚则病在太阴"？

90. 结合《湿热病篇》第一条及自注，试述湿热病的发生发展规律及病变特点。

91. 湿热病，湿热结于下焦，而表阳暂亡，见手足冷，脉细如丝或绝，为何不治以温阳法，而主以五苓散加减治疗？

参考答案

一、填空题

1. 但热不寒　汗出胸痞　舌白　口渴不引饮。

2. 阳明　太阴

3. 中气实　中气虚

4. 藿香　香薷　羌活　苍术皮　薄荷　牛蒡子

5. 恶寒无汗　身重头痛　湿在表分

6. 恶寒发热　身重关节疼痛　湿在肌肉　不为汗解

7. 滑石　大豆黄卷　茯苓皮　苍术皮　藿香叶　鲜荷叶　白通草　桔梗

8. 柴胡　厚朴　槟榔　草果　藿香　苍术　半夏　干菖蒲六一散

9. 寒热如疟　湿热阻遏膜原

10. 发热　汗出胸痞　口渴舌白　湿伏中焦

11. 藿梗　蔻仁　杏仁　枳壳　桔梗　郁金　苍术　厚朴　草果半夏　干菖蒲　佩兰叶　六一散

12. 舌根白　舌尖红　湿渐化热　余湿犹滞

13. 辛泄佐清热

14. 脘中微闷　知饥不食　湿邪蒙绕三焦

15. 藿香叶　薄荷叶　鲜荷叶　枇杷叶　佩兰叶　芦尖　冬瓜仁

二、选择题

（一）A₁型题

16. E　17. E　18. A　19. B　20. D　21. A　22. D　23. D　24. C
25. E　26. A　27. B　28. A　29. A　30. B　31. A　32. B　33. E

34. C　35. A　36. C　37. E　38. E　39. D　40. D　41. A　42. D
43. C　44. B　45. B

（二）**B 型题**

46. C　47. B　48. C　49. B　50. A　51. D　52. E　53. A　54. D
55. C　56. E　57. A　58. B　59. B　60. A　61. B　62. E

（三）**X 型题**

63. A、B、E　64. B、C、D　65. B、C、D　66. A、C、D
67. A、B、C、D　68. C、D　69. A、B、E　70. A、B、C、D
71. C、E　72. B、C、D

三、改错题

73. 可改为：区别阳湿伤表和阴湿伤表的关键在于汗出与否。

答案分析：薛生白认为"此条（阳湿伤表）外候与上条（阴湿伤表）同，惟汗出独异"，以汗之有无来区别阴湿与阳湿，阴湿伤表者无汗，阳湿伤表者有汗。章虚谷以恶寒与发热的多少来区别之，但临床应灵活看待，因"阴湿"虽湿未化热，但阴湿郁遏卫表，邪正相争，也可有发热，而"阳湿"表证，恶寒较甚者亦非罕见。

74. 可改为：湿热病一般禁用辛温大汗法。

答案分析：当湿热病邪郁于肌表，腠理为湿热所郁闭时，必以轻宣透达之品使卫气通调，发汗透邪。但一般禁用辛温大汗。

75. 可改为："湿热证，初起壮热口渴，脘闷懊𢙐，眼欲闭，时谵语"，为浊邪蒙闭上焦证。

答案分析：《湿热病篇》第 31 条云"湿热证，初起壮热口渴，脘闷懊𢙐，眼欲闭，时谵语，浊邪蒙闭上焦"，本条所言为湿热浊邪蒙闭上焦，即叶天士所谓"湿与温合，蒸郁而蒙蔽于上，清窍为之壅塞，浊邪害清也"，胸闷懊𢙐为湿热之邪蒙闭上焦气分，眼欲闭而时谵语为上焦湿热蒙蔽清窍扰及神明而致，与湿热酿痰蒙蔽心包之神志昏蒙、时清时昧，亦有轻重之别。

76. 可改为：湿热之证脉无定体。

答案分析：薛氏认为"湿热之证脉无定体，或洪或缓，或伏或细，各随证见，不拘一格，故难以一定之脉拘定后人眼目也。"但濡脉在湿热证中确实比较多见，尤其是病在卫气分，湿象偏重之时。

77. 可改为："湿热证，恶寒无汗，身重头痛"，为阴湿伤表之候。

答案分析：阴湿伤表是指湿邪伤表，尚未化热。湿伤于表，卫阳为之所遏，故恶寒无汗；湿为阴邪，其性粘腻重着，气机被困，则头痛身重。参见 18 题。

四、简答题

78. 略 79. 略 80. 略 81. 略 82. 略 83. 略 84. 略 85. 略
86. 略

五、问答题

87.《湿热病篇》第 10 条云"湿热证，初起发热，汗出胸痞，口渴舌白，湿伏中焦。宜藿梗、蔻仁、杏仁、枳壳、桔梗、郁金、苍术、厚朴、草果、半夏、干菖蒲、佩兰叶、六一散等味"。本条论述的虽是中焦湿热，湿重热轻证治，但条文中宣湿、化湿、燥湿、渗湿四法具备，比较全面地反映了中焦湿热证常用的治疗方法。以杏仁、桔梗、枳壳轻宣肺气，使气化则湿亦化，即华岫云所谓"开窗牖"之理；藿香、佩兰、菖蒲、蔻仁、郁金芳香运脾化湿；苍术、厚朴、草果、半夏辛苦温以燥中焦之湿，即华岫云所谓"培燥土"之理；用六一散淡渗清热利湿，即华岫云所谓"开沟渠，导水势下行"之理。另外，薛氏在自注中认为"此条多有挟食者，其舌根见黄色，宜加瓜蒌、楂肉、莱菔子"，亦很有临床指导意义，因为中焦湿热者，脾胃多失健运，每易挟食停滞，施以消导，不但利于恢复脾运，也有利于祛湿。但是，本条虽然比较全面地体现了治湿的基本大法，毕竟是针对湿重者，用药偏于温燥，临床当结合湿热偏重等具体情况，依法适当调整。

88.（1）脾胃络属太阴阳明。（2）阳明胃为水谷之海，太阴脾为湿土之脏，五行中与湿同类，故湿热之邪侵犯人体，多脾胃受病，即阳明、太阴受病，正如章虚谷所言："湿土之气，同类相招，故湿热之邪，始虽外受，终归脾胃也"。（3）湿热病邪四季均可产生，但长夏（夏末秋初）雨湿多而气候炎热，气候多湿热，长夏又为脾所主季节，湿热交蒸，则脾胃易受病；且夏季人们多恣食生冷，饮食不节，或劳倦过度，易损伤脾胃，使脾胃运化失常，湿饮停聚，脾胃内湿易招来外界湿热之邪相合为患，发为湿热病，即薛生白所谓"内伤挟湿，标本同病"。（4）通过调理脾胃，脾胃运化如常，湿热之邪往往易于消退，有利于湿温病的治疗。综上所述，说明湿温病以脾胃为病变中心。

89. 此处"中气实"指素体中阳偏旺，"中气虚"指素体中阳偏虚。因为"湿"为阴邪，"热"为阳邪，"湿热"病邪为阴阳合邪，而太阴脾脏属阴，阳明胃腑属阳，故湿热之邪侵犯人体，若患者素体中阳偏旺，则邪易从阳热化而病变偏于阳明胃，发为热重湿轻证；若素体中阳不足，则邪易从阴湿化而病变偏于太阴脾，发为湿重热轻证。即叶天士所谓"在阳旺之躯，胃湿恒多，在阴盛之体，脾湿亦不少"。

90. （1）湿热病多由脾胃内伤，湿饮停聚，外感湿热，内外相引而发病。（2）外感湿热之邪多由上受，从口鼻而入，直趋中道，归于膜原，终归脾胃。（3）湿热病属阳明太阴经者居多，以脾胃为病变中心，中气实则病在阳明，中气虚则病在太阴。（4）若阳明太阴湿热内郁化火，表里上下充斥肆虐，可窜及少阳或厥阴，导致耳聋、发痉、发厥等变局。

91. 因为表阳暂亡不得恢复与湿热阻结于下焦，使表里不通，在里之阳气一时不能达于肌表有关，此时只需祛湿通阳，使表里相通，里阳外达，表阳即可恢复，而"通阳不在温，而在利小便"，故以五苓散为主加减治疗。若妄用温阳法，有化燥伤阴之虞。

吴鞠通《温病条辨》

【考点重点点拨】

1. 掌握吴氏有关三焦辨证论治的论述，理解背诵上焦篇原文第1、2、4、43条，中焦篇原文第1、17、63条，下焦篇原文第1条及"治病法论"的内容。

2. 熟悉本篇关于温病的病因、病理、证候、辨证规律及有关方药的论述。

3. 了解吴鞠通的主要著作，学术思想及其对温病学的贡献。

吴瑭（1758～1836）	字佩珩，号鞠通，江苏淮阴人
吴瑭主要著作	《温病条辨》、《医医病书》、《吴鞠通医案》等
吴瑭对温病学的主要贡献	吴氏倡导三焦辨证，以三焦为纲，病名为目，对四时温病进行辨证论治，总结了一套温病治法和方药，如提出三焦证治纲要，治上焦如羽（非轻不举），治中焦如衡（非平不安），治下焦如权（非重不沉），使温病辨证与治疗臻于规范、完善。《温病条辨》的问世，使温病治疗有了规范、准则。

一、温病提纲

【原文】

★上焦篇第1条：温病者，有风温、有温热、有温疫、有温毒、有暑温、有湿温、有秋燥、有冬温、有温疟。

此九条，见于王叔和《伤寒例》中居多，叔和又牵引《难经》之文以其神说。按时推病，实有是证，叔和治病时，亦实遇是证。但叔和不能别立治法，而叙于《伤寒例》中，实属蒙混，以《伤寒论》为治外感之妙法，遂将一切外感悉收入《伤寒例》中，而悉以治伤寒之法治之。后人亦不能打破此关，因仍苟简，千余年来，贻患无穷，皆叔和之作俑，无怪见驳于方有执、喻嘉言诸公也。然诸公虽驳叔和，亦未曾另立方法，喻氏虽立治法，仍不能脱却伤寒圈子，弊与叔和无二，以致后人无所遵依。本论详加考核，准古酌今，细立治法，除伤寒宗仲景法外，俾四时杂感，朗若列眉；未始非叔和有以肇其端，东垣、河间、安道、又可、嘉言、天士宏其议，而瑭得以善其后也。

风温者，初春阳气始开，厥阴行令，风夹温也。湿热者，春末夏初，阳气驰张，温盛为热也。湿疫者，厉气流行，多兼秽浊，家家如是，若役使然也。温毒者，诸温夹毒，秽浊太甚也。暑温者，正夏之时，暑病之偏于热者也。湿温者，长夏初秋，湿中生热，即暑病之偏于湿者也。秋燥者，秋金燥烈之气也。冬温者，冬应寒而反温，阳不潜藏，民病温也。温疟者，阴气先伤，又因于暑，阳气独发也。

按诸家论温，有顾此失彼之病，故是编首揭诸温之大纲，而名其书曰《温病条辨》。

【原文】

★上焦篇第 2 条：凡病温者，始于上焦，在手太阴。

伤寒由毛窍而入，自下而上，始足太阳。足太阳膀胱属水，寒即水之气，同类相从，故病始于此。古来但言膀胱主表，殆未尽其义。肺者，皮毛之合也，独不主表乎！（按人身一脏一腑主表之理，人皆习焉不察。以三才大道言之：天为万物之大表，天属金，人之肺亦属金，肺主皮毛，经曰皮应天，天一生水；地支始于子，而亥为天门，乃贞元之会；人之膀胱为寒水之腑；故俱同天气，而俱主表也。）治法必以仲景六经次传为祖法。温病由口鼻而入，自上而下，鼻通于肺，始手太阴。太阴金也，温者火之气，风者火之母，火未有不克金者，故病始于此，必从河间三焦定论。再寒为阴邪，虽《伤寒论》中亦言中风，此风从西北方来，乃觱发之寒风也，最善收引，阴盛必伤阳，故首郁遏太阳经中之阳气，而为头痛、身热等证。太阳阳腑也，伤寒阴邪也，阴盛伤人之阳也。温为阳邪，此论中亦言伤风，此风从东方来，乃解冻之温风也，最善发泄，阳盛必伤阴，故首郁遏太阴经中之阴气，而为咳嗽、自汗、口渴、头痛、身热、尺热等症。太阴阴脏也，温热阳邪也，阳盛伤人之阴也。阴阳两大法门之辨，可了然于心目间矣。

夫大明生于东，月生于西，举凡万物，莫不由此少阳、少阴之气以为生成，故万物皆可名之曰东西。人乃万物之统领也，得东西之气最全，乃与天地东西之气相应。其病也，亦不能不与天地东西之气相应。东西者，阴阳之道路也。由东而往，为木、为风、为湿、为火、为热，湿土居中，与火交而成暑，火也者，南也。由西而往，为金、为燥、为水、为寒，水也者，北也。水火者，阴阳之征兆也；南北者，阴阳之极致也。天地运行此阴阳以化生万物，故曰天之无恩而大恩生。天地运行之阴阳和平，人生之阴阳亦和平，安有所谓病也哉！天地与人之阴阳，一有所偏，即为病也。偏之浅者病浅，偏之深者病深；偏于火者病温、病热，偏于水者病清、病寒，此水火两大法门之辨，医者不可不知。烛其为水之病也，而温之、热之；烛其为火之病也，而凉之、寒之，各救其偏，以抵于平和而已。非如鉴之空，一尘不染，如衡之平，毫无倚着，不能暗合道妙，岂可各立门户，专主于寒热温凉一家之论而已哉！瑭因辨寒病之原于水，温病之原于火也，而并及之。

【分析】

温病的概念、分类和初发部位

	内文	影响及理解
温病的概念	由条文和吴氏自注可看出，温病是多种急性外感热病的总称，其特征在于热象较盛，在发病的过程中容易出现化燥伤阴的病理现象	对后世影响较大，现在仍是这样理解其概念
温病的分类	吴鞠通将温病分为九种，各种温病各具特点："风温者，初春阳气始开，厥阴行令，风挟温也。温热者，春末夏初，阳气驰张，温盛为热也。温疫者，疠气流行，多兼秽浊，家家如是，若役使然也。温毒者，诸温夹毒，秽浊大甚也。暑温者，正夏之时，暑病之偏于热者也。湿温者，长夏初秋，湿中生热，即暑病之偏于湿者也。秋燥者，秋金燥烈之气也。冬温者，冬应寒而反温，阳不潜藏，民病温也。温疟者，阴气先伤，又因于暑，阳气独发也"	吴氏认为，"诸家论温，有顾此失彼之病"，其将温病梳理成九种，根据不同的时令、气候和结合具体症状而命名，揭示不同温病的内涵，并在其后的条文中对不同的温病进行辨证治疗，形成了一套温病的辨治体系，对温病学理论的发展作出了重要贡献。从现代温病学理论来看，温病的范围较吴所论为广，吴氏所论大多为新感温病。且其将暑温与湿温混淆，皆归于暑病范畴，于临床不符

续表

内文	影响及理解
温病的初发部位	温病在一般情况下，病邪多首先侵犯上焦手太阴肺经。其感受途径，是从口鼻而入通鼻于肺，故温病多从手太阴肺经开始，出现身热、咳嗽、自汗、头痛、口渴等卫气郁遏、肺气不宣的症状	吴氏此处所论温病之初起更应看成是强调温病具有三焦的病理演变过程，可始于上焦，至中焦，终下焦，体现其三焦辨证的学术思想。但目前临床所见亦非所有温病均起于上焦

二、邪在上焦

【原文】

★上焦篇第 4 条：太阴风温、温热、温疫、冬温，初起恶寒者，桂枝汤主之，但恶热、不恶寒而渴者，辛凉平剂银翘散主之。温毒、暑温、湿温、温疟不在此例。

按仲景《伤寒论》原文，太阳病（谓如太阳证，即上文头痛、身热、恶风、自汗也），但恶热不恶寒而渴者，名曰温病，桂枝汤主之。盖温病忌汗，最喜解肌。桂枝本为解肌，且桂枝芳香化浊，芍药收阴敛液，甘草败毒和中，姜、枣调和营卫，温病初起，原可用之。此处却变易前法，恶风寒者主以桂枝，不恶风寒主以辛凉者，非敢擅违古训也。仲景所云不恶风寒者，非全不恶风寒也，其先亦恶风寒，迨既热之后，乃不恶风寒耳，古文简、质，且对太阳中风热时亦恶风寒言之，故不暇详耳。盖寒水之病，冬气也，非辛温春夏之气不足以解之，虽曰温病，既恶风寒，明是温自内发，风寒从外搏，成内热外寒之证，故仍旧用桂枝辛温解肌法，俾得微汗，而寒热之邪皆解矣。温热之邪，春夏气也，不恶风寒，则不兼寒风可知，此非辛凉秋金之气不足以解之，桂枝辛温，以之治温，是以火济火也，故改从《内经》"风淫于内，治以辛凉，佐以苦甘"法。

桂枝汤方

桂枝六钱　芍药（炒）三钱　炙甘草二钱　生姜三片　大枣（去核）二枚

煎法服法，必如《伤寒论》原文而后可，不然，不惟失桂枝汤之妙，反生他变，病必不除。

辛凉平剂银翘散方

连翘一两　银花一两　苦桔梗六钱　薄荷六钱　竹叶四钱　生甘草五钱　芥穗四钱　淡豆豉五钱　牛蒡子六钱

上杵为散，每服六钱，鲜苇根汤煎，香气大出，即取服，勿过煮。肺药取轻清，过煮则味厚而入中焦矣。病重者，约二时一服，日三服，夜一服；轻者三时一服，日二服，夜一服；病不解者，作再服。盖肺位最高，药过重则过病所，少用又有病重药轻之患，故从普济消毒饮时时轻扬法。今人亦间有用辛凉法者，多不见效，盖病大药轻之故，一不见效，遂改弦易辙，转去转远，即不更张，缓缓延至数日后，必成中下焦证矣。胸膈闷者加藿香三钱、郁金三钱，护膻中；渴甚者，加花粉；项肿咽痛者，加马勃、元参；衄者，去芥穗、豆豉，加白茅根三钱、侧柏炭三钱、栀子炭三钱；咳者，加杏仁利肺气；二三日病犹在肺，热渐入里，加细生地、麦冬保津液；再不解，或小便短者，加知母、黄芩、栀子之苦寒，与麦、地之甘寒，合化阴气，而治热淫所胜。

方论：按温病忌汗，汗之不惟不解，反生他患。盖病在手经，徒伤足太阳无益；病自口鼻吸受而生，徒发其表亦无益也。且汗为心液，心阳受伤，必有神明内乱、谵语癫狂、内闭外脱之变。再，误汗虽曰伤阳，汗乃五液之一，未始不伤阴也。《伤寒论》曰："尺脉微者为里虚，禁汗，"其义可见。其曰伤阳者，特举其伤之重者而言之耳。温病最善伤阴，用药又复伤阴，岂非为贼立帜乎？此古来用伤寒法治温病之大错也。至若吴又可开首立一达原饮，其意以为直透膜原，使邪速溃，其方施于藜藿壮实人之温疫病，容有愈者，芳香辟秽之功也；若施于膏粱纨绔，及不甚壮实人，未有不败者。盖其方中首用槟榔、草果、厚朴为君。夫槟榔，子之坚者也，诸子皆降，槟榔苦辛而温，体重而坚，由中走下，直达肛门，中下焦药也；草果亦子也，其气臭烈大热，其味苦，太阴脾经之劫药也；厚朴苦温，亦中焦药也，岂有上焦温病，首用中下焦苦温雄烈劫夺之品，先劫少阴津液之理！知母、黄芩，亦皆中焦苦燥里药，岂可用乎？况又有温邪游溢三阳之说，而有三阳经之羌活、葛根、柴胡加法，是仍以伤寒之法杂之，全不知温病治法，后人止谓其不分三焦，犹浅说也。其三消饮加入大黄、芒硝，惟邪入阳明，气体稍壮者，幸得以下而解，或战汗而解，然往往成弱证，虚甚者则死矣。况邪有在卫者、在胸中者、在营者、入血者，妄用下法，其害可胜言耶？岂视人与铁石一般，并非气血生成者哉？究其始意，原以矫世医以伤寒治病温之弊，颇能正陶氏之失，奈学未精纯，未足为法。至喻氏、张氏多以伤寒三阴经法治温病，其说亦非，以世医从之者少，而宗又可者多，故不深辩耳。本方谨遵《内经》"风淫于内，治以辛凉，佐以苦甘；热淫于内，治以咸寒，佐以甘苦"之训（王安道《溯洄集》，亦有温暑当用辛凉不当用辛温之论，谓仲景之书，为即病之伤寒而设，并未尝为不即病之温暑而设。张凤逵集治暑方，亦有暑病首用辛凉，继用甘寒，再用酸泄酸敛，不必用下之论。皆先得我心者）。又宗喻嘉言芳香逐秽之说，用东垣清心凉膈散，辛凉苦甘。病初起，且去入里之黄芩，勿犯中焦；加银花辛凉，芥穗芳香，散热解毒；牛蒡子辛平润肺，解热散结，除风利咽；皆手太阴药也。合而论之，经谓"冬不藏精，春必病温"，又谓"藏于精者，春不病温"，又谓"病温虚甚死"，可见病温者，精气先虚。此方之妙，预护其虚，纯然清肃上焦，不犯中下，无开门揖盗之弊，有轻以去实之能，用之得法，自然奏效，此叶氏立法，所以迥出诸家也。

【分析】
太阴温病初起的治法

		影响及理解
太阴温病初起的治疗	初起偏于恶风寒者，用桂枝汤治疗	以桂枝汤为温病首方，后人多有批评其不能跳出伤寒，其实亦可作为鉴别之用。温病初起多属表热，理所当然运用桂枝汤不妥。吴氏在本条自注中说："温病忌汗，汗之不惟不解，反生他患。"其实就说明吴氏已认识到对非风寒证慎用发汗之桂枝汤，本条首提桂枝汤有张显其继续为先，不厚今薄古之意，正如其所言："盖温病忌汗，最喜解肌，桂枝本为解肌，……，温病初起，原可用之。此处却变易前法，恶风寒者主以桂枝，不恶风寒主以辛凉者，非敢擅违古训也"
	初起恶热，不恶寒而渴者，银翘散主之	

续表

| 关于辛凉平剂——银翘散 | 吴鞠通创制银翘散，丰富和发展了外感热病初起的治法方药。其受《素问·至真要大论》"风淫于内，治以辛凉，佐以苦甘"启示，结合喻嘉言治上焦温疫变"升而逐之"，用质轻芳香药物逐秽解毒，并参以叶天士《温热论》"在表初用辛凉轻剂。挟风则加入薄荷、牛蒡之属，挟湿加芦根、滑石之流"及《临证指南医案》温热门、风温门的治疗实践，以东垣清心凉膈散为基础，去入里之黄芩，增入轻清入肺之银花、芥穗、牛蒡子而成银翘散，其创制过程充分体现了吴鞠通所谓"治上焦如羽，非轻不举"的思想。同时，该方的煎煮也体现这一点。条文自注中说："上杵为散，每服六钱，鲜苇根汤煎，香气大出，即取服，勿过煎。肺药取轻清，过煎则味厚而入中焦矣。"强调不能过煮，以免耗损香味而不能走上。对于银翘散的服法，吴氏指出："病重者，约二时一服，日三服，夜一服；轻者三时一服，日二服，夜一服；病不解者，作再服。"这种服法的考究，也是发挥轻清透邪的要求。正如吴氏所说："盖肺位最高，药过重则过病所，少用又有病重药轻之患，故从普济消毒饮时时清扬法"
吴氏称银翘散为"辛凉平剂"，是与后文要提及的"辛凉轻剂"之桑菊饮、"辛凉重剂"之白虎汤相对而言，是指银翘散的透邪之力比桑菊饮强，而较白虎汤弱。
条文中说"温毒、暑温、湿温、温疟不在此例"是强调此类疾病初起大多邪不在肺卫，故不宜使用银翘散，如本章案例1初起邪在气分，使用的是白虎汤加减。 |

【原文】

★上焦篇43条：头痛恶寒，身重疼痛，舌白不渴，脉弦细而濡，面色淡黄，胸闷不饥，午后身热，状若阴虚，病难速已，名曰湿温，汗之则神昏耳聋，甚则目瞑不欲言，下之则洞泄，润之则病深不解。长夏、深秋、冬日同法，三仁汤主之。

头痛恶寒，身重疼痛，有似伤寒，脉弦濡，则非伤寒矣。舌白不渴，面色淡黄，则非伤暑之偏于火者矣。胸闷不饥，湿闭清阳道路也。午后身热，状若阴虚者，湿为阴邪，阴邪自旺于阴分，故与阴虚同一午后身热也。湿为阴邪，自长夏而来，其来有渐，且其性氤氲黏腻，非若寒邪之一汗即解，温热之一凉即退，故难速已。世医不知其为湿温，见其头痛恶寒身重疼痛也，以为伤寒而汗之，汗伤心阳，湿随辛温发表之药蒸腾上逆，内蒙心窍则神昏，上蒙清窍则耳聋目瞑不言。见其中满不饥，以为停滞而大下之，误下伤阴，而重抑脾阳之升，脾气转陷，湿邪乘势内渍，故洞泄。见其午后身热，以为阴虚而用柔药润之，湿为胶滞阴邪，再加柔润阴药，二阴相合，同气相求，遂有锢结而不可解之势。惟以三仁汤轻开上焦肺气，盖肺主一身之气，气化则湿亦化也。湿气弥漫，本无形质，以重浊滋味之药治之，愈治愈坏。伏暑湿温，吾乡俗名秋呆子，悉发陶氏《六书》法治之，不知从何处学来，医者呆，反名病呆，不亦诬乎！再按：湿温较诸温，病势虽缓而实重，上焦最少，病势不甚显张，中焦病最多，详见中焦篇，以湿为阴邪故也。当于中焦求之。

三仁汤方

杏仁五钱　飞滑石六钱　白通草二钱　白蔻仁二钱　竹叶二钱　厚朴二钱　生薏仁六钱　半夏五钱

甘澜水八碗，煮取三碗，每服一碗，日三服。

【分析】

1. 湿温初起的证治

湿温初起的证候	头痛，怕冷，身重疼痛，舌苔白，口不渴，脉象弦细而濡，面色淡黄，胸闷不饥，午后发热等	
湿温初起的治疗	宜用芳香之品宣化表里之湿，可用三仁汤宣肺、畅中、渗下	
鉴别	与阴虚发热鉴别	虽均有午后发热的表现，但无本证之脘痞苔腻之候，而有阴虚舌红苔少脉细数等表现。
	与风寒表证鉴别	虽均有头痛，怕冷，身重疼痛，舌苔白，口不渴等表证，但无本证之脘痞苔腻，面色淡黄，胸闷不饥，午后发热，脉象弦细而濡之候，而有脉浮紧或浮数等不同。
	与肠道里结鉴别	虽均有午后发热的表现，但无本证之脘痞苔腻之候，而有痞满燥实等里结腑实的表现。

2. 湿温初起治疗三忌

忌发汗、忌攻下、忌滋润

禁忌	违反禁忌原因	违反禁忌的后果
忌汗	将本证头痛恶寒，身重疼痛误以为伤寒而辛温发汗	汗伤心阳，湿随辛温发表之药蒸腾上逆，蒙闭心窍，就会出现神昏，上蒙清窍会耳聋目瞑不言
忌下	将脘闷不饥误以为停滞而攻下	脾气下陷，湿邪乘势内溃，可洞泄
忌润	将午后发热误认为阴虚潮热而用滋腻养阴	使病邪更加胶滞难去，病深不解
其他	湿温初起，多湿邪为盛，应避免早用、过用寒凉	郁遏气机，湿浊更难化解

三、邪在中焦

【原文】

★中焦篇第1条：面目俱赤，语声重浊，呼吸俱粗，大便闭，小便涩，舌苔老黄，甚则黑有芒刺，但恶热，不恶寒，日晡益甚者，传至中焦，阳明温病也。脉浮洪燥甚者，白虎汤主之；脉沉数有力，甚则脉体反小而实者，大承气汤主之。暑温、湿温、温疟，不在此例。

阳明之脉荣于面，《伤寒论》谓阳明病面缘缘正赤，火盛必克金，故目白睛亦赤也。语声重浊，金受火刑而音不清也。呼吸俱粗，谓鼻息来去俱粗，其粗也平等，方是实证；若来粗去不粗，去粗来不粗，或竟不粗，则非阳明实证，当细辨之，粗则喘之渐也。大便闭，阳明实也。小便涩，火腑不通，而阴气不化也。口燥渴，火烁津也。舌苔老黄，肺受胃浊，气不化津也（按《灵枢》论诸脏温病，独肺温病有舌苔之明文，余则无有。可见舌苔乃胃中浊气，熏蒸肺脏，肺气不化而然）。甚则黑者，黑，水色也，火极而似水也，又水胜火，大凡五行之极盛，必兼胜己之形。芒刺，苔久不化，热极而起坚硬之刺也；倘刺软者，非实证也。不恶寒，但恶热者，传至中焦，已无肺证，阳明者，两阳合明也，温邪之热，与阳明之热相搏，故但恶热也。或用白虎，或用承气者，证同而脉异也。浮洪躁甚，邪气近表，脉浮者不可下，凡逐邪者，随其所在，就近而逐之，脉浮则出表为顺，故以白虎之金飚以退烦热。若沉小有力，病纯在里，则非下夺不可矣，故主以大承气。按吴又可《温疫论》中云：舌苔边白但见中微黄者，即加大黄，甚不可从。虽云伤寒重在误下，温病重在误汗，即误下不似伤寒之逆之甚，究竟承气非可轻尝之品，故云舌苔老黄，甚则黑有芒刺，脉体沉实，的系燥结痞满，方可用之。

或问：子言温病以手经主治，力辟用足经药之非，今亦云阳明证者何？阳明特非足经乎？曰：阳明如市，胃为十二经之海，土者万物之所归也，诸病未有不过此者。前人云伤寒传足不传手，误也，一人不能分为两截。总之伤寒由毛窍而豁，豁，肉之分理之小者；由豁而谷，谷，肉之分理之大者；由谷而孙络，孙络，络之至细者；由孙络而大络，由大络而经，此经即太阳经也。始太阳，终厥阴，伤寒以足经为主，未始不关手经也。温病由口鼻而入，鼻气通于肺，口气通于胃。肺病逆传则为心包，上焦病不治，则传中焦，胃与脾也，中焦病不治，即传下焦，肝与肾也。始上焦，终下焦，温病以手经为主，未始不关足经也。但初受之时，断不可以辛温发其阳耳。盖伤寒伤人身之阳，故喜辛温甘温苦热，以救其阳，温病伤人身之阴，故喜辛凉甘寒甘咸，以救其阴。彼此对勘，自可了然于心目中矣。

白虎汤（方见上焦篇）

大承气汤方

大黄六钱　芒硝三钱　厚朴三钱　枳实三钱

水八杯，先煮枳、朴，后纳大黄、芒硝，煮取三杯。先服一杯，约二时许，得利止后服，不知，再服一杯，再不知，再服。

方论：此苦辛通降咸以入阴法。承气者，承胃气也。盖胃之为腑，体阳而用阴，若在无病时，本系自然下降，今为邪气蟠踞于中，阻其下降之气，胃虽自欲下降而不能，非药力助之不可，故承气汤通胃结，救胃阴，仍系承胃腑本来下降之气，非有一毫私智穿凿于其间也，故汤名承气。学者若真能透彻此义，则施用承气，自无弊窦。大黄荡涤热结，芒硝入阴软坚，枳实开幽门之不通，厚朴泻中宫之实满（厚朴分量不似《伤寒论》中重用者，治温与治寒不同，畏其燥也）。曰大承气者，合四药而观之，可谓无坚不破，无微不入，故曰大也。非真正实热蔽痼，气血俱结者，不可用也。若去入阴之芒硝，则云小矣；去枳、朴之攻气结，加甘草以和中，则云调胃矣。

【分析】

中焦阳明温病的证治

阳明温病	阳明经证	无形热邪浮盛内外，临床常见大热、烦渴，或伴大汗、面赤等候，舌苔黄燥，正是由于邪气浮盛，热邪外张，故脉浮洪燥	用白虎汤辛寒清透
	阳明腑证	为有形邪气结于里，常见潮热，腹部胀满疼痛，大便闭结，舌苔老黄，或黑有芒刺等。正是由于邪结于里，故脉沉数有力，甚则反小而实	重在攻下，用承气汤攻下逐邪

【原文】

★中焦篇第17条：阳明温病，下之不通，其证有五：应下失下，正虚不能运药，不运药者死，新加黄龙汤主之。喘促不宁，痰涎壅滞，右寸实大，肺气不降者，宣白承气汤主之。左尺牢坚，小便赤痛，时烦渴甚，导赤承气汤主之。邪闭心包，神昏舌短，内窍不通，饮不解渴者，牛黄承气汤主之。津液不足，无水舟停者，间服增液，再不下者，增液承气汤主之。

经谓下不通者死，盖下而至于不通，其为危险可知，不忍因其危险难治而遂弃之。兹按温病中下之不通者共有五因：其因正虚不运药者，正气既虚，邪气复实，勉拟黄龙法，以人参补正，以大黄逐邪，以冬、地增液，邪退正存一线，即可以大队补阴而生，此邪正合治法也。其因肺气不降，而里证又实者，必喘促寸实，则以杏仁、石膏宣肺气之痹，以大黄逐肠胃之结，此脏腑合治法也。其因火腑不通，左尺必现牢坚之脉（左尺，小肠脉也，俗候于左寸者非，细考《内经》自知），小肠热盛，下注膀胱，小便必涓滴赤且痛也，则以导赤去淡通之阳药，加连、柏之苦通火腑，大黄、芒硝承胃气而通大肠，此二肠同治法也。其因邪闭心包，内窍不通者，前第五条已有先与牛黄丸，再与承气之法，此条系已下而不通，舌短神昏，闭已甚矣，饮不解渴，消亦甚矣，较前条仅仅谵语，则更急而又急，立刻有闭脱之虞，阳明大实不通，有消亡肾液之虞，其势不可少缓须臾，则以牛黄丸开手少阴之闭，以承气急泻阳明，救足少阴之消，此两少阴合治法也。再此条亦系三焦俱急，当与前第九条用承气、陷胸合法者参看。其因阳明太热，津液枯燥，水不足以行舟，而结粪不下者，非增液不可。服增液两剂，法当自下，其或脏燥太甚之人，竟有不下者，则以增液合调胃承气汤，缓缓与服，约二时服半杯沃之，此一腑中气血合治法也。

新加黄龙汤（苦甘咸法）

细生地五钱　生甘草二钱　人参一钱五分（另煎）　生大黄三钱　芒硝一钱　元参五钱　麦冬（连心）五钱　当归一钱五分　海参（洗）二条　姜汁六匙

水八杯，煮取三杯。先用一杯，冲参汁五分、姜汁二匙，顿服之，如腹中有响声，或转矢气者，为欲便也；候一、二时不便，再如前法服一杯；候二十四刻，不便，再服第三杯；如服一杯，即得便，止后服，酌服益胃汤一剂（益胃汤方见前），余参或可加入。

方论：此处方于无可处之地，勉尽人力，不肯稍有遗憾之法也。旧方用大承气加参、地、当归，须知正气久耗，而大便不下者，阴阳俱备，尤重阴液消亡，不得再用枳、朴伤气而耗液，故改用调胃承气，取甘草之缓急，合人参补正，微点姜汁，宣通胃气，代枳、朴之用，合人参最宣胃气，加麦、地、元参，保津液之难保，而又去血结之积聚，姜汁为宣气分之用，当归为宣血中气分之用，再加海参者，海参咸能化坚，甘能补正，按海参之液，数倍于其身，其能补液可知，且蠕动之物，能走络中血分，病久者必入络，故以之为使也。

宣白承气汤方（苦辛淡法）

生石膏五钱　生大黄三钱　杏仁粉二钱　瓜蒌皮一钱五分

水五杯，煮取二杯，先服一杯，不知，再服。

导赤承气汤

赤芍三钱　细生地五钱　生大黄三钱　黄连三钱　黄柏二钱　芒硝一钱

五杯，煮取二杯，先服一杯，不下，再服。

牛黄承气汤

即用前安宫牛黄丸二丸，化开，调生大黄末三钱，先服一半，不知，再服。

增液承气汤

即于增液汤内，加大黄三钱，芒硝一钱五分。

水八杯，煮取三杯，先服一杯，不知，再服。

【分析】

阳明温病五种下之不通的证治

阳明温病，本应清透、攻下。但下表所列危重证虽具泻下之征，用下法却无效。

证型	临床表现	治则	方药
正虚不运，阳明里实证	撮空肢颤，目不了了，口舌焦燥等气阴大伤之候，同时伴腑实之征	攻邪扶正并举	新加黄龙汤
腑实肺壅	除有腑实之候外，还有痰涎壅盛，喘促不宁等肺病之征	宣肺逐邪，升清降浊	宣白承气汤
二肠同病	小肠为火腑，大小肠相互影响，可出现二肠同病之证，小便赤涩，大便秘结	前涩后秘，须同清二肠，导赤攻下	导赤承气汤
窍闭腑实	邪热上闭心窍，下结肠道，上下窍闭，表现为高热、神昏、便秘	上下同治，开窍攻下	牛黄承气汤
腑实阴伤	阳明热邪耗伤阴液，而燥结不下，出现"无水舟停"之证，表现为大便秘结，舌苔燥裂，唇焦口燥	增液润肠攻下	增液承气汤

【原文】

★中焦篇第 63 条：脉缓身痛，舌淡黄而滑，渴不多饮，或竟不渴，汗出热解，继而复热，内不能运化水谷之湿，外复感时令之湿，发表攻里，两不可施。误认伤寒，必转坏证。徒清热则湿不退，徒祛湿则热愈炽，黄芩滑石汤主之。

脉缓身痛，有似中风，但不浮，舌滑不渴饮，则非中风矣。若系中风，汗出则身痛解而热不作矣；今继而复热者，乃湿热相蒸之汗，湿属阴邪，其气留连，不能因汗而退，故继而复热。内不能运水谷之湿，脾胃困于湿也；外复受时令之湿，经络亦困于湿矣。倘以伤寒发表攻里之法施之，发表则诛伐无过之表，阳伤而成痉，攻里则脾胃之阳伤，而洞泄寒中，故必转坏证也。湿热两伤，不可偏治，故以黄芩、滑石、茯苓皮清湿中之热，蔻仁、猪苓宣湿邪之正，再加腹皮、通草，共成宣气利小便之功，气化则湿化，小便利则火腑通而热自清矣。

黄芩滑石汤（苦辛寒法）

黄芩三钱　滑石三钱　茯苓皮三钱　大腹皮二钱　白蔻仁一钱　通草一钱　猪苓三钱

水六杯，煮取二杯，渣再煮一杯，分温三服。

【分析】

湿热蕴阻中焦的证治

湿热蕴阻中焦症状	脉缓身痛，舌淡黄而滑，渴不多渴，或竟不饮，汗出热解
湿热蕴阻中焦治疗	黄芩滑石汤清热化湿
与伤寒病太阳中风鉴别	脉缓身痛，有似太阳中风，但脉不浮，且舌苔淡黄而滑，则非中风，而是湿热郁阻卫气

从清热则湿不退，徒祛湿则热愈炽理解

徒清热则湿不退	片面强调清热，易凉遏湿邪，达不到清除湿邪的目的
徒祛湿则热愈炽	片面强调祛湿，易助热伤阴，热邪反而更盛

四、邪在下焦

【原文】

★下焦篇第 1 条：风湿、湿热、温疫、温毒、冬温，邪在阳明久羁，或已下，或未下，身热面赤，口干舌燥，甚则齿黑唇裂，脉沉实者，仍可下之。脉虚大，手足心热甚于手足背者，加减复脉汤主之。

湿邪久羁中焦，阳明阳土，未有不克少阴癸水者，或已下而阴伤，或未下而阴竭。若实证居多，正气未至溃败，脉来沉实有力，尚可假手于一下，即《伤寒论》中急下以存津液之谓。若中无结粪，邪热少而虚热多，其人脉必虚，手足心主里，其热必甚于手足背之主表也。若再下其热，是竭其津而速之死也。故以复脉汤复其津液，阴复则阳留，庶可不至于死也。去参、桂、姜、枣之补阳，加白芍收三阴之阴，故云加减复脉汤。在仲景当日，治伤于寒者之结代，自有取于参、桂、姜、枣，复脉中之阳；今治伤于温者之阳亢阴竭，不得再补其阳也。用古法而不拘古方，医者之化裁也。

【分析】

1. 本条论述下焦温病的证治

阳明温病邪正相交，经治疗，可使邪气渐消，正气渐复，病趋痊愈；若邪气亢盛，或治疗不当，必消耗正气，病至下焦。正如吴鞠通在本条自注中说："温邪久羁中焦，阳明阳土，未有不克少阴癸水者，或

已下而阴伤，或未下而阴竭。"

2. 吴氏论下焦病的两种情况

证候	临床表现	分析	治疗
阳明热结，应下失下，灼伤津液（实中夹虚）	身热，面红，口干舌燥，甚者牙齿发黑，口唇燥裂，脉沉实	热邪已消烁肾阴，但阳明热结仍在，还须用下法，急下承阴	增液承气汤之类，泻而不伤阴
病至下焦，正气已虚，肾阴枯竭（虚多邪少）	脉虚大无力，手足心热甚于手足背，口干，舌燥，齿黑，唇裂	为邪热深入下焦，灼伤肾阴	加减复脉汤，滋养阴液为主

3. 下焦病几种情况鉴别

证候	病机	治疗
黄连阿胶汤证	热炽阴伤，邪热炽盛	按苦甘咸寒法制方，以黄连、黄芩苦寒泄火
青蒿鳖甲汤证	邪留阴分，邪热已去其势用药前者在后	按辛凉合甘寒法制方，不用苦寒
三甲复脉汤	邪少虚多之阴虚风动	按咸寒甘润法制方
大定风珠	按酸甘咸法制方，在三甲复脉汤的基础上加用五味子和鸡子黄，滋腻收敛之性增强，可知其正虚更甚，邪气几无	

五、治病法论

【原文】

★治外感如将（兵贵神速，机圆法活，去邪务尽，善后务细，盖早平一日，则人少受一日之害）；治内伤如相（坐镇从容，神机默运，无功可言，无德可见，而人登寿域）。治上焦如羽（非轻不举）；治中焦如衡（非平不安）；治下焦如权（非重不沉）。

本条纲领式概括治疗外感内伤和三焦的精神内涵。

吴鞠通此条为中医治法的警句名言，语言精炼，内涵丰富。

1. 比较外感与内伤的治疗不同

外感病	往往起病急，发病快，变化多而复杂	治疗有如将军领兵作战，医者要善于把握时机，主动出击，并随时根据病情的变化调整治疗策略
内伤杂病	往往起病缓，病势缠绵，病程长	对其治疗，吴氏喻为如丞相处理内务事物，医者要仔细琢磨，从容应对，循序渐进，虽效果较缓，但不可急功近利

2. 三焦因其病位不同，用药有轻、平、重之不同

邪在上焦	上焦位高，多为疾病初起	宜用质轻味薄轻清之品开上，如银翘散、桑菊饮之类，用药质地皆轻，才能轻清透邪外达
邪在中焦	中焦位居于中	用药宜取轻重适宜之品以运中，如连朴饮之类，使药能入于中焦发挥治疗效果
邪在下焦	下焦位居于下，多为疾病后期	宜用味厚重浊之品以填下，如复脉汤之类。治疗体现了用药质地宜重的思想

3. 三焦分治的理解

治上焦如羽（非轻不举）	是指治疗上焦病证要用轻清升浮的药物为主，因为非轻浮上升之品就不能达到在上的病位，用药剂量也要轻，煎煮时间也要少，不要过用苦寒沉降之品
治中焦如衡（非平不安）	可从两个方面理解，一指治疗中焦温热性质病证，要注意去邪气之盛而复正气之衰，使归于平；二指治疗中焦湿热性病证，要注意分消湿热，升脾降胃，不可偏治一边
治下焦如权（非重不沉）	是指治疗下焦病证要注意使用重镇平抑、厚味滋潜之品，使之直达于下。且下焦肝肾阴虚多用滋腻重沉之品

巩固与练习

一、填空题

1. 吴鞠通《温病条辨》指出："温病者：有风温、_____、_____、_____、_____、_____、有冬温、有温疟。"

2. 吴鞠通《温病条辨》指出："凡病温者，始于_____，在_____。"

3. 吴鞠通《温病条辨》指出："风温者，初春阳气始开，厥阴行令，_____。"

4. 吴鞠通《温病条辨》指出："太阴之为病，脉不缓不紧而动数，或两寸独大，_____、_____、_____、_____、口渴，或不渴而咳，午后热甚者，名曰温病。"

5. 吴鞠通《温病条辨》指出："太阴风温、温热、温疫、冬温，初

起恶风寒者，桂枝汤主之；_____，_____。温毒、暑温、湿温、温疟，不在此例。"

6. 吴鞠通《温病条辨》指出："太阴风温，_____，_____，_____，辛凉轻剂桑菊饮主之。"

7. 吴鞠通《温病条辨》指出："白虎本为达热出表，若其人_____，不可与也；_____，不可与也；_____，不可与也；_____，不可与也；常须识此，勿令误也。"

8. 吴鞠通《温病条辨》指出："头痛恶寒，身重疼痛，舌白不渴，脉弦细而濡，面色淡黄，胸闷不饥，午后身热，状若阴虚，病难速已，名曰_____，汗之则_____，甚则_____，下之则_____，润之则_____，长夏深秋冬日同法，_____主之。"

9. 吴鞠通《温病条辨》指出："面目俱赤，语声重浊，呼吸俱粗，大便闭，小便涩，舌苔老黄，甚则黑有芒刺，但恶热，不恶寒，日晡益甚者，传至中焦，阳明温病也。_____者，白虎汤主之；_____，甚则_____者，大承气汤主之。暑温、湿温、温疟，不在此例。"

10. 吴鞠通《温病条辨》指出："温病由口鼻而入，鼻气通于肺，口气通于胃。肺病逆传则为_____，上焦病不治，则传中焦，_____也，中焦病不治，即传下焦，_____也。"

11. 吴鞠通《温病条辨》指出："阳明温病，下之不通，其证有五：应下失下，正虚不能运药，不运药者死，_____主之。喘促不宁，痰涎壅滞，右寸实大，肺气不降者，_____主之。左尺牢坚，小便赤痛，时烦渴甚，_____主之。邪闭心包，神昏舌短，内窍不通，饮不解渴者，_____主之。津液不足，无水舟停者，间服_____，再不下者，_____主之。"

12. 吴鞠通《温病条辨》指出："脉缓身痛，舌淡黄而滑，渴不多饮，或竟不渴，汗出热解，继而复热。_____，_____，发表攻里，两不可施，误认伤寒，必转坏证。_____，_____，黄芩滑石汤主之。"

13. 吴鞠通《温病条辨》指出："风温、温热、温疫、温毒、冬温，邪在阳明久羁，或已下，或未下，身热面赤，口干舌燥，甚则齿黑唇裂，脉沉实者，仍可下之；_____，_____者，加减复脉汤主之。"

14. 吴鞠通《温病条辨》指出："_____，_____，_____者，青蒿鳖甲汤主之。"

15. 吴鞠通《温病条辨》指出："_____（兵贵神速，机圆法活，去邪务尽，善后务细，盖早平一日，则人少受一日害）；_____（坐镇从容，神机默运，无功可言，无德可见，而人登寿域）。_____（非轻不举）；_____（非平不安）；_____（非重不沉)"

二、选择题

（一）A 型题

16.《温病条辨》的作者是(　　)

    A. 吴又可　　　　　B. 吴鞠通　　　　　C. 叶天士

    D. 薛生白　　　　　E. 王孟英

17.《温病条辨》一书创立并完善了哪种辨证纲领(　　)

    A. 六经辨证　　　　B. 卫气营血辨证　　C. 三焦辨证

    D. 脏腑辨证　　　　E. 经络辨证

18. 温病是多种外感热病的总称，《温病条辨》上焦篇首条列举了多少种常见温病(　　)

    A. 5　　　　　　　　B. 7　　　　　　　　C. 9

    D. 11　　　　　　　E. 12

19. 吴鞠通认为太阴风温初起但热不恶寒而渴者，以什么方治疗(　　)

    A. 辛凉轻剂桑菊饮　　　　B. 辛凉平剂银翘散

    C. 辛凉重剂白虎汤　　　　D. 桂枝汤

    E. 达原饮

20. 太阴风温，但咳，身不甚热，微渴者，哪首方主之(　　)

    A. 辛凉轻剂桑菊饮　　　　B. 辛凉平剂银翘散

    C. 辛凉重剂白虎汤　　　　D. 桂枝汤

E. 达原饮

21. 辛凉轻剂是指(　　　)

　　A. 桑菊饮　　　　　　B. 银翘散　　　　　　C. 白虎汤

　　D. 桔梗汤　　　　　　E. 桑杏汤

22. 辛凉平剂是指(　　　)

　　A. 桑菊饮　　　　　　B. 银翘散　　　　　　C. 桑杏汤

　　D. 桔梗汤　　　　　　E. 白虎汤

23. 辛凉重剂是指(　　　)

　　A. 桑菊饮　　　　　　B. 银翘散　　　　　　C. 桑杏汤

　　D. 桔梗汤　　　　　　E. 白虎汤

24. 吴鞠通认为银翘散证出现项肿咽痛者，可加用(　　　)

　　A. 射干、马勃　　　　B. 射干、栀子　　　　C. 生地、玄参

　　D. 大青叶、玄参　　　E. 马勃、玄参

25. 银翘散证出现衄者，其加减法为(　　　)

　　A. 去芥穗，加白茅根、侧柏碳、栀子碳、粉丹皮

　　B. 去芥穗、豆豉，加白茅根、侧柏炭、栀子炭

　　C. 去芥穗、桔梗，加白茅根、侧柏炭、栀子炭

　　D. 去芥穗、桔梗，加白茅根、侧柏炭、粉丹皮

　　E. 去芥穗、豆豉，加白茅根、侧柏炭、粉丹皮

26. 下列除哪项外均是吴鞠通所谓的白虎汤应用禁忌(　　　)

　　A. 脉浮弦而细者　　　B. 脉沉者　　　　　　C. 不渴者

　　D. 汗不出者　　　　　E. 不大便者

27. 邪热入营的清营汤证"反不渴"是因为(　　　)

　　A. 邪热不甚　　　　　　　　B. 兼有痰邪

　　C. 兼有瘀血　　　　　　　　D. 邪热蒸腾营阴上泛

　　E. 热扰心神而不觉

28. 吴鞠通认为上焦温病常见两种死证是(　　　)

　　A. 肺之化源绝者和心神内闭，内闭外脱者

　　B. 逆传心包者和心神内闭，内闭外脱者

　　C. 逆传心包者和肺之化源绝者

　　D. 阳明太实，土克水者和肺之化源绝者

E. 阳明太实，土克水者和逆传心包者

29. 吴鞠通所谓湿温初起治疗"三禁"是指(　　)

A. 汗、吐、下　　　　B. 汗、下、润　　　　C. 吐、下、和

D. 温、清、消　　　　E. 清、养、透

30. 三仁汤中的"三仁"是指(　　)

A. 杏仁、桃仁、苡仁　　　　　　B. 桃仁、苡仁、蔻仁

C. 苡仁、蔻仁、杏仁　　　　　　D. 蔻仁、杏仁、桃仁

E. 以上都不是

31. 三仁汤中用"杏仁"主要是取其什么作用(　　)

A. 止咳平喘　　　　B. 化痰散湿　　　　C. 轻开上焦肺气

D. 润肺止咳　　　　E. 润肠通便

32. 湿温初起而见"胸闷不饥"的主要原因是(　　)

A. 胃肠有积滞　　　　B. 湿热阻滞中焦气机　　C. 中气实

D. 胃强脾弱　　　　E. 中气虚

33. 症见"头痛恶寒，身重疼痛，舌白不渴，脉弦细而濡，面色淡黄，胸闷不饥，午后身热，状若阴虚，病难速已"者，其病为(　　)

A. 风温　　　　　　B. 春温　　　　　　C. 暑湿

D. 湿温　　　　　　E. 伏暑

34. "手太阴暑温"初起，"但汗不出者"表明(　　)

A. 暑热不甚　　　　B. 兼有寒邪郁表　　　C. 兼有湿邪郁表

D. 病从里发　　　　E. 暑热郁表

35. 吴鞠通认为"温病最忌辛温，暑病不忌"，是因为(　　)

A. "暑必兼湿"　　　　B. "暑必兼寒"　　　　C. "暑必兼痰"

D. "暑必伤阳"　　　　E. 以上都不是

36. "阳明温病，下之不通"，若兼见"喘促不宁，痰涎壅滞，右寸实大"的表现，说明其病机兼有(　　)

A. 正虚不能运药　　　B. 肺气不降　　　　C. 火腑不通

D. 邪闭心包　　　　E. 无水舟停

37. "阳明温病，下之不通"，若兼见"左尺牢坚，小便赤痛，时烦渴甚"的表现，说明其病机兼有(　　)

A. 正虚不能运药　　　B. 肺气不降　　　　C. 火腑不通

D. 邪闭心包　　　　E. 无水舟停

38. "阳明温病，下之不通"，若兼见"神昏舌短，内窍不通，饮不解渴"的表现，说明其病机兼有(　　　　)

A. 正虚不能运药　　　B. 肺气不降　　　　C. 火腑不通

D. 邪闭心包　　　　　E. 无水舟停

39. 牛黄承气汤的药物组成是(　　　　)

A. 牛黄加大承气汤　　　　　B. 牛黄加小承气汤

C. 安宫牛黄丸加大承气汤　　D. 安宫牛黄丸加小承气汤

E. 安宫牛黄丸加生大黄

40. 增液承气汤的药物组成是(　　　　)

A. 增液汤加大承气汤　　　　B. 增液汤加小承气汤

C. 增液汤加调味承气汤　　　D. 增液汤加大黄、芒硝

E. 增液汤加大黄

41. 一、二、三、四、五加减正气散均有下列哪组药物(　　　　)

A. 藿香、广皮、厚朴、半夏　　B. 藿香、广皮、半夏、茯苓

C. 藿香、半夏、厚朴、茯苓　　D. 半夏、广皮、厚朴、茯苓

E. 藿香、广皮、厚朴、茯苓

42. "三焦湿郁，升降失司，脘连腹胀，大便不爽"者，治宜选用(　　　　)

A. 一加减正气散　　　B. 二加减正气散　　　C. 三加减正气散

D. 四加减正气散　　　E. 五加减正气散

43. 认为导致湿温的原因是"内不能运水谷之湿，外复感时令之湿"的医家是谁(　　　　)

A. 叶天士　　　　　　B. 薛生白　　　　　　C. 雷少逸

D. 吴鞠通　　　　　　E. 吴又可

44. 对于湿温的治疗，哪部著作指出"徒清热则湿不退，徒祛湿则热愈炽"。(　　　　)

A.《温病条辨》　　　B.《温热论》　　　　C.《湿热病篇》

D.《温热经纬》　　　E.《温疫论》

45. 因"吸受秽湿"，而症见"热蒸头胀，身痛呕逆，小便不通，神识昏迷，舌白，渴不多饮"者，辨证为（　　）

    A. 湿热酿痰，蒙蔽心包　　　　B. 湿热弥漫三焦

    C. 湿热郁伏膜原　　　　　　　D. 湿热困阻中焦

    E. 湿热闭阻下焦

46. 加减复脉汤是指（　　）

    A. 复脉汤加玄参减参、桂、姜、枣

    B. 复脉汤加白芍减参、桂、姜、枣

    C. 复脉汤加玄参减参、桂、姜、草

    D. 复脉汤加白芍减参、桂、姜、草

    E. 复脉汤加玄参、白芍减参、桂、姜、枣

47. 温病后期，"夜热早凉，热退无汗，热自阴来者"，治宜选用（　　）

    A. 加减复脉汤　　　　B. 三甲复脉汤　　　　C. 大定风珠

    D. 青蒿鳖甲汤　　　　E. 黄连阿胶汤

48. 温病后期邪热留伏阴分的发热表现是（　　）

    A. 夜热早凉，热退无汗

    B. 日晡潮热，体热肢厥

    C. 身热不扬，汗出不解

    D. 往来寒热，热多寒少

    E. 身热夜甚，天明得汗诸症稍减但胸腹灼热不除

49. 三甲复脉汤、青蒿鳖甲汤、大定风珠、黄连阿胶汤四个方证的邪气程度比较顺序是（　　）

    A. 三甲复脉汤＞青蒿鳖甲汤＞大定风珠＞黄连阿胶汤

    B. 黄连阿胶汤＞青蒿鳖甲汤＞大定风珠＞三甲复脉汤

    C. 黄连阿胶汤＞青蒿鳖甲汤＞三甲复脉汤＞大定风珠

    D. 黄连阿胶汤＞大定风珠＞青蒿鳖甲汤＞三甲复脉汤

    E. 青蒿鳖甲汤＞黄连阿胶汤＞三甲复脉汤＞大定风珠

（二）B 型题

    A. 微渴　　　　　　　B. 渴甚　　　　　　　C. 不渴

      D. 渴不欲饮   E. 但欲漱口不欲咽

50. 桑菊饮证常见(   )

51. 清营汤证常见(   )

52. 白虎汤证常见(   )

      A. 宣白承气汤   B. 牛黄承气汤   C. 增液承气汤

      D. 导赤承气汤   E. 新加黄龙汤

53. "阳明温病，下之不通"，若因"应下失下，正虚不能运药"者，宜选用(   )

54. "阳明温病，下之不通"，若因兼"肺气不降"，而见"喘促不宁，痰涎壅滞，右寸实大"者，宜选用(   )

55. "阳明温病，下之不通"，若因兼"火腑不通"，而见"左尺牢坚，小便赤痛，时烦渴甚"者，宜选用(   )

56. "阳明温病，下之不通"，若因兼"邪闭心包"，而见"神昏舌短，内窍不通，饮不解渴"者，宜选用(   )

      A. 邪正合治法   B. 脏腑合治法   C. 二肠同治法

      D. 两少阴合治法   E. 一腑中气血合治法

57. 牛黄承气汤体现的治法是(   )

58. 新加黄龙汤体现的治法是(   )

59. 增液承气汤体现的治法是(   )

60. 宣白承气汤体现的治法是(   )

61. 导赤承气汤体现的治法是(   )

      A. 一加减正气散   B. 二加减正气散   C. 三加减正气散

      D. 四加减正气散   E. 五加减正气散

62. "湿郁三焦，脘闷，便溏，身痛，舌白，脉象模糊"者，治宜选用(   )

63. "秽湿着里，舌黄脘闷，气机不宣，久则酿热"者，治宜选用(   )

      A. 叶天士   B. 薛生白   C. 雷少逸

      D. 吴鞠通   E. 吴又可

64. 对于湿温的治疗，提出"徒清热则湿不退，徒祛湿则热愈炽"

的是(　　)

65. 对于湿温的治疗，提出"当三焦分治"的是(　　)

A. 麻黄汤　　　　B. 桂枝汤　　　　　C. 三仁汤

D. 枳实导滞汤　　E. 黄芩滑石汤

66. 湿温病症见"头痛恶寒，身重疼痛，舌白不渴，脉弦细而濡，面色淡黄，胸闷不饥，午后身热，状若阴虚，病难速已"者，以何方主治(　　)

67. 湿温病症见"脉缓身痛，舌淡黄而滑，渴不多饮，或竟不渴，汗出热解，继而复热"者，以何方主治(　　)

A. 承气辈　　　　B. 复脉汤　　　　　C. 枳实导滞汤

D. 黄连阿胶汤　　E. 加减复脉汤

68. 风温、温热、温疫、温毒、冬温，邪热羁留阳明日久，若症见"身热面赤，口干舌燥，甚则齿黑唇裂，脉沉实者"，治宜选用(　　)

69. 风温、温热、温疫、温毒、冬温，邪热羁留阳明日久，若症见"脉虚大，手足心热甚于手足背者"，治宜选用(　　)

（三）X 型题

70. 吴鞠通认为温病的发病特点有(　　)

A. 始于上焦　　　B. 由口鼻而入　　　C. 自上而下发展

D. 由毛窍而入　　E. 始于足太阳

71. 吴鞠通认为太阴温病初起的脉象可表现为(　　)

A. 浮紧　　　　　B. 浮缓　　　　　　C. 动数

D. 两寸独大　　　E. 弦细而濡

72. 吴鞠通列举了哪几种白虎汤的应用禁忌(　　)

A. 脉浮弦而细者　B. 脉沉者　　　　　C. 不渴者

D. 汗不出者　　　E. 不大便者

73. 吴鞠通认为热厥常见于下列哪些情况下(　　)

A. 热闭心包　　　B. 阳明太实　　　　C. 阳明热盛

D. 热久损伤肝肾之阴　　　E. 湿热酿痰蒙蔽心包

74. 湿温初起治疗禁用(　　)

A. 汗　　　　　　B. 清　　　　　　　C. 下

D. 透　　　　　　　　E. 润

75. 三仁汤是由下列哪些药物组成（　　）

A. 生苡仁、白蔻仁、杏仁　　B. 厚朴、半夏

C. 滑石、白通草、竹叶　　　D. 滑石、木通、竹茹

E. 白蔻仁、杏仁、桃仁

76. 湿温初起误用汗法导致"神昏耳聋，甚则目瞑不欲言"的机理是什么（　　）

A. 耗伤心阳

B. 热邪内闭

C. 虚热内扰

D. 湿浊随辛温药蒸腾上蒙清窍

E. 湿热酿痰蒙蔽心包

77. 宣白承气汤是由哪几味药组成（　　）

A. 生大黄　　　　　B. 芒硝　　　　　　C. 生石膏

D. 杏仁　　　　　　E. 栝楼皮

78. 吴鞠通五个加减正气散所治病证均有湿浊内郁，阻滞气机，脾胃升降失司的病理变化，病机中兼有湿蕴化热的有（　　）

A. 一加减正气散　　B. 二加减正气散　　C. 三加减正气散

D. 四加减正气散　　E. 五加减正气散

79. 吴鞠通五个加减正气散所治病证均有湿浊内郁，阻滞气机，脾胃升降失司的病理变化，病机中兼有湿从寒化的有（　　）

A. 一加减正气散　　B. 二加减正气散　　C. 三加减正气散

D. 四加减正气散　　E. 五加减正气散

80. 下列有关治病方法的论述，语出《温病条辨》的有（　　）

A. 治上焦如羽　　　B. 治中焦如衡　　　C. 治下焦如权

D. 治外感如将　　　E. 治内伤如相

三、改错题

81. 吴鞠通认为"凡病温者，始于上焦，在手厥阴。"

82. "太阴风温，……初起恶风寒者，桂枝汤主之；但热不恶寒而渴者，辛凉重剂白虎汤主之。"

83. "太阴风温，但咳，身不甚热，微渴者，辛凉平剂银翘散主之。"

84. 吴鞠通提出湿温初起治法"三禁"首言禁汗，说明治疗湿温绝对禁用辛温之品。

85. 吴鞠通认为"温病最忌辛温，暑病不忌者"，是因为暑性本善开泄。

86. 暑温、伏暑，名相近而病相异，治法大相径庭。

87. 三甲复脉汤中的"三甲"是指鳖甲、龟甲和穿山甲。

88. 吴鞠通说："治上焦如羽（非轻不举），治中焦如衡（非平不安）"，所以辛凉轻剂桑菊饮用以治疗上焦病，辛凉平剂银翘散用以治疗中焦病。

四、简答题

89. 辛凉轻剂、辛凉平剂、辛凉重剂分别是指什么方？

90. 为什么"温病最忌辛温，暑病不忌"？

91. 何谓肺之化源绝？

92. 何谓邪正合治法？

93. 何谓脏腑合治法？

94. 何谓二肠合治法？

95. 何谓两少阴合治法？

96. 何谓气血合治法？

97. 何谓无水舟停？

98. 何谓阴复阳留？

99. 加减复脉汤对复脉汤做了哪些加减？

100. 吴鞠通认为温病热厥有哪三等，分别适用于什么治法？

101. 银翘散的立方原则是什么？

五、问答题

102. 银翘散的煎服法有哪些特点？

103. 辛凉轻剂和辛凉平剂的适应证有何区别？

104. 如何理解"温病忌汗，汗之不惟不解，反生他患"？

105. 如何理解"白虎四禁"？

106. 湿温初起治禁是什么？如何理解？

107. "阳明温病，下之不通，其证有五"是指哪五证？其证治方药分别是什么？

108. 试述一～五加减正气散的药物变化及证治特点。

109. 湿热蕴阻中焦为什么"徒清热则湿不退，徒祛湿则热愈炽"？此时应如何选方用药？

110. 如何理解"治上焦如羽（非轻不举）、治中焦如衡（非平不安）、治下焦如权（非重不沉）。"

参考答案

一、填空题

1. 有温热　有温疫　有温毒　有暑温　有湿温　有秋燥

2. 上焦　手太阴

3. 风夹温也

4. 尺肤热　头痛　微恶风寒　身热自汗

5. 但热不恶寒而渴者

6. 但咳　身不甚热　微渴者

7. 脉浮弦而细者　脉沉者　不渴者　汗不出者

8. 湿温　神昏耳聋　目瞑不欲言　洞泄　病深不解　三仁汤

9. 脉浮洪躁甚　脉沉数有力　脉体反小而实

10. 心包　胃与脾　肝与肾也

11. 新加黄龙汤　宣白承气汤　导赤承气汤　牛黄承气汤　增液增液承气汤

12. 内不能运水谷之湿　外复感时令之湿　徒清热则湿不退　徒祛湿则热愈炽

13. 脉虚大　手足心热甚于手足背

14. 夜热早凉　热退无汗　热自阴来

15. 治外感如将　治内伤如相　台上焦如羽　治中焦如衡　治下焦如权

二、选择题

（一）A 型题

16. B　17. C　18. C　19. B　20. A　21. A　22. B　23. E　24. E
25. B　26. E　27. D　28. A　29. D　30. C　31. C　32. B　33. D
34. B　35. A　36. B　37. C　38. D　39. E　40. D　41. E　42. A
43. D　44. A　45. B　46. B　47. D　48. A　49. C

（二）B 型题

50. A　51. C　52. B　53. E　54. A　55. D　56. B　57. D　58. A
59. E　60. B　61. C　62. B　63. C　64. D　65. B　66. C　67. E
68. A　69. E

（三）X 型题

70. ABC　71. CD　72. ABCD　73. ABD　74. ACE　75. ABC
76. AD　77. ACDE　78. ABC　79. DE　80. ABCDE

三、改错题

81. 可改为：吴鞠通认为"凡病温者，始于上焦，在手太阴。"

答案分析："凡病温者，始于上焦，在手太阴。"是吴鞠通的个人观点，他认为温邪侵犯人体一般是从口鼻而入，而鼻气通于肺、肺合皮毛，因而温病发病多始于上焦肺卫。但温病的起病部位其实比较复杂，不限于手太阴一途，王孟英云："病起于下者有之……起于中者有之"，所言极是。

82. 可改为："太阴风温，……初起恶风寒者，桂枝汤主之；但热不恶寒而渴者，辛凉平剂银翘散主之。"

答案分析：条文中所述的银翘散适应症"但热不恶寒而渴"，有似邪热入里，热盛伤津的气分证表现，实际上银翘散是治疗风热表证的代表方。究吴氏之意，所谓"不恶寒"是为了和前面所述的桂枝汤"恶风寒"相鉴别，但实际上是否"恶风寒"并不能作为两者有效的鉴别点，银翘散证也可出现恶风寒，不过可能比较轻；口渴也不似气分热盛证的渴甚。所以，临床运用时应灵活看待，不能拘泥于条文。银翘散的组方原则是"治以辛凉，佐以苦甘"，是温凉并用的代表方，适合于表郁较甚，微恶风寒而无汗或少汗者，若果发热、不恶寒而汗出、口渴甚，苔黄，脉洪大者，则宜辛凉重剂白虎汤。

83. 可改为："太阴风温，但咳，身不甚热，微渴者，辛凉轻剂桑菊饮主之。"

答案分析：本条身不甚热而口微渴，可见病情较轻。"但咳"乃强调咳嗽是本条主症。证由风热犯肺，肺失宣畅所致，故用桑菊饮，以宣肺清热止咳。

84. 吴鞠通提出湿温初起治法"三禁"首言禁汗，说明治疗湿温禁过用辛温发汗之品。

答案分析：湿温初起汗之则"汗伤心阳，湿随辛温发表之药蒸腾上逆，内蒙心窍则神昏，上蒙清窍则耳聋目瞑不言。"但禁汗并非绝对禁用辛温之品，乃禁过用辛温发汗之物，而辛温芳化透湿之藿香即为常用之品，因湿邪容易困阻脾胃，故治方中亦常伍用辛散温运中焦之品如朴、姜、夏之类。

85. 可改为：吴鞠通认为"温病最忌辛温，暑病不忌者"，是因为暑必兼湿。

答案分析：吴氏认为"温病最忌辛温，暑病不忌者，以暑必兼湿，湿为阴邪，非温不解"。但临床当具体分析，王孟英认为并非"暑必兼湿"，而是暑多兼湿，所以当暑温兼湿时，治疗不忌辛温，当单纯暑温不兼湿，则忌用辛温。

86. 可改为：暑温、伏暑，名虽异而病实同，治法须前后互参。

答案分析：暑温（挟湿）、湿温和伏暑的病因都兼具湿与热的双重性质，在治疗方法上有许多可互参之处，不可偏执。

87. 可改为：三甲复脉汤中的"三甲"是指鳖甲、龟甲和牡蛎。

答案分析：复脉汤去参、桂、姜、枣，加白芍为加减复脉汤；加减复脉汤去麻仁，加牡蛎为一甲复脉汤；加减复脉汤加牡蛎、鳖甲为二甲复脉汤，加减复脉汤加牡蛎、鳖甲、龟板为三甲复脉汤。

88. 可改为：吴鞠通说："治上焦如羽（非轻不举），治中焦如衡（非平不安）"，但辛凉轻剂桑菊饮和辛凉平剂银翘散均是用以治疗上焦温病。

答案分析：治中焦如衡（非平不安）可从两个方面理解，一指治疗中焦温热性质病证，要注意去邪气之盛而复正气之衰，使归于平；二指治疗中焦湿热性病证，要注意分消湿热，升脾降胃，不可偏治一边。而银翘散之谓辛凉平剂，是指用药除辛凉之品外，尚有辛平、芳香之品，药性平正不偏，是为清肃上焦而设。

四、简答题

89. 辛凉轻剂、辛凉平剂、辛凉重剂分别是指桑菊饮、银翘散、白虎汤。

90. "温病最忌辛温，暑病不忌者，"是因为暑多兼湿，而湿为阴邪，非温不解，故不忌辛温。但若暑温不兼湿者，则忌用辛温之品。

91. 温病上焦邪热盛极，不但耗伤肺阴，灼伤肺络，而且壮火食气伤阳，阴伤阳气无以根，出现肺焦阴伤无以生阳，气脱阳虚无以化阴的复杂病理机制叫肺之化源绝。常出现汗涌、鼻扇、脉散而数、咳吐粉红色血水等临床表现。

92. 当腑实应下失下，邪气留连，正气内虚，不能运药，应采用扶正逐邪，即邪正合治，代表方为新加黄龙汤。

93. 对于痰热阻肺，腑有热结者，不能徒恃通下所能取效，须一面宣肺气之痹，一面逐肠胃之结，即脏腑合治法，代表方为宣白承气汤。

94. 对于阳明腑实，小肠热盛证，此时治法，一以通大便之秘，一以泻小肠之热，即二肠同治法，代表方为导赤承气汤。

95. 对于热入心包，阳明腑实者，徒攻阳明无益，须攻下泄热，以急消肾液亡失之虞，同时开少阴心窍方可，即两少阴合治法，代表方为牛黄承气汤。

96. 若因邪入阳明，肠腑阴液损伤太重，大便不通，可用养阴荡结的增液承气汤，此为一腑之中，进行"气血合治"的方法。

97. 由于肠道阴液亏耗，大便不通，有如江河无水，船舶不能行驶一样，称为无水舟停。

98. 因为阳为阴之使，阴为阳之根，当温病热盛时久，阴液极度耗损，阳气有脱失之虞，急当补益阴液以使阳气根固不至脱失，称为复阴留阳。

99. 去其中参、桂、姜、枣之补阳，加白芍收三阴之阴，故云加减复脉汤。

100. 上焦病见热厥以邪在心包络居多，当以芳香开窍为法，可取安宫牛黄丸或紫雪丹或至宝丹。而中焦则因阳明太实，上冲心包，当急下存阴，可取承气汤。下焦热厥，多阴虚风动，当育阴潜阳，可用三甲复脉汤或大定风珠。

101. 银翘散的立方原则是遵从《内经》"风淫于内，治以辛凉，佐以苦甘"法。

五、问答题

102. 银翘散的煎服法有三个特点：一是不宜过煎，"香气大出即取服"，因"肺药取轻清，过煮则味厚而入中焦矣。"二是药先制成散剂再煎煮，可以使药物有效成分易于煎出而不至于过煎。三是频服取效，"病重者，约二时一服，日三服，夜一服；轻者三时一服，日二服，夜一服；病不解者，作再服。"

103. 银翘散与桑菊饮均为辛凉解表方剂，适用于风热侵犯肺卫之证。但银翘散中荆芥、豆豉等辛散透表之品合于大队辛凉药物中，其解表之力较胜，且银花、连翘用量大，并配竹叶，清热作用较强；桑菊饮多为辛凉之品，力轻平和，其解表之力较逊于银翘散，方中加用杏仁宣通肺气，止咳作用较银翘散为优。所以风温初起邪袭肺卫而偏于表热较重，以发热微恶寒、咽痛为主症者，宜用银翘散；偏于肺失宣降，表证较轻，以咳嗽为主症者，宜用桑菊饮。

104. 吴氏在此所谓忌汗主要是指辛温发汗法，他认为温病忌汗的原因有三个方面：一是温邪从口鼻而入，病初在手太阴肺，治宜辛凉清解，而辛温发汗无益；二因汗为心之液，发汗过多则容易伤及心阳，而出现神明内乱、谵语癫狂、内闭外脱之变；三是因为汗为五液之一，发汗过多不但伤阳，而且也会伤阴。但此说并不绝对，因为一方面辛凉清解方药投之往往也有微微汗出之象，另一方面若表郁较重，或兼有阴湿为患者，往往需要加用少量辛温之品，以增强疏表透邪或温化之力。但临床必须注意不能过用辛温燥液之品，或发汗过多。

105. 白虎四禁是指"脉浮弦而细者，不可与也；脉沉者，不可与也；不渴者，不可与也；汗不出者，不可与也"。吴氏在此是以症候言病机，如叶子雨认为：脉弦细属足少阳，脉沉属足太阴，不渴为无内热，汗不出为表未解，故皆不宜用白虎汤。但临床不宜看死，如张锡纯认为"用白虎汤之定例，渴者加人参，其不渴者即服白虎汤原方。……且石膏原有发表之性，其不汗出者不正可借以发其汗乎？"吴又可也认为"里证下后，脉浮而微数，身微热，神思或不爽，此邪热浮于肌表，里无壅滞也，虽无汗，宜白虎汤，邪从汗解"。

吴氏自己也有"下后无汗脉浮者，银翘汤主之；脉浮洪者，白虎汤主之"之说。

总的来说，白虎汤为治肺胃无形邪热的代表方，凡不属本证者皆不宜使用或单独使用白虎汤。

106. 湿温初起三禁是指禁汗、禁下和禁润。所谓湿温初起三禁是针对湿温初起时较易误诊的三种情况而言，若见恶寒头痛，身重疼痛，误认为伤寒而用辛温发汗之药，则会耗伤心阳，湿浊随辛温之品上蒙清窍，可致神昏、耳聋、目闭等症；若见胸闷不饥等湿热阻滞脾胃之症，误以为胃肠积滞而妄用苦寒攻下。则脾阳受损，脾气下陷，湿邪下趋而为洞泄；若见午后身热等而误认为阴虚，妄用滋腻阴柔之药，势必使湿邪锢结难解，病情加重而难以治愈。但有时不能绝对拘于三禁之说，如湿温初起，邪在卫气，虽不能过于辛温发汗，但所用的芳香宣透之法也属于汗法，用药后往往有微汗邪透的效果，另外在湿温发展过程中，若形成阳明里实，或化燥伤阴，则当下当润。

107. "阳明温病，下之不通，其证有五"的五证及其治法方药分别是：

阳明腑实兼气阴两伤证，治宜益气养阴，攻下腑实，代表方为新加黄龙汤。

阳明腑实兼痰热阻肺证，治宜宣肺化痰，攻下腑实，代表方为宣白承气汤。

阳明腑实兼小肠热盛证，治宜导赤泄热，攻下腑实，代表方为导赤承气汤。

阳明腑实兼热入心包证，治宜清心开窍，攻下腑实，代表方为牛黄承气汤。

　　阳明腑实兼肠液亏虚证，治宜滋阴通便，代表方为增液承气汤。

　　108. 一、二、三加减正气散证的病机为湿浊困阻中焦，湿渐化热，但以三加减正气散热象更明显，二加减正气散尚见湿热阻滞经络；四、五加减正气散证的病机为湿浊从湿化、寒化。故五个加减正气散均以藿香、广皮、厚朴、茯苓四味为基本药物，以芳香化浊，理气化湿，一加减正气散绵茵陈清利湿热；二加减正气散以通草、薏仁、清利湿热，大豆黄卷化蕴酿之湿热；三加减正气散以滑石辛淡而凉，清湿中之热；四加减正气散加草果急运坤阳；五加减正气散加苍术以燥脾湿。

　　109. 因为湿热之邪为阴阳合邪，湿为阴邪，其性黏滞，治当辛温宣散燥化，或淡渗，若片面强调清热，一派寒凉则容易凉遏湿邪，达不到清除湿邪的目的；而热为阳邪，易耗伤津液，治当寒凉清解，若片面强调祛湿，一派温燥淡渗则容易助热伤阴，热邪不但不除，反而更盛，所以说"徒清热则湿不退，徒祛湿则热愈炽"。此时不可偏治，既要祛湿，又当清热，使湿热两分，代表方有黄芩滑石汤。

　　110. 治上焦如羽（非轻不举）是指治疗上焦病证要用轻清升浮的药物为主，因为非轻浮上升之品就不能达到在上的病位，用药剂量也要轻，煎煮时间也要少，不要过用苦寒沉降之品。治中焦如衡（非平不安）可从两个方面理解，一指治疗中焦温热性质病证，要注意去邪气之盛而复正气之衰，使归于平；二指治疗中焦湿热性病证，要注意分消湿热，升脾降胃，不可偏治一边。治下焦如权（非重不沉）是指治疗下焦病证要注意使用重镇平抑、厚味滋潜之品，使之直达于下。

词 解

1. **温病学** 温病学是中医临床基础学科的重要课程，其研究温病发生发展规律及其诊治和预防方法，既对指导温病的诊治有很强的临床实践性，而其卫气营血和三焦辨证体系又是中医临床各科基础之一。

2. **伏寒化温** 指感受寒邪藏于肌肤，至春变为温病，至夏变为暑病。

3. **新感温病** 感邪即发，传变迅速，初起出现表热证，无里热证。是温病的一种发病形式。

4. **伏气温病** 感而后发，传变迅速，初起即见里热见症，由外邪引动而发者初起可有表证，但同时有里热证。是温病的一种发病形式。

5. **舌謇** 指舌体运动失灵，言语不清的征象。多因热毒深陷，内闭心包所致。

6. **神志昏蒙** 指神志不清，时清时昧，似清似昧，呼之能应，或时有谵语。多为湿热类病证湿热郁蒸于气分，病位重在中焦脾胃，湿热酿痰，蒙蔽清窍所致。

7. **痉** 温病中出现高热，手足抽搐、颈项强直、牙关紧闭、角弓反张、两目上视等，为邪热引动肝风所致。另有一种出现在温病后期，表现为低热，抽搐无力，局部肌肉颤动，为邪热灼伤肾阴，水不涵木、虚风内动。临证应当分清，治疗有别。前者应清热息风，后者宜滋阴息风。

8. **透热转气** 是热入营分的治疗大法之一，即在清泄营热药中加入轻清之品，使营分之邪透出气分而解，也就是清营泄热的治法。

9. **温病劳复** 是指温病瘥后正气未复，或余热未清，因为过早劳作复发热者。

10. **温病食复** 是指温病瘥后正气未复，或余热未清，因为过早进补复发热者。

11. **逆传** 出自《温热论》。指温邪侵犯肺卫之后不顺传气分，而径入心包，主要证候为高热、心烦、神昏谵语、舌謇肢厥、舌绛、脉数等。

12. **辛凉平剂** 出自《温病条辨》，指银翘散。从该方组成上看，以辛凉为主，稍佐辛温，以增强表散之力，相对桑菊饮为辛凉轻剂、白虎汤为辛凉重剂而言，吴鞠通称之为"辛凉平剂"。

13. **热结旁流** 见《温疫论》。指热邪传入阳明，大肠中燥屎内结，以致粪水从旁而下利纯稀水之病变。症见腹部硬痛，肛门灼热，苔黄而燥，脉沉有力等。治宜软坚攻下泄热，方用调胃承气汤。

14. **瘛疭** 瘛指筋脉拘急而缩，纵指筋脉缓纵而伸。瘛疭，是四肢抽搐，筋急挛缩。

15. **水不涵木** 涵，滋润之意。肾属水，肝属木。温病后期，邪热消灼真阴，致肾阴亏虚不能滋养肝木，肝阴不足筋脉失养而拘挛，引起手足蠕动。

16. **懊憹** 指胸膈间自觉烦郁无奈，卧起不安的症状。

17. **目不了了** 形容视物模糊不清，由于阳明腑热过盛，津液受伤，邪热上蒸所引起的症状。

18. **撮空** 指患者意识不清，两手伸向空间，像要拿东西的症状，是病重元气大衰的表现。

19. **膜原** 薛生白说："膜原者，外通肌肉，内近胃腑，即三焦之门户，实一身之半表半里也。"根据古人的认识，膜原指半表半里的部位。

20. **伏暑** 伏暑是由暑湿病邪郁伏发于秋冬季节的急性热病。以发病急骤，病情深重，病势缠绵为特征。本病起病即有高热，心烦、口渴、脘痞、苔腻等暑湿郁蒸气分；或高热、烦躁、口干不甚渴饮，舌赤等暑热内炽营分里热见症。

21. **冒暑** 即夏月感冒的一种类型。初起症见发热恶寒，头痛无汗，身形拘急，胸痞心烦，舌苔薄腻。此为暑湿内蕴，寒邪外束证，证属暑、湿、寒三气交感，表里并困，治宜疏表散寒，涤暑化湿。方以新加香薷饮。

22. **辛开苦降** 寒温同施，苦辛并进，分解中焦湿热，调整脾胃功能。

故谓之"辛开苦降"。方如王氏连朴饮、半夏泻心汤等。

23. **焮肿** 焮，火热；焮肿指局部皮肤红肿热痛。

24. **痧疹** 是指皮肤布有红色的痧疹，扪之碍手，退后有皮屑。多见于烂喉痧。

25. **霍乱转筋** 是由于霍乱暴吐暴泻太过，体内津液大量亡失，筋脉失于濡养，拘急挛缩，四肢抽搐，甚则阴囊收缩。霍乱转筋提示病情危重。

26. **干霍乱** 是指湿热秽浊疫毒闭阻中焦气机，而出现腹中绞痛，欲吐不得吐，欲泻不得泻为特征的病证。

27. **甘守津还** 是针对胃燥气伤的治疗方法。指在滋润药中加甘味之品以养胃生津，使胃气恢复则津液容易生还。

28. **救阴不在血而在津与汗** 是指湿热温病救阴不可妄用补血黏腻之品，因阴血难以速生，况且滋补阴血之品易碍湿恋邪，而是用甘寒生津之品，速回其津液，留得一分阴液，便有一分生机。且要防止汗泄过多，勿使津液流失。

29. **开泄** 是针对湿邪痰浊阻于胃脘，尚未化热的一种治法。即用杏、蔻、橘、桔等宣展气机之品，开通气滞，泄化痰湿浊邪。

30. **苦泄** 是针对湿热痰浊互结于胃脘的一种治法，即取苦辛通降之品以宣通气机，化湿泄热，因势利导，达邪下行。

31. **浊邪害清** 出自叶天士《温热论》。"湿与温合，蒸郁而蒙蔽于上，清窍为之壅塞，浊邪害清也"。湿为阴邪，重浊黏腻，热为阳邪，其性炎上，湿热相搏，热蒸湿动，蒙蔽于上，壅塞清窍，而出现头昏目胀、眼欲闭、耳聋、鼻塞等症状，即叶氏所说"浊邪害清"。

32. **两阳相劫** 出自叶天士《温热论》。"风挟温热而燥生，清窍必干，为水之气不能上荣，两阳相劫也。"风邪与热邪俱属阳邪，两阳相遇，风火交炽，必劫耗津液，而造成"清窍必干"等津液不能上荣的证候。

33. **泻南补北** 指清心泄火、滋肾救阴。

34. **在卫汗之可也** 指温邪在卫分，给以辛凉透达之剂，意在宣肺透解，使邪热外透，此时往往汗出热达，并非辛温发汗之意。

35. **到气才可清气** 已经在确定邪入气分后，方可用清气法，不可早用、滥用，以防寒凝之弊。

36. **入营犹可透热转气** 应理解为邪热入营当以清营为主，尚可加入透泄之品，透邪外达，使营分邪热转出气分而解。

37. **入血就恐耗血动血，直须凉血散血** 邪热进入血分，可耗伤营血，甚至迫血妄行，故当治以凉血散血之品，清血分热毒，控制血热妄行，并防热毒瘀结。

38. **阴湿** 湿热之邪从湿化，湿重热轻，或湿未化热，致证以湿象偏著者为阴湿。

39. **阳湿** 湿热之邪从热化，热重湿轻，致证以热象偏著者为阳湿。

40. **分利** 指以淡渗利湿之品利小便、实大便。用于湿热之邪流注下焦，导致湿阻气机，小肠泌别失职，膀胱气化和大肠传导失司，而见小便短涩，大便自利者。

41. **主客浑受** 主指正气而言，包括阴阳、气血、脏腑、血脉等，客指病邪（暑湿）而言。主客浑受即指病邪（暑湿）久留，乘精血、正气亏耗衰微而深入阴分和血脉之中，并与瘀滞之气血互结，形成络脉凝瘀的顽疾。

42. **下泉不足** 指肾阴亏虚。

43. **肺之化源绝** 温病上焦邪热盛极，不但耗伤肺阴，灼伤肺络，而且壮火食气伤阳，阴伤阳气无以根，出现肺焦阴伤无以生阳，气脱阳虚无以化阴的复杂病理机制叫肺之化源绝。常出现汗涌、鼻煽、脉散而数、咳吐粉红色血水等临床表现。

44. **无水舟停** 由于肠道阴液亏耗，大便不通，有如江河无水，船舶不能行驶一样，称为无水舟停。

45. **复阴留阳** 因为阳为阴之使，阴为阳之根，当温病热盛时久，阴液极度耗损，阳气有脱失之虞，急当补益阴液以使阳气根固不至脱失，称为复阴留阳。

46. **徒清热则湿不退，徒祛湿则热愈炽** 因为湿热之邪为阴阳合邪，湿为阴邪，其性黏滞，治当辛温宣散燥化，或淡渗，若片面强调清热，一派寒凉则容易凉遏湿邪，达不到清除湿邪的目的；而热为阳邪，易耗伤津液，治当寒凉清解，若片面强调祛湿，一派温燥淡渗则容易助热伤阴，热邪不但不除，反而更盛，所以说"徒清热则湿不退，徒祛湿则热愈炽"。此时不可偏治，既要祛湿，又当清热，使湿热两分，代表方有黄芩滑石汤。

47. 白虎四禁　是指"脉浮弦而细者，不可与也；脉沉者，不可与也；不渴者，不可与也；汗不出者，不可与也"。吴氏在此是以证候言病机，如叶子雨认为：脉弦细属足少阳，脉沉属足太阴，不渴为无内热，汗不出为表未解，故皆不宜用白虎汤。但临床不宜看死，如张锡纯认为"用白虎汤之定例，渴者加人参，其不渴者即服白虎汤原方。……且石膏原有发表之性，其不汗出者不正可借以发其汗乎？"吴又可也认为"里证下后，脉浮而微数，身微热，神思或不爽，此邪热浮于肌表，里无壅滞也，虽无汗，宜白虎汤，邪从汗解。"吴氏自己也有"下后无汗脉浮者，银翘汤主之；脉浮洪者，白虎汤主之"之说。总的来说，白虎汤为治肺胃无形邪热的代表方，凡不属本证者皆不宜使用或单独使用白虎汤。

48. 湿温初起三禁　是指禁汗、禁下和禁润。所谓湿温初起三禁是针对湿温初起时较易误诊的三种情况而言，若见恶寒头痛，身重疼痛，误认为伤寒而用辛温发汗之药，则会耗伤心阳，湿浊随辛温之品上蒙清窍，可致神昏、耳聋、目闭等症；若见胸闷不饥等湿热阻滞脾胃之症，误以为胃肠积滞而妄用苦寒攻下，则脾阳受损，脾气下陷，湿邪下趋而为洞泄；若见午后身热等而误认为阴虚，妄用滋腻阴柔之药，势必使湿邪锢结难解，病情加重而难以治愈。但有时不能绝对拘于三禁之说，如湿温初起，邪在卫气，虽不能过于辛温发汗，但所用的芳香宣透之法也属于汗法，用药后往往有微汗邪透的效果，另外在湿温发展过程中，若形成阳明里实，或化燥伤阴，则当下、当润。